알츠하이머의 종말

The End of Alzheimer's

알츠하이머의 종말

젊고 건강한 뇌를 만드는 36가지 솔루션

데일 브레드슨 지음 | 박준형 옮김

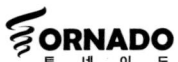
ORNADO
토 네 이 도

《알츠하이머의 종말》은 놀라운 성과다. 브레드슨 박사는 끔찍한 알츠하이머라는 질병을 전혀 이해하지도 못하고 치료할 수도 없는 상황 속에서 예방이 가능하고, 심지어 증상을 완화할 수도 있는 과정으로 만들었다.　　　　　　　　　　　　　데이비드 펄머터(《그레인 브레인》 저자)

《알츠하이머의 종말》은 아포지질단백질 유전자 보유 여부와 상관없이 알츠하이머를 예방하고, 이 무서운 질병에서 회복될 수 있도록 돕는 훌륭하고 전문적이며 희망을 안겨주는 안내서다. 내가 지금까지 본 환자들은 알츠하이머를 그 어떤 질병보다 두려워했다. 이 책은 두려움에서 벗어나 행동하도록 만들어준다.

새라 고트프리드(하버드 대학교 의학박사)

데일 브레드슨 박사는 혁신적이면서도 흥미로운 연구를 통해서 안전하고 효과적인 알츠하이머 예방과 치료 방법을 찾아낸 세계 최고의 신경과학자이자 신경전문의다. 알츠하이머에 대한 우리의 편견을 바꾸어줄 것이다.　　　　　　　　제프리 블랜드(클리블랜드 클리닉 전문의)

브레드슨 박사는 치료가 불가능하다고 생각했던 알츠하이머에 대해 놀라운 희망을 안겨주었다. 이 책에 소개된 브레드슨 박사의 연구 결과는 초기 알츠하이머를 막을 수 있고, 회복할 수도 있다는 것을 보여준다.

르로이 후드(시스템생물학연구소 설립자)

뇌 건강에 관심이 있는 일반인과 전문가 모두 읽어야 하는 더할 나위 없이 중요한 책이다. 뇌 건강과 의학에 관한 혁신을 불러올 것이다.

마이클 메르체니크(카블리 상 수상자)

알츠하이머에 걸릴 위험이 있는 당사자, 그들을 사랑하는 사람들, 이들을 치료하려는 의사들까지, 알츠하이머에 어떻게 대응해야 할지 고민하는 모든 사람이 꼭 읽어야 할 필독서다.

네이선 프라이스(시스템생물학연구소 부소장)

내 환자들을 대상으로 브레드슨 박사가 제시한 방법 다수를 수년 동안 적용했다. 이제는 당신과, 사랑하는 사람과, 당신의 친구를 알츠하이머로부터 구할 수 있다고 분명하게 말할 수 있다.

스티븐 건드리(국제 심장 및 폐질환 연구소 의학소장)

이 책 덕분에 나는 알츠하이머에 대한 접근을 완전히 바꾸게 되었다. 처음으로 알츠하이머 환자와 가족들, 알츠하이머에 걸릴 위험이 높은 사람들도 희망을 품을 수 있게 되었다.

크리스 크레서(《팰리오 큐어》 저자)

《알츠하이머의 종말》은 새로운 시작을 의미한다. 브레드슨 박사는 과학적인 지식을 치료를 위한 지혜로 바꾸었다. 여기에서 알츠하이머 치료에 대한 가능성을 발견할 수 있다.

패트릭 해너웨이(기능의학 센터 연구 소장)

브레드슨 박사가 개발한 인지기능 장애 회복 프로그램은 아직 실험 단계지만, 많은 환자들이 증상이 완화되었고 일상적인 생활을 하고 있다고 이야기한다.
마리아 슈라이버(〈투데이 쇼〉 기자)

《알츠하이머의 종말》은 최신 과학과 실용적인 계획을 결합해서 알츠하이머 증상을 완화하고, 뇌 건강과 기능을 크게 개선한다. 젊고 건강한 노후를 보내고 싶다면 무조건 읽어야 한다.

마크 하이먼(〈허밍턴 포스트〉 의학 편집장)

《알츠하이머의 종말》은 놀라운 책이다. 데일 브레드슨 박사의 연구는 내가 최근 몇 년 동안 본 것 중 가장 놀라운 성과를 만들어냈다. 이 책은 복잡하고 절망적인 알츠하이머에 대한 이해를 돕고, 처음부터 예방할 수 있는 로드맵을 알려줄 것이다. 데일 브레드슨 박사는 불치병을 바라보는 관점 자체를 바꾸어준다. 정말 명작이다.

랜건 채터지(BBC 라디오 진행자)

인간의 뇌는 모두 다르다. 그래서 우리들은 각자 독특한 이성, 감성, 창의력, 지능, 재능을 가지게 되며 이로 인해 개인의 정체성이 결정된다. 뇌의 가장 놀라운 점은 다른 신체기관은 일정 기간이 지나면 성장을 멈추지만 뇌는 노력에 따라 평생 성장하고 창조할 수 있다는 점이다. 뇌가 행복하면 신경세포들 사이의 연결이 치밀하고 넓어져 신체도 활력이 올라가게 되고 장수에 이를 수 있지만, 뇌가 불행하면 활력이 떨어지고 시냅스 회로가 줄어들고 약해져서 치매와 같은 뇌 질환이 찾아온다. 뇌 질환에 걸리게 되면 내가 누구인지, 어떤 삶을 살았는지조차 기억할 수 없게 되고 인간 정체성이 파괴될 뿐만 아니라 귀중한 생명까지 잃을 수 있다.

눈부신 의학의 발전으로 인해 인류의 오랜 숙원인 백세시대가 도래하고 있다. 아울러 노인 인구의 폭발적 증가로 인해 회복 불가능한 불치의 치매 또한 크게 증가하고 있다. 현재 65세 이상 인구의 약 10%에서, 85세 이상 노인의 약 반수가 치매에 걸릴 가능성이 있는 것으로 추정되고 있으며 우리나라도 2040년이 되면 치매 환자가 200만 명을 돌파하리라 예측된다. 다시 말해 불치의 치매 극복 없이는 건강한 백세시대로 들어갈 수 없다.

지난 20여 년 동안 많은 다국적 제약회사들이 수십조 원의 연구비를 투자하여 100여 개가 넘는 후보 물질들을 가지고 치매 치료제 개발에 집중했지만 모두 실패하여 인류의 미래에 어두운 그림자를 던져주고 있다. 그동안의 연구 결과 다수의 요인들이 복합적으로 작용해서 치매를 일으키는 것으로 알려지고 있기 때문에 어느 한 가지 원인에 집중된 치료제 개발은 실패할 수밖에 없었다. 따라서 근원적인 원인들에 초점을 맞춘 복합 치료제들을 개발할 필요가 있다. 복합 타깃을 가진 약물과 신경세포 재생과 시냅스 회로 재구성에 크게 도움을 줄 수 있는 줄기세포 치료술의 병합치료Combined therapy가 앞으로 치매 극복에 큰 기여를 하리라 생각되고 있으며 근본적인 치매 치료제가 없는 현재는 치료보다 예방에 초점을 맞춰야 한다.

이 책의 저자인 데일 브레드슨 박사는 UCLA 대학 교수와 벅 연구소 초대소장 및 교수를 지낸 저명한 신경학자다. 그는 치매의 종류 중 가장 흔하게 발생되는 '알츠하이머 치매'에 관한 많은 과학적인 연구를 바탕으로 치매의 원인 인자와 생활 속에서 알츠하이머 치매를 유발하는 요소에 대하여 독자들이 쉽게 이해하고 생활속에서 실현할 수 있도록 명쾌하게 설명한다. 특히 저자는 우리들의 일상이 알츠하이머 치매에 얼마나 취약한지를 날카롭게 지적하면서 치매 예방의 중요한 답으로 잘못된 생활 습관을 들고 있다. 특정한 영양제를 섭취하거나 음식에 제한을 두는 것보다 알츠하이머 치매를 유발하는 잘못된 생활 습관을 바로잡는 것이 치매 예방의핵심이라는 것이다.

알츠하이머 치매의 전 단계인 주관적 인지장애SCI와 경도 인지장애MCI 그리고 초기 알츠하이머 치매의 증상 가운데 인지장애가가장 두드러진 증상이기 때문에 인지기능 손상을 예방하고 더 악화되는 것을 막는 일이 무엇보다 중요하다. 브레드슨 박사는 치매발생에 영향을 미치는 생활 방식, 생활 습관을 바꿔주기 위한 개개인 맞춤형 치료 프로그램인 리코드ReCODE를 만들어 이 책에서 자세히 소개하고 있다. 리코드로 인해 알츠하이머 치료가 가능하다,그렇지 않다를 판단하긴 이르지만 브레드슨 박사의 리코드 프로그램이 알츠하이머를 유발하는 다양한 인자들을 예방하는 데 도움이 된다는 것은 자명한 사실이다.

인간은 누구나 행복한 삶을 원한다. 이 책의 저자 역시 모든 사람들이 알츠하이머로부터 해방되어 건강하고 자유롭게 삶을 영위할 수 있기를 바란다고 여러 번 강조한다. 이 책은 연령을 불문하고 인간을 동물로 만드는 병인 치매를 두려워하는 모든 사람들에게 권하고 싶은 책이다. 아무쪼록 이 책을 읽고 지금까지 회복된 적이 없는 치매에 걸리지 않고 장수하기를 기원한다.

가천대 석좌교수 및 뇌과학연구원장
서울대학교 명예교수
서유헌

내게 기능의학과 통합의학의 세계를 알려주고

그 중요성을 가르쳐준 뛰어나고 배려 넘치는 의사이자 내 아내

아이다 라신 브레드슨 박사와,

사랑하는 딸 타라와 테스에게 이 책을 바칩니다.

1부

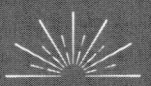

알츠하이머라는 불치병

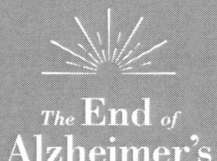

The **End** *of*
Alzheimer's

01 세상에서 가장 두려운 병, 치매

현실과 맞서 싸우면 아무것도 바꾸지 못한다.
변화를 바란다면, 과거의 모델을 구식으로 만들어버릴
새로운 모델을 찾아야 한다.

버크민스터 풀러Buckminster Fuller

알츠하이머는 도망갈 구멍이 없는 암울한 질병이다. 완치는 커녕 아예 치료가 불가능하다. 신뢰할 수 있는 예방법도 없다. 지난 수십 년 동안 세계 최고의 신경과학자들이 알츠하이머와의 싸움에서 보기 좋게 패했다. 정부, 제약회사, 생명공학의 마법사들이 수십억 달러를 들여서 알츠하이머 치료제를 개발하고 실험했지만, 그중 99.6%는 끔찍한 실패로 돌아갔다. 아니, 실험 단계를 벗어나지도 못했다. 그렇다고 무사히 시장에 출시된 0.4%에 희망이 있다고 생각한다면 오산이다. "2003년 이후 승인된 알츠하이머 약은 전무하며, 이미 승인된 약은 병의 진행을 막거나 늦추는 데 효과가 없는 것으로 확인되었다"는 알츠하이머 협회의 발표는 부정할 수 없는 현실이다. 지금까지 개발된 약은 단 네 개뿐인데, 그나마 제한된 시간 동안 환자의 기억력 손실과 혼란을 줄여주는 정도에 불과하다.

미국 식품의약국FDA이 알츠하이머 약을 마지막으로 승인한 게 언제인지 머릿속 기억을 헤집어보는 독자들이 있을지도 모르겠다. 기억나지 않는다고 자책할 필요는 없다. 2000년부터 2010년까지 총 244개의 약을 시험했지만, 그중 승인된 것은 2003년에 출시된 단 하나뿐이다. 곧 설명하겠지만 이 역시 효과는 미미하다.

앞에서 말했듯이 알츠하이머는 암울함 그 자체다. 누구나 적어도 알츠하이머만큼은 걸리지 않기를 바라는 것도 당연하다. 오랫동안 알츠하이머를 앓고 있는 어느 환자의 남편은 낙담한 표정으로 고개를 저으며 "병의 진행을 늦춰줄 약이 개발되고 있다는 이야기를 계속 들어왔어요. 그런데 그게 무슨 의미가 있죠? 매일 알츠하이머와 함께 생활하는 건 최악이에요"라고 호소했다.

알츠하이머는 이 시대의 일부가 되었다. 우리는 뉴스 기사와 블로그, 팟캐스트, 라디오, 텔레비전, 영화에서 알츠하이머 환자들의 실제 사연이나, 실제 사연처럼 지어낸 이야기를 끊임없고 읽고 듣는다. 불행하게도 결과는 언제나 비극적이다. 알츠하이머는 세상에서 가장 두려운 병이다. 그 이유는 다음 두 가지 때문이다.

첫째, 효과적인 치료제는 단 하나도 없지만(분명하게 강조하는데, 효과적인 치료제는 단 한 개도 없다), 가장 흔한 10대 질병에 속한다. 심지어 여기에서 '효과적'이라는 말에 대한 기대치는 상당히 낮다. 알츠하이머 환자를 완치시키는 것은 고사하고, 조금이라도 병증을 완화하는 약이나 방법이 있다면, 나는 집이 떠나가라 환호성을 지를 것이다. 본인이 알츠하이머에 걸렸거나(위험군이거나) 가족이나 사랑하는 사람이 이 병을 앓고 있다면 모두 나와 같은 심정일 것이다. 하지만 증상을 완화하는 약은 물론이고 주관적 인지장애subjective cognitive impairment, SCI와 경도 인지장애mild cognitive impairment, MCI(가장 흔한 알츠하이머의 전조 증상이다)가 알츠하이머로 발전하지 못하도록 막는 치료제마저 없는 실정이다.

내가 이 책을 쓰고 있는 2017년을 기준으로 보았을 때 암, 에이즈, 심장질환 등 여타 의학 분야는 눈부신 발전을 거두었다. 하지만 알츠하이머만큼은 치료제는커녕 병의 진행을 늦추는 약마저 없다. 천사 같은 아이들이나 사랑이 넘치는 엄마나 아빠가 용감하게 암에 맞서 싸우다가, 마지막 순간에 기적과 같은 신약의 도움을 받아 건강을 회복하면서 엔딩 크레디트가 올라가는 텔레비전 스페셜 프로그램이나 영화는 비평가들에게 작위적인 신파라는 조롱을 받는다. 하지만 알츠하이머 관련 분야 종사자인 우리로서는 알츠하이머 치료에 조금이라도 성과가 있어서 영화 속에서 해피엔딩을 그려낼 수만 있다면 그 정도 비난 따위는 기꺼이 감수하겠다.

둘째, 알츠하이머가 특히 두려운 이유는 '단순한 불치병'이 아니기 때문이다. 이 세상에 불치병은 많다. 게다가 흔히 하는 농담처럼 사람은 누구나 죽는다. 알츠하이머는 죽는 것보다 더한 고통을 견뎌야 한다. 알츠하이머에 걸린 환자는 무시무시한 저승사자의 방문을 받을 때까지 몇 년 혹은 몇십 년 동안 인간다운 모습을 잃어가고, 가족들은 고통받는다. 환자의 기억, 생각할 수 있는 능력, 충만하고 독립적인 생활을 위한 의지는 계속 줄어들어 절망을 안겨준다. 결국 환자는 사랑하는 사람도, 과거도, 현재도, 심지어 자신도 알 수 없는 심연 속으로 빠져버린다.

2014년에 개봉한 영화 〈스틸 앨리스Still Alice〉는 세 아이의 엄마이자 사랑스러운 아내, 존경받는 언어학 교수로 살던 주인공이 희귀성 알츠하이머에 걸려 기억을 잃어가는 과정을 담고 있다. 그녀는 중년이 되면 알츠하이머를 유발하는 DNA 변종을 가지고 있었다. 그런데 이 DNA 변종은 1995년에 발견된 것이다. 아마도 여러분 중에는 그즈음에 발견된 암 관련 유전자를 연구해 치료제를 만든 뛰어난 암 전문가에 관한 기사를 읽은 사람도 있을 것이다. 알츠하이머의 경우는 어떨까? 끔찍하게도 이 알츠하이머 유전자 발견은 단 하나의 치료제로도 이어지지 못했다.

알츠하이머가 다른 질병과 구별되는 점이 또 하나 있다. 지난 50년 동안 분자생물학과 신경과학에서는 거듭 승전보가 울렸다. 생물학자들은 암의 발병으로 이어지는 거대하고 복잡한 경로의 비밀을 풀어냈고, 암을 막는 방법도 알아냈다. 신경과학자들은 인간의 생각과 감정을 만들어내는 두뇌 속 화학과 전기 반응을 그려냈으며, 우울증, 정신분열, 불안, 조울증을 치료할 수 있는 완벽하지는 않아도 효과적인 약을 개발했다. 물론 다양한 약물의 혼합에 대해서 아직 알아내야 할 것도 많고, 개선해야 할 부분도 많다. 하지만 거의 모든 질병에 있어서 연구가 제 궤도에 돌입했으며, 근본적인 체계를 이해할 수 있게 되었다. 돌연 대자연이 인간을 향해 변화구를 던질지도 모른다. 하지만 자연은 거의 모든 질병에 대해서 기본적인 게임의 규칙을 보여주었다. 오직 알츠하이머만 예외다.

대자연이 인간에게 건네준 알츠하이머에 관한 규칙이 적힌 책은 마르면 보이지 않는 잉크로 쓰여 있는 것 같다. 설상가상으로 사악한 도깨비가 호시탐탐 기회를 노리다가, 우리가 잠깐 등을 돌린 사이 책 안의 내용을 내키는 대로 바꿔버리기라도 하는 것 같다. 이렇게까지 절망적인 생각이 드는 이유는 다음과 같다.

쥐를 이용한 실험에서 아밀로이드 베타amyloid-beta*라고 불리는 단백질로 만들어진 시냅스를 파괴하는 끈끈한 플라크plaque가 뇌 속에 쌓이면 알츠하이머가 발병한다는 과학적인 듯 보이는 증거를 얻었다. 연구에 따르면 아밀로이드 베타는 뇌 속에서 다양한 단계를 거쳐서 형성된다. 따라서 이 과정에 개입하거나 아밀로이드 베타 플라크를 파괴하면 알츠하이머를 효과적으로 치료하거나 예방할 수 있다. 1980년대부터 신경과학자들 대다수가 '아밀로이드 합성'이라고 불리는 이 기본적인 개념을 알츠하이머의 신조로 떠받들었다. 원칙을 찾아낸 학자들은 수백만 달러의 상금을 받고, 유수한 상을 받았으며, 학계에서 권위자로 인정받았다. 아밀로이드 합성은 최고의 의학 저널에 게재되는 알츠하이머 관련 논문과 미국 내 생물의학 연구의 자금줄인 국립 보건원의 지원을 받은 연구들

---

* 지금부터는 아밀로이드 베타를 간략하게 아밀로이드라고 줄여서 부르도록 하겠다.

에도 상당한 영향을 미쳤다.

그런데 한 가지 중요한 문제가 있었다. 제약업체들이 아밀로이드 이론을 바탕으로 화합물을 만들어 여러 테스트를 진행했지만, 실망스럽거나 당황스러운 결과밖에는 얻지 못한 것이다. 임상시험에서 사람의 두뇌는 알려진 규칙과 다르게 반응했다. 연구원들이 만들어낸 화합물이 원래 의도에서 벗어났다면 차라리 수월했을 것이다. 하지만 임상시험에서는 전혀 다른 상황이 펼쳐졌다. 대부분 연구진이 만들어낸 화합물(대개 이 화합물은 아밀로이드 제거를 목적으로 하는 '아밀로이드 항체'였다)은 아밀로이드 플라크를 훌륭하게 제거했다. 또 아밀로이드 생산에 필요한 효소를 막기 위해 만들어진 화합물도 맡은 역할을 훌륭하게 해냈다. 다시 말해서 아밀로이드 원칙에 따라서 만들어진 화합물은 만든 사람의 의도에 정확하게 들어맞았다. 하지만 환자의 상태는 전혀 호전되지 않았다. 아니, 놀랍게도 더욱 악화되었다. 한 건당 최소 5,000만 달러 이상의 비용이 든 임상시험의 결과는 아밀로이드만 막아내면 알츠하이머를 치료할 수 있을 것이라는 기대를 무참히 깨뜨렸다.

아밀로이드를 이용한 알츠하이머 연구는 쏘아 올릴 때마다 공중에서 폭발하는 우주선과 같았다.

무언가 단단히 잘못된 게 틀림없었다. 그런데 의학계는 아밀로이드 원칙에만 매달리는 것 외에도 또 다른 잘못을 저지르고 있었다. 알츠하이머가 단일한 질병이라고 추측한 것이었다. 그래서 병원에서는 알츠하이머를 도네페질donepezil(혹은 아리셉트Aricept)과 메만틴memantine(혹은 나멘다Namenda)이라는 약으로만 치료한다. 앞에서 알츠하이머는 지금까지 치료제가 없다고 말했기 때문에 이게 무슨 소리냐고 할 것이다. 지금부터 상세하게 설명하도록 하겠다.

아리셉트는 콜린에스테라아제 저해제cholinesterase inhibitor*라는 이름으로도 알려져 있으며, 효소의 일종인 콜린에스테라아제가 인간의 뇌 속 신경전달물질의 일종인 아세틸콜린acetylcholine을 파괴하지 못하도록 막는다. 신경전달물질은 뉴런 사이에서 신호를 전달하는데, 이 신호가 전달되어야 우리가 생각을 하고, 기억하고, 느끼고, 행동할 수 있다. 따라서 아세틸콜린은 뇌가 기억하고, 그 외에 모든 기능을 이행하는 데 있어서 매우 중요한 물질이다. 아리셉트를 사용하는 이유는 간단하다. 알츠하이머에 걸리면 아세틸콜린이 줄어든다. 그래서 병원에서는 아세틸콜린을 파괴하는 효소(콜린에스테라아제)를 막아서 시냅스를 보호하려고 한다. 덕분에 알츠하이머가 환자의 뇌를 망가뜨리더라도 시냅스는 한동안 제대로 기능을 해낸다.

미약하지만 이 방법은 효과가 있다. 다만 한계가 있다. 먼저 아세틸콜린 파괴를 막아도 알츠하이머는 호전되지 않으며, 원인을 치료할 수도 없다. 둘째, 콜린에스테라아제 분비를 막으면, 뇌는 더 많

---

* 알츠하이머 환자들에게 처방되는 다른 콜린에스테라아제 저해제로는 리바스티그민 rivastigmine 혹은 엑셀론Exelon, 갈란타민galantamine 혹은 라자딘Razadyne, 후퍼진 A Huperzine A가 있다. 이 중에서 후퍼진 A는 약국에서 처방전 없이 구매할 수 있는 일반의약품이다.

은 콜린에스테라아제를 분비한다. 그래서 결국에는 약의 효과가 분명한 한계를 보인다(투약을 갑자기 중단하면 증상은 더욱 악화된다). 셋째, 모든 약이 그렇듯 콜린에스테라아제 저해제에도 부작용이 있다. 아리셉트는 설사, 구역질, 구토, 두통, 어지러움, 식욕부진, 서맥(심장박동이 느려지는 현상) 등을 일으킨다.

메만틴은 아리셉트와 마찬가지로 병리학적으로 알츠하이머의 원인과는 큰 관계가 없는 뇌 속 화합물과 분자에 작용한다. 단순히 일정 시간 동안 증상을 완화시키거나 혹은 증상이 나타나는 것을 지연시킨다. 메만틴은 대개 알츠하이머가 어느 정도 진행된 후에 콜린에스테라아제 저해제와 함께 사용된다. 메만틴의 역할은 신경 전달물질인 글루탄산염을 이용해 하나의 뉴런에서 다음 뉴런으로 신호를 보내지 못하도록 막는다. 신호가 막히면 글루탄산염의 독성이 줄어든다. 뉴런의 활동에서 발생하는 부정적인 영향이 줄어든다는 뜻이다. 그런데 이 과정에서 기억의 형성에 도움이 되는 뉴런의 활동도 방해를 받기 때문에, 인지기능도 함께 영향을 받는다.

가장 큰 문제는 콜린에스테라아제 저해제나 메만틴 모두 알츠하이머의 악화를 막지 못한다는 것이다. 말하자면 병을 치료하지는 못한다.

문제는 여기에서 끝이 아니다. 그보다 더 근본적인 문제가 있다. 알츠하이머는 하나의 질병이 아니다. 물론 증상만 보면 당연히 그렇게 보인다. 뒤에서 자세히 설명하겠지만 알츠하이머는 크게 세 가지 종류로 나눌 수 있다. 알츠하이머 환자들을 대상으로 다양한 생화학 연구를 진행한 결과 생화학적 과정에 따라서 특히 두드러지는 세 가지 종류를 확인할 수 있었다. 그런데 같은 치료법으로 이세 가지 질병을 치료하려고 드는 것은 하나의 항생제로 모든 감염을 치료하려고 하는 것만큼이나 순진한 생각이다.

지난 30년 동안 신경과학과 의료 분야의 뛰어난 인재들이 알츠하이머와의 전쟁에서 번번이 패배했다(알츠하이머라는 병명이 만들어지지도 않았고, 아밀로이드에 대한 지식도 전혀 없었던 그 이전의 70년은 여기에 포함되지 않는다). 조금이라도 알츠하이머에 관심이 있는 사람이라면, 현재 의학계의 접근 방식이 얼마나 잘못되었는지를 알 수 있을 것이다. 특히 아밀로이드가 생성되는 이유를 확인하고 이를 해결해서 아밀로이드를 제거하는 방법은 전혀 시도하지 못했다.

몸속 유전자 때문에 알츠하이머 발병 위험이 크거나 이미 발병한 상태라면, 혹은 사랑하는 사람이 알츠하이머에 걸렸다면, 지금의 암울한 상황에 분노할 이유가 충분하다.

알츠하이머에 걸리면 아무것도 할 수 없다고 낙담하고 희망을 잃는 것도 당연하다. 치료법은 전혀 존재하지 않고 어떤 방법도 먹히지 않는다.

적어도 지금까지는 그랬다.

나는 알츠하이머가 예방은 물론이고 알츠하이머로 인한 인지기능의 후퇴를 어느 정도 회복하는 것도 상당 부분 가능하다고 분명하게 말할 수 있다. 나와 동료들이 유명 의학 잡지에 발표했고, 동료 전문가들의 검토를 받아서 증명한 사실이다. 우리의 연구는 역사상 처음으로 알츠하이머 환자의 상태를 크게 개선하는 데 성공했다. 우리의 연구 결과가 인지기능의 저하를 돌이킬 수 없다는 의학계의 오랜 주장에 전면적으로 배치된다는 것을 나 또한 알고 있다. 하지만 벌써 우리가 개발한 방법으로 효과를 본 환자들이 수백 명에 달한다. 우리는 전문가들이 오랫동안 피할 수 없고, 회복할 수 없다고 생각했던 병증을 개선할 수 있는 분명한 방법을 확인했다. 아마도 믿을 수 없을 것이다. 내가 30년 동안 연구를 거듭해 초기 알츠하이머 질병과 전조증상, 경도 인지장애, 주관적 인지장애로 인한 인지기능의 장애를 해결했다고 하면 이 책을 읽는 독자들이 얼마나 반신반의할지 충분히 예상된다. 캄캄한 심연과 같은 인지장애 상태에서 회복된 환자들의 이야기가 얼마나 믿기지 않을지 안다. 우리가 환자들의 인지기능 손상을 예방하기 위해서 개개인에게 적합한 맞춤형 치료 프로그램을 만들었고, 이미 인지기능 장애의 징후를 보이는 환자들마저 증상이 악화하지 않았을 뿐 아니라, 이들이 다시 기억하고, 생각하고, 전처럼 건강한 삶을 살고 있다고 말하면 얼마나 의심스러울지 알고 있다.

하지만 이 책을 읽으면서 우리 연구 결과에 대한 의심이 조금이라도 풀린다면, 여러분이 마음을 열고 생활 방식을 바꿔주기를 바란다. 인지능력에 전혀 문제가 없는 사람이라도 마찬가지다. 물론 이미 기억과 인지능력에 문제가 있다면, 당장 생활 습관을 변화시켜야 한다. 이 책에 설명된 규칙을 따른다면 아직 알츠하이머는 아니지만 인지능력이 떨어졌거나, 이미 알츠하이머에 걸렸다고 하더라도 더 악화하지 않게 막을 수 있다. 우리 연구에서는 인지기능이 회복된 환자도 심심치 않게 볼 수 있었다. 우리 연구진이 개발한 알츠하이머 대응법은 이 암울한 현실에 한 줄기 빛이 될 것이다.

이 책을 통해서 미래를 바꿀 수 있는 또 다른 부류의 사람들이 있다. ApoE4라는 유전자 변이(형질)를 가지고 있는 사람들이다(ApoE는 아포지질단백질 **E**apolipoprotein **E**의 준말이며 지방질을 가진 단백질을 뜻한다). ApoE4는 유전적으로 알츠하이머에 걸릴 확률이 높다.[*] ApoE4 유전자를 가지고 있다면 알츠하이머에 걸릴 확률은 50%에서 최대 90%까지 높아진다. 반면 유전자를 전혀 가지고 있지 않은 사람들의 발병률은 9%에 불과하다.

ApoE4 유전자를 가지고 있는 사람들은 자신의 DNA 속에 잠재적인 시한폭탄이 째깍거리면서 폭발을 준비하고 있다는 사실을 거의 알지 못한다. 대부분 알츠하이머 증상이 나타난 다음에야 유전자 검사를 통해 확인한다. 알츠하이머는 예방법이나 치료법이 없기 때문에 환자들이 ApoE4 유전자에 관해 알고 싶지 않다고 해도 고개가 끄덕여진다.

DNA의 이중나선형 구조를 찾아내 노벨상을 받은 제임스 왓슨 **James Watson** 박사는 2007년 자신의 게놈 배열을 공개하면서 '자신에게 ApoE4 유전자가 있는지' 확인하고 싶지 않았다고 말했다. 아

---

[*] 프리세닐린 1presenilin-1**PS1**과 프리세닐린 2**PS2** 등의 유전자 역시 알츠하이머의 위험을 높이는 것으로 알려져 있다. 이 두 가지 유전자는 거의 예외 없이 60세 이전에 증상을 발현시키며, 빠르면 30대에 병에 걸리는 경우도 있다.

무런 해결책이 없다면, 왜 굳이 끔찍한 사실을 미리 알고 싶겠는가? 하지만 이제는 ApoE4 유전자를 가지고 있다고 하더라도 알츠하이머의 위험을 크게 줄일 방법이 있다. 따라서 유전자 검사를 통해서 ApoE4를 확인하고, 증상이 나타나기 훨씬 전부터 예방 프로그램을 사용한다면 치매의 위험을 크게 낮출 수 있게 되었다. 이것이 바로 내 간절한 바람이다. 무엇보다 이 책으로 ApoE4 유전자를 가진 사람에게 희망이 있다는 사실을 알리고 싶다.

이들처럼 간절하지는 않지만, 역시 이 책을 통해서 삶을 바꿀 수 있는 또 다른 부류가 있다. 바로 40세가 넘은 모든 사람이다. 나이가 들면서 인지기능 장애는 건강과 관련된 가장 큰 걱정거리다. 인지기능은 인간을 인간답게 만들어준다. 사랑하는 사람이 쓴 편지를 읽고 이해하고, 영화를 보거나 책을 읽으면서 줄거리를 파악하고, 살면서 타인을 관찰하고 이해하며, 우리 주변에 일어나는 사건들을 파악하고 그 속에서 우리의 자리를 찾을 수 있는 것은 인지기능이 제대로 작동하기 때문이다. 일상에 필요한 기본적인 활동을 해낼 수 있는 것도 인지기능 덕분이다. 그래서 말을 하고, 밥을 먹고, 옷을 입고, 움직이고, 목욕도 할 수 있다. 살면서 겪은 사건과 소중한 사람들을 기억하는 것도 마찬가지다. 인지기능에 장애가 생기면 의미 있는 삶을 사는 데 필요한 정체성을 잃게 된다. 지금까지 인지기능에 문제가 전혀 없었지만, 앞으로 이 위험에 맞닥뜨리게 될 사람들은 심호흡을 크게 하고 새로운 사실을 받아들여주길 바란다. 인지기능 장애는 대부분 치료가 가능하다. 특히 증상 초기에는 그 확률이 높아진다. 지금까지 알고 있던 상식은 버리길 바란다. 알츠하이머는 희망이 없는 불치병이 아니다. 처음으로 알츠하이머 환자에게도 희망이 생겼다.

이 모두는 한 가지 중요한 사실을 발견하면서 시작되었다. 알츠하이머는 인간의 뇌가 제대로 기능을 못해서 생긴 결과가 아니라는 사실이다. 세포가 통제 불가능한 상태가 되어서 발병하는 암이나, 죽상경화판이 혈관을 막아서 발병하는 심장질환과는 다르다. 알츠하이머는 뇌 속에 들어 있는 광범위한 시냅스가 축소되기 때문에 발생하는 자연스러우면서도 건전한 현상이다. 하지만 디즈니의 고전 만화 〈판타지아Fantasia〉에서 미키마우스가 빗자루에 마법을 걸어 물이 담긴 양동이를 옮기려고 할 때처럼 시냅스가 축소되는 과정은 주변을 엉망으로 만들어버린다. 원래 문제없이 처리되어야 할 청소 작업이지만, 알츠하이머에 걸리면 걷잡을 수 없이 되어버린다.

이 책은 초기 알츠하이머 전조증상, 경도 인지장애, 주관적 인지장애를 예방하고, 되돌리며, 개선된 상태를 지속시키기 위한 실용적이고 따라 하기 쉬운 단계별 지침이자, ApoE4 유전자를 가지고 있는 전 세계 12억 사람들이 DNA의 운명을 피하도록 만들어주는 가이드북이다(ApoE4 유전자는 미국인의 약 12%, 한국인의 약 20%가 가지고 있는 것으로 알려져 있다). 우리가 개발한 프로그램은 2014년에 처음 논문에 결과를 발표하면서 소개되었다. 당시 논문은 우리 연구진이 수십 년 동안 진행한 알츠하이머에 관한 연구를 바탕으로 열 명의 환자에게 맞는 맞춤형 생활 수칙을 만들었으며, 그중 아홉 명이 호전되었다고 보고했다. 리코드ReCODE*라고 불리는 이 생활 수칙의 목적은 알츠하이머에 걸렸거나 그 전 단계인 환자의 인지기능이 후퇴하지 않도록 막는 것으로, 누구도 상상하지 못했던 성과를 내고 있다. 그뿐만 아니라 환자들이 호전된 상태를 계속 유지하도록 만들어준다. 우리가 개발한 리코드가 처음으로 환자를 치료한 건 내가 이 책을 쓰고 있는 시점을 기준으로 5년 전이다. 이제는 73세가 된 우리의 첫 환자는 5년이 지난 지금도 여전히 건강하며, 전 세계를 여행하고, 전과 다름없이 온종일 일한다. 이제는 우리가 치료하는 환자가 수백 명으로 늘었고, 첫 환자의 성공이 예외적인 사례가 아니었다는 사실을 입증하고 있다.

2014년 연구가 발표된 후, 우리 연구진은 수천 통의 이메일과 전화를 받았다. 미국, 호주, 아시아, 유럽, 남아메리카에서 여러 의사와 치료사, 잠재적인 환자들, 환자의 가족들이 리코드에 관해 더 많이 알고 싶다면서 우리를 찾았다. 논문은 〈에이징Aging〉이라는 저널에 발표되었는데, 지금까지 수록된 수천 편의 논문 중에서 가장 영향력이 높고 인기가 많은 두 편의 논문 중 한 편에 뽑혔다. 처음 발표된 논문에서는 리코드에 관한 상세한 설명은 배제되었다. 하지

---

* 원래는 멘드MEND라는 이름으로 불렸다. 신경의 퇴화를 개선하기 위한 신진대사 방식 metabolic enhancement for neuro-degeneration의 줄임말이었다. 이제는 멘드를 리코드ReCODE 라는 더 나은 프로그램으로 대체했다.

만 이 책에서는 다르다. 이 책에는 리코드가 어떻게 개발되었고, 어떤 과학적인 기반을 가지고 있는지 자세하게 설명되어 있다. 또 마지막 부분의 부록에서는 리코드에서 권하는 식품, 보조제, 여타 생활 습관이 소개되어 있다. 당신과 당신이 사랑하는 사람들이 더 나은 삶을 누릴 수 있도록 직접적인 도움을 줄 것이다.

환자의 삶을 변화시키는 것보다 더 중요한 일은 없다. 내가 지난 수십 년 동안 알츠하이머 예방과 치료에 전념했던 것도 같은 이유 때문이다. 리코드를 적용하는 사람들이 늘어날수록 사회 전체가 얻는 혜택은 더욱 커질 것이다. 미국에서는 65세 이상의 성인 아홉 명 중 한 명이 알츠하이머를 앓고 있다. 베이비붐 세대가 고령화에 접어들고 있기 때문에, 앞으로 알츠하이머가 미국의 의료보험과 장기적인 보건 시설에 상당한 부담을 준다는 것은 명약관화하다. 물론 가혹한 알츠하이머가 삼켜버린 환자들의 가족 수천만 명의 고통은 이루 말할 수 없다.

이는 비단 미국의 문제가 아니다. 2050년까지 전 세계 알츠하이머 환자는 1억 6,000만 명에 육박할 것으로 추정되고 있다. 알츠하이머 예방과 치료 방법이 그 어느 때보다 절실하다. 알츠하이머는 치료가 불가능하다는 상식을 넘어서 인지기능 장애와의 전투에서 승리하고 있는 수백 명의 환자를 보면서, 나는 알츠하이머 예방과 치료가 이제는 환상이 아니라고 확신하게 되었다.

리코드의 생활 습관을 따르는 사람들이 늘어나면, 전 세계에 파장을 일으킬 수 있을 것이다. 매년 수십억 달러의 의료 비용을 절감하고, 위태로운 국가의 보건 예산을 지키고, 치매가 전 세계에 드리우고 있는 그림자를 지우고, 생명을 연장할 수도 있다. 이 모두가 가능하다는 기대감이 높아지고 있다.

드디어 알츠하이머에 관련해 첫 번째 희소식이 전해졌다. 삶의 축복을 되찾을 수 있는 길이 열렸다. 이 책에서 소개할 내 환자 중 한 명은 손주들과 대화를 나누면서 다시 미래를 꿈꿀 수 있게 되었다고 한다. 또 다른 환자는 30년 전보다 더 기억력이 좋아졌다고 한다. 음악가인 어떤 환자의 아내는 남편이 다시 기타를 연주할 수 있게 되었다고 말했다. 어떤 환자의 딸은 타지에서 대학교에 다니고 있는데 집에 들를 때마다 어머니의 상태가 조금씩 호전되고 있다고 말했다. 지금부터 여러분은 알츠하이머를 이겨내기 시작하는 새로운 세상 속 이야기를 읽게 될 것이다.

각 장의 내용을 간략히 설명하면 다음과 같다.

2장부터 6장까지는 리코드를 개발하기까지의 과학적 여정에 대한 설명이다. 여기에서는 알츠하이머 치료를 위한 과학적인 원칙이 어떻게 발견되었는지를 소개한다. 발병 이전의 알츠하이머는 어떤지, 어디에서 시작되는지, 어떤 공통점이 있는지에 관한 설명이다. 이 발견은 인지기능의 후퇴를 막기 위한 최초의 효율적 접근 방식인 리코드를 뒷받침한다. 덕분에 알츠하이머의 위험을 낮추고, 이미 시작된 인지기능의 장애를 되돌리기 위한 신진대사 기능과 여타 요소를 확인할 수 있다. 알츠하이머에 관한 지금까지의 상식을 뒤집는 발견이기도 하다. 알츠하이머는 일반적이며 건전한 두뇌 활동이 통제되지 않으면서 발생한다. 뇌는 상처나 염증, 여타의 공격을 받을 때(그 종류에 대해서는 뒤에서 설명하겠다) 적절한 대응을 하는데, 이 과정에 문제가 생길 때 알츠하이머의 증상이 나타난다. 알츠하이머의 원인이 되는 아밀로이드는 뇌가 방어하는 과정에서 합성되는 부산물이다. 다시 한 번 분명하게 강조하지만 수십 년 동안 이 모든 문제의 근원이며 반드시 제거해야 할 대상으로 생각되었던 아밀로이드는 사실 뇌가 스스로를 방어하기 위한 활동의 일부였던 것이다. 알츠하이머 치료를 위해서 아밀로이드를 제거하려는 노력이 아무 소용없었던 것도 당연하다.

지금까지의 추정과 달리 알츠하이머는 염증, 영양 상태나 시냅스 관련 화합물의 불균형, 독성물질에 대한 방어적인 대응으로 일어난다. 이 세 가지 문제에 대해서는 6장에서 더 자세하게 설명하도록 하겠다. 여기에서는 일단 알츠하이머를 분명하게 세 가지 종류로 나눌 수 있으며(대부분 이 세 가지가 복합적으로 작용한다), 덕분에 알츠하이머 진단, 예방, 치료에 큰 도움이 된다는 것만 강조하겠다. 이제 심각한 치매로 발전하기 전 미묘한 인지기능의 상실, 경도 인지장애, 주관적 인지장애에 더 잘 대응할 수 있게 되었다.

7장에서는 인지기능에 문제가 나타나는 원인은 무엇이고, 어떻게 하면 그 위험이 커지는지에 관한 검사 방법이 소개된다. 어쩌면 우리는 이미 알츠하이머의 먹잇감이 되고 있는지도 모른다. 검사가 필요한 이유는 사람마다 인지기능이 하락하는 원인이 다르기 때문이다. 검사를 통해 각자의 위험인자를 확인하고, 자신에게 맞는 개선 방법을 찾을 수 있다. 검사의 기본적인 원리는 뇌의 기능에 도움이 되거나 알츠하이머 발병 위험을 높이는 생리적인 요소를 평가하는 것이다. 7장은 우리가 '인지기능 진단cognoscopy'이라고 부르는 과정을 간략하게 설명하고, 그 원칙을 소개한다.

8장과 9장은 검사 결과에 대한 대응 방식을 알려준다. 근본적으로 인지기능의 후퇴를 되돌리고, 앞으로의 위험을 줄이는 방법이다. 여기에서 염증, 인슐린 저항, 호르몬과 영양 성분 고갈, 독성물질에 대한 노출, 두뇌 연결 기능(시냅스) 손실의 대체와 보호 등이 자세하게 설명된다. 누구에게나 적용 가능한 일괄적인 해결책이 아니다. 각자의 리코드는 검사 결과에 따라서 모두 다르다. 개개인의 특별한 생리적 상황에 최적화되기 때문에, 자신에게 맞는 리코드가 따로 있다. 물론 리코드는 인지기능의 장애를 막는다는 점에서 특별하다. 하지만 각자에게 맞는 최적화된 리코드는 더 특별하다.

10장부터 12장까지는 최선의 결과를 얻고, 개선된 증상을 유지하기 위해서 꼭 필요한 내용을 설명하게 될 것이다. 여기에서는 인지기능 장애를 성공적으로 회복하기 위한 해결책을 제시하고, 리코드에 관련된 질문과 비판에 대한 답을 제시한다.

19세기 근대 의학의 발전 이후, 의사들은 병을 진단하고 표준화된 치료를 처방했다. 예를 들어서 환자가 고혈압이면 혈압강하제를 처방했다. 그런데 이제는 의학 분야가 느리지만 분명하게 달라지고 있다. 일례로 암에 걸린 환자의 유전적 특징에 맞게 약을 사용하는 식으로 더 정교한 치료 방식이 사용된다. 차별화된 치료가 선호되면서 중국 의술이나 인도의 아유르베다 요법이 인기를 끌고 있다. 전통적인 방식으로 환자를 치료했던 고대의 치료사들은 특정 질병에 관한 분자생물학적 지식이 없었다. 그래서 환자가 고혈압인지는 알 수 없었지만, 환자를 거뜬히 치료했다.

21세기의 새로운 의학은 서구의 현대의학과 동양의 전통의학을 접목해서 최선의 결과를 얻는다. 환자에 대해서 충분히 이해하고, 여기에 분자생물학적 지식을 결합한다. 그래서 문제가 무엇인지에만 집중하는 게 아니라, 왜 문제가 발생했는지도 알아낸다. 문제의 원인을 밝혀내면 전과 다른 차이를 만들어낼 수 있다. 알츠하이머를 예방하고 치료하는 것도 마찬가지다.

지금까지 나와 동료들이 해왔던 연구의 목적을 한마디로 요약하면 '누구도 알츠하이머로 목숨을 잃어서는 안 된다'는 것이다. 이 목적을 달성하기 위해서는 의사와 환자가 함께 20세기와 21세기의 치료법을 공부하고, 인지기능뿐 아니라 전반적인 건강을 적극적으로 지켜야 한다.

의학 서적에는 감정이 없다. 동료들이 검토하고 전문가들이 인정한 객관적인 사실의 나열로 구성되기 때문이다. 하지만 나는 여러분들에게 감정을 배제하지 않고 이 책을 읽어달라고 부탁하고 싶다. 지금까지 역사 속에서 생물의학계나 과학계가 수용하고, 인정하고, 찬송가처럼 떠받들던 이론이 틀렸던 적은 수없이 많다. 갓 태어난 아기는 고통을 모른다거나, 위궤양이 스트레스 때문이라거나, 폐경기 여성을 위한 호르몬 대체요법이 심장병을 예방한다는 이야기 등이 대표적 예다. 신경변성질환 분야도 예외가 아니다. 언제 어떤 전문가에게 묻느냐에 따라서 알츠하이머의 원인은 바뀌었다. 누군가는 환자의 정신적인 문제라고 했고, 누군가는 단백질의 변형이라고 답했다. 두뇌가 당뇨병에 걸려서라고 생각한 전문가도 있고, 타우tau 단백질에 의한 퇴행성 질환이라고 답했던 적도 있었다. 하지만 5만 건이 넘는 알츠하이머에 관한 논문에 발표된 데이터에 부합하는 가설은 지금까지 전무했다. 이런 시각에서 보면 3억 2,500만 명의 미국인 중에 4,500만 명이 알츠하이머로 목숨을 잃고 있다는 사실이 전혀 놀랍지 않다.

내가 알츠하이머 치료에 열정을 다하고 있고, 그 원인을 밝히고, 저변에 깔린 신경변성 과정을 알아내려 노력해왔다는 것은 부정할 수 없는 사실이다. 나는 알츠하이머 해결을 위한 간단한 접근 방식을 너무나 찾고 싶었고, 알츠하이머와 관련된 결정의 정치와 경제적인 특성을 알아내고 싶었으며, 수백만 명을 살리고 싶었다.

흔히 의사들은 감정과 열정 때문에 객관성을 잃고 의학적인 판단을 거스를까 우려한다. 당연한 걱정이다. 하지만 알츠하이머의 경우에는 상처와 절망 때문에 열정을 잊고 일상 속에서의 판단을 그르치는 경우가 많다. 사회 전체가 치매의 비극에 무감각해지고, 더 이상 노력을 포기해버리지는 않았는가? 우회수술을 개발해 심장질환을 치료하고, 항생제를 개발하며, 혈장분리교환법으로 면역체계를 치료하고, 인공 관절을 만들며, 유전자 복제로 병을 치료하고, 장기이식을 개발해낸 의학계의 천재들이 알츠하이머 질병에 있어서만큼은 무력하다고 판단해버리지는 않았던가? 과학자와 의사들은 알츠하이머 분야에서 수없이 많은 실패를 경험했으면서도 상식의 노예가 되어 하나의 치료제나 방법에 집착하지는 않았던가?

제발 열정을 잃지 않기를 바란다. 필요가 발명의 어머니라면, 아마도 열정은 발명의 아버지일 테니까.

02 첫 번째 환자

나무를 타는 능력을 잣대로 물고기를 판단해버린다면
그 물고기는 평생 자신이 멍청하다는 생각을 갖고 살아갈 것이다.

알베르트 아인슈타인Albert Einstein

크리스틴은 알츠하이머 환자다. 그녀는 몇 년 전, 자신의 어머니가 인지기능을 완전히 잃어버리는 과정을 지켜보았다. 어머니는 자신을 보살피는 것은 물론이고 가족도 알아보지 못했다. 결국 크리스틴은 어머니를 요양원에 맡겨야 했다. 그런데 크리스틴 자신도 어머니처럼 알츠하이머를 앓고 있었다. 어머니가 완전히 정신을 놓아버렸기 때문에 크리스틴은 혼자 투병해야 할 처지였다.

크리스틴이 인지능력 장애를 겪기 시작한 것은 65세 때였다. 처음 나타난 증상은 고속도로에서 길을 잃은 것이었다. 늘 다니던 길이었는데도 어디에서 진입하고 어디에서 빠져나가야 할지 조금도 생각나지 않았다. 일에 필요한 데이터를 분석하거나, 제때에 보고서를 쓰고 준비하는 것도 버거워졌다. 숫자를 기억할 수도 없었다.

전화번호는 고사하고 네 자리 숫자도 깜깜했다. 글을 읽는 것도 버거웠다. 한 페이지를 다 읽을 때 즈음에는 페이지의 시작 부분을 기억하지 못했다. 크리스틴은 어쩔 수 없이 은퇴를 준비하게 되었다. 실수는 점점 잦아졌고, 키우는 반려동물의 이름도 잘못 부르기 일쑤였다. 집에서 몇 년 동안 사용했던 전기 스위치의 위치마저 제대로 기억하지 못했다.

환자들이 대부분 그렇듯이 크리스틴도 증상을 무시하려고 노력했다. 하지만 상태는 계속 악화되었다. 결국 2년 만에 크리스틴은 의사를 찾았다. 의사는 크리스틴에게 당신도 어머니처럼 정신을 놓을 것이며, 자신이 해줄 수 있는 일은 아무것도 없다고 말했다. 의사는 차트에 기억하지 못하면서 겪게 될 여러 가지 문제를 적어주었고, 크리스틴은 알츠하이머를 유발하는 아밀로이드를 확인하기 위해서 망막 검사를 받았다. 어머니를 옆에서 지켜보았던 크리스틴은 앞으로 치매가 진행될 것이고, 장기적인 보험 혜택은 받을 수 없으며, 치료 방법이 없다는 사실을 누구보다 더 잘 알고 있었다. 결국 그녀는 자살을 결심했다.

크리스틴은 친한 친구인 바바라에게 전화로 상황을 알렸다. "엄마가 어떻게 되는지 너도 봤잖아. 난 그렇게 살기 싫어." 바바라는 대물림된 친구의 병을 알고 경악했다. 하지만 그에게는 한 가지 묘안이 있었다. 그녀는 크리스틴에게 얼마 전에 들었던 알츠하이머에 관한 새로운 연구에 대해 알려주면서, 희망을 버리지 말라고 했다. 그러면서 샌프란시스코 북쪽에 있는 벅 연구소를 찾아보라고 권했다. 크리스틴이 친구의 조언을 듣고 날 찾아온 것은 2012년이었다.

나는 크리스틴과 몇 시간 동안 대화를 나누었다. 나는 아무것도 보장해줄 수 없고, 우리가 개발한 방법을 적용한 성공 사례가 하나도 없다고 설명했다. 그때까지는 쥐를 대상으로 실험하면서 얻은 가설, 이론, 데이터가 전부였다. 크리스틴에게 실험 결과를 적용하는 것은 시기상조였다. 설상가상으로 우리 연구진이 생각해낸 치료 방법은 임상시험에서 퇴짜를 맞은 직후였다. 임상시험을 허가하는 위원회는 우리가 개발한 방법이 너무 복잡하다면서, 한 가지 의약품이나 치료 방법의 효과를 판단하는 임상시험만 허용할 수 있다고 했다. 우리가 만들어낸 복잡한 프로그램을 가지고 임상시험을 할 수는 없다는 판단이었다(하지만 알츠하이머는 그렇게 해결할 수 있는 간단한 질병이 아니다). 내가 크리스틴에게 해줄 수 있는 것이라고는 우리가 개발한 프로그램에 포함된 몇 가지를 의사와 상담해 시도하도록 권하는 게 전부였다. 크리스틴은 내 권고를 따랐고, 그렇게 리코드가 시작되었다.

몇 개월이 지난 어느 토요일에 크리스틴이 우리 집으로 전화를 걸어서, 자신에게 일어난 변화를 믿을 수 없다고 했다. 다시 전처럼 왕성하게 일할 수 있게 되었고, 운전 중에 길을 잃지 않으며, 무리 없이 전화번호를 외운다고 했다. 지난 몇 년 중에 지금처럼 몸 상태가 좋은 적은 없었다고 했다. 전화를 끊으면서 동료들과 화이트보드를 앞에 두고 이론과 접근 방식을 치열하게 토론했던 수없이 많은 시간이 떠올랐다. 그 모든 노력이 헛된 수고가 아니었고, 우리가 방향을 제대로 잡고 있다는 방증이었다. 물론 크리스틴은 단 한 명의 사례였다. 환자 한 명의 성과로는 부족하다. 수천 명, 나아가서는 수백만 명이 비슷한 결과를 보여야 했다. 하지만 모든 변화에는 시작점이 있다. 성공적인 치료법이 개발되는 과정에는 언제나 첫 번째 환자가 있다. 우리에게는 크리스틴이 바로 그 첫 번째 환자였다.

크리스틴은 가족 중 한 명에게 자신이 알츠하이머에 걸렸다는 사실을 알고 있었는지 물었다고 한다. 그러자 그는 "물론 알고 있었어. 어떻게 모를 수가 있겠어. 그런데 아무 말도 할 수 없었어. 차마 말할 수가 없었어"라고 답했다.

이제 크리스틴은 73세가 되었고, 리코드를 시작한 지 5년 차가 되었다. 여전히 크리스틴은 종일 왕성하게 일하고, 여행을 즐긴다. 하지만 지금도 이렇다 할 증세를 보이지 않고 있다. 지금까지 잠깐씩이지만 크리스틴이 사정이 있어서 프로그램을 중단한 적은 총네 번이었다. 전염병에 걸렸거나, 약이 떨어졌거나, 여행 중이어서 어쩔 수 없는 경우였다. 그때마다 인지기능은 악화되었다. 하지만 리코드를 다시 시작하면 인지기능은 회복되었다.

나와 동료들이 연구를 처음 시작한 것은 1989년이었다. 그때의 연구가 지금의 리코드로 이어졌다. 당시는 알츠하이머에 대한 고정관념이 이미 자리를 잡은 뒤였다. 1980년대 의학계는 알츠하이머가 단백질 분자인 아밀로이드의 끈끈한 찌꺼기, 즉 플라크가 뇌에 있는 뉴런 사이의 공간을 메워서 발병한다는 이론을 맹신했다. 뉴런 사이의 공간은 시냅스로 이루어져 있으며, 이들이 뉴런 사이의 커뮤니케이션을 담당한다. 따라서 이 이론에 따르면 끈끈한 아밀로이드 플라크가 시냅스를 손상시켜, 기능을 마비시킨다는 뜻이었다. 사실 아밀로이드 플라크는 신경병리학자인 알로이스 알츠하이머 **Aloysius Alzheimer** 박사가 초로 치매 진단을 받은 첫 환자의 뇌를 부검하면서 발견한 이상 부분 중 하나였다. 당시 타우라고 불리는 단백질이 이례적으로 너무 길게 얽혀 있는 것 역시 의아한 부분이었지만 아밀로이드 플라크가 더 중요하게 생각되면서 타우 단백질의 이상은 상대적으로 덜 중요시되었다. 1907년 알츠하이머 박사는 부검 결과를 학계에 발표했다. 아밀로이드에 관한 가설은 군중심리로 이어졌다. 아밀로이드 플라크를 확인하고(어떤 실험은 플라크로 뭉치기 전 단계인 아밀로이드를 확인하려고 노력했다), 이를 제거하기 위한 실험이 다수 진행되었다.

의학 센터, 대학, 제약 회사, 생명공학을 연구하는 과학자들은 아밀로이드 제거를 위한 화합물을 수백 가지도 넘게 만들어냈다. 동물실험에서 가능성을 보여준 화합물도 수십 개에 이른다. 엘리 릴리**Eli Lilly**나 바이오젠**Biogen** 등의 거대 제약업체들은 수십억 달러를 들여 실제 환자를 대상으로 임상시험을 진행했다. 실험 단계에 있던 200개가 넘는 약 중에서 임상시험을 통해 FDA의 승인을 받을 만큼 안전하거나 효과가 있는 것으로 확인된 약이 몇 개인지 분명하게 말할 수 있다. 지금까지 FDA의 승인을 받은 알츠하이머 치료제는 한 개도 없다. 알츠하이머 학회는 "알츠하이머를 치료하거나 진행을 막을 수 있는 치료제는 없다"고 공식 발표했다.

계속되는 실패로 인해 학계의 기본 원칙이던 '아밀로이드 계통 가설amyloid cascade hypothesis'마저 의심을 받기 시작했다. 아밀로이드 계통 가설이란 암이 암세포 때문에 발병하는 것처럼 아밀로이드가 알츠하이머 발병의 주원인이라는 이론이다. 하지만 아밀로이드 계통 가설은 왜 아밀로이드가 생기는지, 정상적인 기능은 어떤 것인지, 어떻게 해야 병을 막을 수 있는지에 대해서 설명하지 못한다. 가장 큰 문제는 정확하게 알츠하이머가 어떤 병인지도 밝혀내지 못했다는 것이다.

크리스틴을 비롯해 리코드를 적용한 일부 환자들의 초기 성과를 본 의사와 환자, 환자 가족들이 질문 공세를 하고, 회의적인 태도를 보인 것도 당연하다. 너무 오랫동안 알츠하이머는 막을 수도, 늦출 수도, 회복할 수도 없는 병이며, 기적의 치료제가 개발되기 전에는 어쩔 수 없다는 생각이 상식이 되었다. 그런데 리코드는 기적의 치료제와는 상당한 거리가 있다. 다만 이제 리코드로 증세가 호전된 환자가 200명이 넘었고, 리코드를 적용해서 환자를 치료하는 전문 의료인들이 늘고 있다. 2016년부터 내가 리코드를 전수한 의사, 신경병리학자, 간호사, 치료사, 영양사는 총 450명에 이른다.

더욱 고무적인 것은 신경학자와 의사들이 알츠하이머를 다른 시각으로 보고 있다는 사실이다. 알츠하이머는 끈적끈적한 아밀로이드 플라크가 쌓여서(혹은 뉴런이 엉켜서) 유발되는 질병이 아니라, 실은 뇌의 방어적인 반응이다.

4장에서 자세히 설명하겠지만 우리 연구진이 실험을 통해서 찾아낸 중요한 발견 중 하나는 뇌가 특정 위협에 대해서 올바르게 반응하는 과정에서 알츠하이머 증상이 나타난다는 것이다. 왜 인간의 뇌는 이런 반응을 보이도록 진화된 것일까? 대부분의 경우, 외부 위협에 대한 이런 반응이 성공했기 때문이다. 위협을 훌륭하게 처리한 뇌는 다시 원래의 기능으로 돌아가게 된다. 문제는 바로 이 위협이 하나가 아니고, 끊이지 않고 계속되고, 전혀 수그러들지 않고 너무나 강하다는 데 있다. 이때 뇌는 위협에 맞게 다변화된 대응을 반복하게 된다. 결국 방어 체계는 선을 넘게 되고, 뇌 기능에 해를 끼치게 된다. 알츠하이머는 인간의 뇌가 다음 세 가지 신진대사의 위협과 독성에 방어할 때 발병한다.

1. 염증(감염, 식단, 여타 원인)
2. 뇌에 필요한 영양, 호르몬, 뇌에 필요한 분자의 감소와 부족
3. 금속이나 생물독소(곰팡이와 같은 미생물이 만들어내는 독성) 등의 독성물질

6장에서는 이 세 가지 위협(두뇌가 대응 반응을 일으키게 만드는 요소는 열 가지가 넘는다)이 어떻게 발견되었는지의 과정이 자세하게 설명된다. 세 가지 위협에 무엇이 속하는지와 왜 아밀로이드 반응이 뇌의 시냅스에 치명적인지에 대해서도 함께 설명된다. 일단 여기에서는 알츠하이머가 염증에 대한 대응, 필요한 화합물의 부족에도 불구하고 제 기능을 하려는 과정, 유입된 독성물질에 대한 방어

라는 사실을 발견하면서 예방과 치료법이 분명해졌다는 점만 지적하고 넘어가려고 한다. 뇌가 어떤 위협에 반응하고 있고, 그 원인은 무엇인지를 찾아내면 계속되는 공격을 막을 수 있다.

즉 주관적 인지장애, 경도 인지장애, 알츠하이머로 인한 인지기능의 후퇴를 되돌리려면, 뇌를 방어적으로 만드는 원인을 제거해야 한다(세 가지 위협의 모든 원인을 제거하면 더 좋다). 위협을 제거한 다음에는 과도하게 만들어진 아밀로이드 자체를 제거해야 하고 마지막으로는 망가진 시냅스를 재건해야 한다.

설명을 들으면서 주관적 인지장애, 경도 인지장애, 알츠하이머를 치료할 일률적인 방법이 있을 리 없다고 생각한다면, 옳은 판단이다. 자신의 뇌가 어떤 위협을 받을지 알아낼 방법이 없기 때문이다. 따라서 염증, 필요한 화합물의 부족, 신경독성물질에 대한 노출의 가능성을 모두 줄여야 한다. 이미 주관적 인지장애, 경도 인지장애, 알츠하이머 증상을 보이는 환자들은 정확하게 어떤 위협이 원인이 되고 있는지를 파악하고, 그에 따른 최적의 치료를 시작해야 한다. 실제 환자마다 치료 방법은 다르다.

이런 이유로 인지기능의 후퇴를 막고 되돌리는 과정에서 새로운 프로그램이 요구된다. 알츠하이머와 같은 복잡한 불치병에 맞는 최적의 치료법을 개발하기 위해서는 해당 환자의 병이 어디에서 시작되었는지 원인을 파악하고, 이를 공략하기 위한 최선의 프로그램을 짜야 한다는 뜻이다. 알츠하이머 치료를 위해 프로그램을 동원해야 하는 이유는 간단하다. 원인이 하나가 아닌데 한 가지 약을 처방하면(혹은 한 가지 치료법을 사용한다면) 효과가 미미할 수밖에 없다. 아예 효과가 없는 경우도 다반사다.

뇌 건강은 이 세 가지 위협 요소에 상당한 영향을 받는다. 뇌에 문제가 생겼을 때 그에 대응하고, 막는 능력 역시 세 가지 위협요소에 좌우된다. 다행히 위협을 파악하고, 측정하고, 해결해서 뇌 기능을 최적화시킬 수 있는 손쉬운 방법이 있다.

인간의 몸은 복잡한 체계로 이루어져 있다. 따라서 뇌를 신체의 특별한 기관으로 볼 것이 아니라, 전체를 위한 세포 혹은 생리적인 시스템으로 인식해야 한다. 몸에서 어떤 부분이 건강해지면 겉으로 보면 별 관계가 없는 듯한 다른 부분도 건강해진다. 반대로 몸의 한 부분이 망가지면, 다른 부분도 함께 망가진다. 신체의 기초적인 생리를 회복시키고, 필요할 경우 불균형을 바로잡아야 한다. 그래야만 병이 시작되기 전에 몸의 기능이 망가지지 않도록 막고, 개선할 수 있다. 전통적인 치료 방식이 대부분 그렇듯 병에 걸린 이후의 증상만 치료하는 것과 질병의 원인을 세포부터 치료하는 것은 전혀 다르다. 우리 연구진은 인지기능이 고장 난 원인을 파악하고, 돌이킬 수 없는 지경이 되기 전에 불균형을 바로잡으려고 했다.

이때 증상을 치료하거나 한 가지 문제를 해결하는 것보다 몸 전체를 치료하는 것이 훨씬 복잡하다는 점을 명심해야 한다. 인지기능의 장애를 일으키거나 위험을 높이는 잠재적인 원인이나 이상 요인에는 여러 가지가 있다. 우리 연구진은 36가지를 발견했다. 인지기능의 장애를 효율적으로 예방하거나, 초기 단계에 회복하기 위해서는 이들 각 요소의 상황을 파악해야 한다. 예를 들어 어떤 환자는 진균독이라는 특정 독성물질에 노출되었을지도 모르고, 어떤 환자는 혈액 속에 염증을 유발하는 분자의 농도가 너무 높을지도 모른다. 리코드는 이들 요소를 평가하고, 그 결과를 바탕으로 각자에 맞는 치료 계획을 제공한다.

치매의 종류와 특징

치매: 다양한 두뇌 기능의 손실로 인한 인지기능 장애를 뜻한다. 기억력이 나빠지는 것이 가장 흔히 확인되는 초기 증상이다. 일반적으로 읽기, 쓰기, 말하기, 대화를 따라가기, 추론, 계산, 조직화, 계획 등의 능력에 어려움을 겪는다. 치매의 원인은 혈관성 치매, 전두엽 치매, 루이 소체 등 다양하지만 알츠하이머가 가장 일반적이다. 리코드는 알츠하이머와 알츠하이머 이전 단계(주관적 인지장애와 경도 인지장애)에 도움이 되는 것으로 나타났다.

혈관성 치매: 뇌의 혈류량이 줄어들면서 발생하는 치매로 경미한 뇌졸중이 발생하는 특징을 가지고 있다. 최근 알츠하이머와 혈관성 치매가 중복되는 사례가 확인되었다.

전두엽 치매: 판단력과 의욕을 담당하는 전두엽(이마) 신경세포가 죽으면서 발생한다. 알츠하이머보다 희귀한 종류의 치매로, 일반적으로 행동 변화, 기억력 감퇴, 언어 구사 능력에 어려움을 겪는다.

루이 소체 치매: 알츠하이머 다음으로 일반적인 치매의 원인이

다. 환각, 환영, 수면 증가, 잠을 자는 동안 팔다리를 휘젓는 행동을 보이며 렘REM 수면 행동 장애라고도 부른다.

알츠하이머: 아밀로이드 플라크가 쌓이거나 신경섬유가 엉키는 특성을 보이는 치매다. 앞에서 설명한 것처럼 이전의 추정과 달리 이 두 가지가 알츠하이머의 원인은 아니라는 사실이 드러나고 있다. 다만 두 가지 특징을 통해 알츠하이머를 판단할 수 있다. 살아 있는 환자의 두뇌에서 직접 아밀로이드 플라크나 신경섬유매듭을 확인할 수 있는 것은 아니지만, 양전자방출단층촬영positron-emission tomography, PET 스캔처럼 뇌의 사진을 찍거나, 뇌척수액을 분석해서 간접적인 확인이 가능하다. 알츠하이머는 대부분 환자의 증상을 기준으로 판단한다. 환자가 심각한 기억력 손상이나 인지기능의 장애를 앓고 있고, 혼자 목욕을 하고, 먹고, 옷을 입을 수 없을 정도로 악화되면 알츠하이머로 판단한다. 현재까지 개발된 알츠하이머 치료제는 없다.

주관적 인지장애: 스스로 알아차릴 정도로 인지기능이 악화되었지만, 일반적인 신경병리학 검진에서 여전히 정상 범위에 들어 있는 경우다. 똑똑한 사람들이 검진을 받으면, 기억력이 일반 범주 안에 들어 있는 것으로 확인되지만, 발병 이전의 수준보다는

후퇴한 상황이다. 주관적 인지장애는 초기 단계지만, PET 스캔이나 뇌척수액 분석으로 알츠하이머의 특징을 확인할 수 있다. 또 자가공명영상법magnetic resonance imaging, MRI을 찍어보면 뇌 일부분이 수축된 것을 확인할 수 있다. 주관적 인지장애가 경도 인지장애로 진행될 때까지는 10년 이상이 걸린다.

경도 인지장애: 일반적으로 주관적 인지장애 이후에 따라온다. 신경병리학적 검사를 해보면 기억력, 조직력, 대화 능력, 계산, 계획, 여타 인지기능이 일반적인 수준을 벗어나 있다. 하지만 옷을 입고, 먹고, 목욕하는 것과 같은 일상적인 활동은 가능하다. 경도 인지장애가 반드시 알츠하이머로 발전되는 것은 아니다. 하지만 기억력 손실이 동반되는 환자의 경우 몇 년 내에 알츠하이머로 발전하게 된다.

03 머릿속 안개가 걷힐 때

죽은 사람이 살아 돌아온다면 전쟁이 끝날 것이다.

스탠리 볼드윈Stanley Baldwin

병에 걸리면 몸이 아프다는 것은 어렸을 때부터 체득해서 배운 사실이다. 질병과 고통은 불가분의 관계다. 아이러니하게도 알츠하이머는 그렇지 않아서 문제다. 딱히 아프거나 불편한 곳 없이 오랜 시간을 보내게 된다. 증상이 너무 심해져서 의사에게 진단을 받을 때는 병이 상대적으로 오래 진행된 뒤다. 전혀 치료가 불가능하지는 않더라도, 대부분 치료가 어려워진 다음에야 의사를 찾게 된다. 일반적으로 환자들이 알츠하이머 진단을 받을 때까지 15년에서 20년이 걸린다.

설상가상으로 환자들은 기억력 감퇴 같은 증상이 나타나도 아무 일도 아니라며 자신을 다독인다. '말이 헛나왔다'거나 '이젠 나도 나이가 들었다'고 어물쩍 넘어가기도 하고 '조금 있다가 생각하자'

거나 '머리가 멍해' 아니면 '머리가 돌아가지 않아'라고 변명 아닌 변명을 한다. 사실 잠깐 기억력이 떨어진다고 해서 무조건 알츠하이머는 아니다. 하지만 개중에는 알츠하이머의 초기 증상인 경우도 있다.

지금까지 알츠하이머를 완벽하게 물리친 환자는 없었기 때문에 치매가 심해질 때의 기분은 어떤지, 반대로 인지능력을 되찾을 때의 기분은 어떤지 물어볼 사람이 없었다. 하지만 리코드 덕분에 원상태로 회복된 환자들이 늘어나면서 그 답을 얻게 되었다. 물론 환자들이 모두 같은 증상을 겪고, 모두 같은 회복 단계를 거치지는 않는다. 하지만 각 환자의 경험에서 정보를 얻는 것은 가능했다.

엘레노어는 처음 알츠하이머의 암흑 속에 빠졌을 때 고작 마흔 살밖에 되지 않았었다. 엘레노어의 아버지는 알츠하이머 환자였다. 아버지가 알츠하이머 말기가 되었을 때 즈음, 엘레노어는 아버지가 알츠하이머 초기에 보였던 증상을 자신도 똑같이 겪고 있다는 것을 알게 되었다. 엘레노어가 겪었던 증상은 다음과 같다.

1. 얼굴 인식의 어려움

안면실인증이라고 불리는 증상으로 얼굴을 인식하고 기억하는 데 어려움을 겪는다. 엘레노어가 가장 먼저 자각한 증상이다. 엘레노어는 어느 날 갑자기 증상을 자각하게 되었다고 한다. "이게 치매랑 관련이 있는지 몰랐어요. 피곤해서 그렇거나, 학습장애인 줄 알았죠. 아버지도 같은 증상을 겪었습니다."

2. 피로의 증가

"정신적으로 피곤함을 느끼는 일이 늘었습니다. 특히 오후 서너 시가 되면 피곤해졌어요. 단순히 너무 피곤해서 그런 줄 알았어요. 아이들 숙제를 도와주는 일이 너무 힘들었습니다. 마치 시험공부를 오래 한 다음에 느끼는 기분과 비슷했어요. 다만 머리를 혹사하지도 않았는데 오후 세 시만 되면 나타난다는 것이 달랐습니다. 게다가 글을 읽는 게 어려워졌습니다. 특히 오후에는 더 그랬어요. 읽은 내용을 잘 기억하지 못했어요. 심지어 읽고 있는 페이지의 내용도 기억하지 못할 때가 있었습니다. 회사에서도 마찬가지였어요. 회의 중에 말을 거의 하지 않게 되었죠. 특히 회의가 오후에 있을 때는 증상이 더 심했어요. 여러 사람과 대화할 때 내 말수가 점점 줄고 있다는 것을 알게 되었습니다. 주제가 복잡하거나 논란이 분분하면 말을 하지 못하거나(무슨 말을 해야 할지 몰랐어요) 말을 하더라도 논리를 따라가지 못해서 횡설수설했어요. 미팅이나 많은 사람과의 대화 속에서 목소리를 높일 때는 머릿속으로 말을 만든 다음에 몇 번이나 반복해야 입 밖으로 낼 수 있었습니다."

3. 사고력 저하

엘레노어는 "남들과 대화하는 일이 점점 버거워졌어요"라고 고백했다. "조금이라도 낯선 개념이 등장하면 이해하기 어려웠고, 그냥 눈을 감아버리고 싶었습니다."

4. 읽고 들었던 내용을 기억해내는 능력의 감소

엘레노어는 "무언가를 기억해내려고 노력하는 일이 피곤해졌어요. 슈퍼마켓에서는 무엇을 사야 할지 기억하기 힘들었고, 우리 애가 식당에서 어떤 메뉴를 주문하려고 했는지 기억하는 것도 어려웠어요"라고 말했다. 리코드를 시작하기 1년 전, 엘레노어는 내게 "프로그램 안내서가 너무 복잡해서 기억해낼 수가 없어요. 그런데 다른 자료도 마찬가지예요. 소설과 잡지를 읽고 기억하는 것도 어려워요. 원래는 독서를 좋아했는데, 이제는 전혀 즐겁지 않아요"라고 털어놓았다.

5. 어휘력 감소

엘레노어는 적재적소에 맞는 단어를 찾지 못해서 애를 먹었다. 그래서 결국 더 단순한 단어를 사용하기 시작했다. "'호전적'이라거나 '공격적'이라는 단어 대신 '열심히'라는 단어만 쓰게 되었습니다. '고심한다'라는 말이 떠오르지 않아 '자꾸 생각한다'라고 말하게 되었어요. '사교적'이라는 단어 대신에 '사람들과 잘 어울린다'라고만 말하게 됐죠. 단어가 생각나지 않아서 말을 하다가 멈출 때도 있었습니다. 그래서 비슷한 단어를 사용하거나, 우회적으로 돌려서 말을 하게 되었어요. 예를 들어서 '체계적인 접근'이라는 말이 생각나지 않아서 '해야 할 과정을 차근차근 따라서 무엇을 한다'고 말하게 되었습니다. 우울했고, 정신적으로 힘들었어요. 하지만 다른 사람들은 한동안 눈치채지 못하더라고요. 리코드를 시작하고 6개월쯤

되었을 때 다른 사람과 말을 하다가 최근 몇 년 동안 사용하지 못했던 단어를 자연스럽게 쓰고 있는 나 자신을 발견했습니다. 앞에서 예로 들었던 단어요. 그런 단어가 있는지도 잊고 있다가 말로 하게 되니까 정말 감격스러웠어요."

6. 단어의 혼동

"전에는 아이들 이름을 헛갈린 적이 없었어요. 그런데 병에 걸리고 얼마 되지 않아서 병원에 예약하는데 전혀 엉뚱한 이름으로 예약을 했더라고요. 아이들을 학교에 데려다줄 때도 도로 요금 정산소에서 '카풀car pool이니까 할인해주세요'라고 해야 하는데 '화상회의conference call니까 할인해주세요'라고 당당하게 외쳤습니다. 언젠가는 애완견에게 밥을 먹으라고 부르는데, '주노야, 칠리 먹어'라고 해야 하는데 '칠리야!'라고 불렀습니다."

7. 두뇌의 처리 속도 하락

엘레노어는 신속하게 판단하고 결정하는 일에 어려움을 느꼈고, 회의에서도 멍하게 있는 시간이 늘어났다. 타자를 치는 속도도 느려졌다. 마치 뇌가 손가락에 보내는 신호가 먼 곳을 돌아서 도착하는 것 같았다.

8. 운전에 대한 두려움

운전은 다양한 기능을 요구한다. 다른 차의 위치와 방향을 파악해야 하고, 신호등도 봐야 하며, 보행자도 확인해서, 그에 상응하는 대응을 해야 한다. 엘레노어는 거의 운전을 할 수 없었다.

9. 약속을 잊음

"구글 달력에 늘 해야 할 일을 적어두었지만, 계속 뭔가를 빼먹었어요. 어렸을 때는 기억력이 좋은 편이었어요. 절대 약속을 잊지 않았죠. 전화번호도 한 번 보면 외웠어요."

10. 불면증

"쉽게 잠에서 깨고, 한 번 깨면 다시 잠들기 어려웠어요. 몇 시간이 걸린 적도 있습니다. 밤중에 깨어 있는 시간이 늘어났어요."

11. 카페인 부적응

커피 같은 카페인을 섭취해도 정신이 맑아지지 않는다.

12. 외국어 구사의 어려움

엘레노어는 중국어와 러시아어에 능했지만, 모든 외국어 구사가 힘들어졌다.

엘레노어가 알츠하이머 위험 유전자인 ApoE4 보유 판정을 받은 것은 처음 증상이 시작되고 9년이 지난 49세 때였다. 엘레노어는 신경병리학 검사를 받았고, 증상에 일치하는 이상 신호를 발견할 수 있었다. 엘레노어의 증상은 단순한 노화가 아니었다. 분명 뇌가 망가지고 있었다. 앞에서 설명한 증상이 더 심해지면서 정신이 흐릿해졌을 때 환자는 어떤 기분을 느낄까?

엘레노어는 현재 생각하고 기억하는 능력을 되찾았고, 예전처럼 생활할 수 있게 되었다. 엘레노어는 살아 돌아온 사람이 거의 없는 미지의 세계를 경험하고 돌아온 탐험가처럼 당시의 기분이 어땠는지를 설명해줄 수 있는 증인이다. 다음은 엘레노어의 설명이다.

"초기 인지기능 장애의 '안개' 속에 있는 기분에 대해 말하고 싶어요. 저는 인지기능 장애에서 회복되었기 때문에 특별한 관점에서 설명할 수 있을 거라고 생각합니다. 그때 기분은 마치 헤드폰을 끼고 옆에 있는 사람과 대화하는 것에 비유하고 싶어요. 소리가 잘 들리지 않고, 타인이 멀게 느껴졌습니다. 또 한편으로는 영화 속에서 화면이 뿌옇게 흐려지듯 제 뇌가 하얀 천으로 덮여 있는 것만 같았습니다. 그래서 다른 사람과 원활하게 의사소통을 할 수가 없었어요. 직장에서 회의할 때는 정말 심각했죠. 제 의견을 제대로 전달하기가 어려웠으니까요. 어렸을 때는 그렇지 않았는데, 정말 매일이 지옥과 같았어요."

엘레노어는 2015년 초에 리코드를 시작했고, 6개월 만에 증상이 분명하게 호전되었다. 9개월 후에 실시한 신경병리학 검사에서도 분명한 회복을 확인할 수 있었다. 간절한 바람에 병이 나은 것처럼 느껴진 게 아니었다. 분명히 증세가 나아졌고, 정량적으로나 객관적으로 측정할 수 있었다. 다시 검사를 받기 한 달 전인 2015년 10월에 엘레노어는 자신의 기분을 다음과 같이 설명했다.

"마치 잠에서 깨어난 기분이에요. 8월에 처음 변화를 느꼈어요. 9월에는 분명하게 안개가 걷혔어요. 저의 인지능력이 확실하게 나아졌다는 것을 알 수 있었어요. 다시 인생을 찾은 것 같았어요. 박사님께 감사 편지도 쓰고, 저의 경험과 제가 얻게 된 정보를 공유해서 앞으로의 연구에 도움이 되었으면 합니다."

다음은 엘레노어가 자신이 겪은 증상들의 호전 상황에 대해 이야기한 내용이다.

1. 얼굴 인식

사람들 얼굴을 훨씬 더 잘 알아보고, 만난 사람들의 얼굴도 잘 기억하게 되었어요. 리코드를 시작한 지 9개월 뒤쯤 아이 학교에서 열린 부모님의 날 행사에서 확실히 달라진 걸 느낄 수 있었어요. 전에는 부모님의 날 행사가 걱정되었어요. 사람들을 잘 못 알아보니까요. 이제는 이름표를 붙이지 않은 사람도 누군지 확실하게 구분할 수 있어요. 올해는 모든 학부형 얼굴을 알아보고, 이름을 기억하고, 아이들의 이름도 기억해냈어요. 잘 모르는 사람들까지요. 사람들과의 만남이 한결 편하고 즐거워졌어요!

2. 오후의 피로

완전히 사라졌어요! 지금 생각해보니 우리 아버지도 40대 후반
쯤에 그렇게 피곤해하셨어요. 아버지는 병원에서 일하셨는데, 매일
일을 일찍 끝내고 오후 세 시에 집에서 TV를 보셨어요. 저희는 그
냥 피곤해서 그러시는 줄 알았죠. 지금 생각해보니 치매 초기였던
거예요. 당하는 사람은 잘 몰라요.

3. 읽기와 기억 능력

정말 나아졌어요! 무언가를 읽거나 누군가에게 이야기를 들으면
상당 부분을 기억해요. 이제는 제가 잘 모르는 분야에 관한 이야기
도 귀 기울여 듣고, 가끔은 대화에 끼기도 한답니다.

4. 어휘력과 단어 선택

전보다 더 많은 단어를 사용합니다. 이렇게 사용하는 단어가 줄
고, 말이 어눌해졌는지 미처 몰랐어요. 지금도 말을 하다가 적절한
단어를 못 찾아서 헤맬 때가 있지만 전보다 그 횟수가 훨씬 줄었습
니다. 금방 원하는 단어를 찾고요!

5. 명료함과 생각의 속도

아이들의 작문이나 숙제를 도와주는 일이 훨씬 수월해졌어요. 얼
마 전에는 제가 직접 글을 쓰기도 했어요. 몇 년 만인지 몰라요. 글
을 쓰는 데 오랜 시간이 걸리지도 않았고, 요점도 명확했습니다. 타

자 속도도 빨라졌어요.

6. 운전

아직 부족하긴 하지만 상대방의 차, 보행자 등에 적절한 대처가 가능해졌어요. 운전할 때 받던 스트레스가 많이 줄었어요.

7. 약속과 할 일

전보다 약속을 더 잘 기억하게 됐고, 뭔가 빼먹을까봐 걱정하던 것도 줄었습니다. 물론 완벽하지는 않아요. 하지만 분명하게 나아졌습니다. 이젠 아이들에게 해야 할 일을 메모로 남겨달라고 부탁하지 않아요.

8. 수면

리코드를 시작하면서 저녁에 멜라토닌과 마그네슘을 먹었고 이제는 숙면을 하고 있어요. 일단 잠자리에 들면, 꽤 오래 자요. 서너 시간 동안 안 깨고 잡니다(전보다 길어진 거예요). 자다 깬 다음에는 전보다 쉽게 다시 잠들고, 깨는 횟수도 줄었어요. 이제는 늘 피곤하지 않아요. 잠을 푹 잔 날은 기분이 훨씬 좋아요!

9. 카페인 반응

커피를 마시면 전과 달리 정신이 맑아져요.

10. 외국어

몇 년 동안 사용하지 않았던 중국어와 러시아어를 다시 말하게 됐어요. 또 다른 외국어를 배우고 싶을 정도예요.

엘레노어와 다른 환자들이 일부러 알츠하이머에 걸릴 행동을 한 것은 아니다. 하지만 평범한 현대인들의 식단과 생활 습관은 알츠하이머에 걸리기 좋은 조건이다. 다음 장에서는 여기에 관해서 설명하겠다.

04 알츠하이머의 희생양

습관은 처음에는 눈에 보이지 않는 실과 같다.
그러나 행동을 되풀이할 때마다 두터워져
우리의 사고와 행동을 묶어버린다.

오리슨 스웨트 마든Orison Swett Marden

일부러 알츠하이머 환자가 되려고 마음먹는 사람은 없다. 하지만 알츠하이머의 발병과 진행을 부추기는 다양한 요소를 살펴보면, 예방은 물론이고 증상이 시작된 후 병증을 완화하는 방법도 찾을 수 있게 된다. 지금부터 나를 비롯한 현대인들이 생활 속에서 알츠하이머를 유발하는 요소를 얼마나 많이 가졌는지 확인해보려고 한다.

우리는 하루를 어떻게 보내는가? 평범한 직장인이라면 밤늦게까지 야근하는 일이 허다할 것이다. 야근을 하다 보면 입이 궁금해진다. 설탕이 듬뿍 들어간 달콤한 음식일수록 좋다. 결국에는 단 음식을 먹고 인슐린이 최고조인 상태에서 곧바로 잠자리에 들며, 자는 내내 인슐린 수치는 높게 유지된다. 게다가 분명 당신은 자정이 넘어서 잠자리에 들었을 확률이 높다. 잠은 늘 부족하고, 수면 무호흡으로 잠의 질도 나쁠지 모른다(수면 무호흡은 대부분 체중 증가가 원인이다). 고작 몇 시간밖에 못 잤지만, 아침 일찍 하루를 시작해야 한다. 침대를 벗어나기도 전에 스트레스가 몰려온다. 오늘 하루를 어떻게 감당할지 까마득하기만 하다. 당신은 출근 시간을 조금이라도 줄이기 위해 간단한 식사(예를 들면 빵이나 도넛, 오렌지 주스, 우유와 설탕이 들어간 커피)를 먹을 것이다. 그러니까 염증을 일으키는 유제품을 뱃속에 그득하게 채우고, 설탕으로 인슐린 저항을 한 단계 더 높이며, 글루텐으로 장을 망가뜨리고 있다.

한편 위산의 역류를 막느라 아침부터 위장약을 삼킨다. 그런데 위장약을 먹으면 아연, 마그네슘, 비타민 B_{12}와 같은 핵심 영양소의 흡수를 막게 된다. 여기에다가 콜레스테롤을 150 이하로 낮추는 강하제도 먹어야 하는데, 그러면 뇌가 무기력해지는 부작용이 생긴다. 게다가 이 모든 행동이 간밤에 야식을 먹고 열두 시간이 지나지 않은 상태에서 이루어질 확률이 높다. 다시 말해 몸이 정화 작용을 통해 축적된 아밀로이드와 망가진 단백질을 처리할 시간마저 주지 않는다는 뜻이다.

집을 나서는 순간에도 스트레스는 최고조인 상태로 유지되어, 뇌 속에 있는 해마의 신경을 망가뜨리는 코르티솔Cortisol이 분비되고 있다. 다음은 차에 올라 출근을 할 차례다. 당연히 출근 전까지 어떤 운동도 하지 않고, 햇빛에 대한 노출도 적다. 비타민 D를 이상적인 수준 이하로 줄이는 지름길이다. 매일 계속되는 스트레스와 부족한 잠 때문에 짜증이 나서 인간관계 역시 긴장과 불안의 연속이다. 긍정적인 상호 작용은 거의 없고, 즐거움도 없다. 정오가 되기도 전에 혈당이 뚝 떨어지면, 사무실의 탕비실로 걸어간다. 그곳에는 착한 어떤 동료가 당신을 위해서 가져다놓은 초콜릿 머핀 상자가 얌전하게 놓여 있다. 게다가 점심은 또 어떤지! 카페나 빵집에서 샌드위치를 사 먹을 정도의 시간밖에 없다. 이 샌드위치는 흰 밀가루로 만든 빵에, 생전에 호르몬과 항생제를 잔뜩 투여받은 칠면조 고기를 넣고 소금을 버무려서 만든 것이다. 얼마나 맛있는지! 칠면조 샌드위치가 아니면 수은 범벅인 참치 샌드위치는 어떤가? 어쨌거나 신선한 채소로 만든 샐러드는 별로 먹고 싶지가 않다. 샌드위치와 함께 먹는 음료는 주로 자극적인 청량음료다. 몸에 좋은 미생물을 망가뜨리기 딱 좋은 음식이다. 이번에는 입가심으로 브라우니 케이크를 먹을 차례다. 트랜스 지방은 늘리고, 몸에 좋은 오메가-3 지방은 최소화할 수 있는 최적의 방법이다.

이 정도 되면 우리는 알츠하이머를 향해서 열심히 전진하고 있는 셈이다. 만약 여기에 담배까지 피운다면, 세포로 전달되는 산소의 양이 줄어들고 혈류 속에 수백 개의 독성물질까지 집어넣게 되어, 그 속도는 더욱 빨라진다.

이를 닦거나 치실을 사용할 필요는 없다. 구강 청결이 잇몸질환을 유발하는 진지발리스P. gingivalis와 같은 박테리아를 막는다고 해도 무슨 상관이란 말인가?

식후에 찾아오는 나른한 식곤증 때문에('이봐, 우린 종일 일했잖아! 뭔가 보상을 줘야 할 거 아냐?'라는 신호다) 냉장고에 넣어놓은 달달한 카푸치노가 생각난다. 하루에 하는 운동이라고는 설탕과 지방이 몸속을 돌아다니는 게 전부다. 하지만 일하다 말고 일어나 자주 몸을 움직여줄 만큼 시간이 많은 사람은 내가 아는 한, 없다.

드디어 집에 돌아갈 시간이 되었다. 바로 앞에서 계속 브레이크를 밟아대는 멍청이에게 소리를 질러대다 보면 혈액-뇌장벽은 오늘 밤 파스타를 삶아서 받쳐놓을 콜랜더만큼이나 구멍이 숭숭 뚫려버린다. 아니, 그러지 말고 맥도날드에서 저녁을 사 가는 게 나을 것 같다. 일단 커다란 프렌치프라이를 사야 한다. 그런데 프렌치프라이는 알츠하이머를 유발하는 최종당산화물advanced glycation end product, AGE로 범벅이 되어 있다. 트랜스 지방, 탄수화물로 만들어진 인슐린, 비타민 E는 거의 없고 몇 번이나 다시 튀긴 산화된 기름, 신경을 망가뜨리는 독성 아크릴아마이드가 풍부하다. 프렌치프라이 감자 하나하나가 작은 권투 장갑을 끼고 "머릿속 해마 따위는 다 죽여주겠어!"라고 으름장을 놓는다고 생각하면 된다. 여기에 풀이 아닌 옥수수를 먹인 소고기가 들어 있는 햄버거를 추가한다. 옥수수를 먹인 소고기는 염증을 유발하는 오메가-6 지방이 풍부하고, 염증을 줄이는 오메가-3는 부족하다. 여기에 액상과당이 듬뿍 들어간 케첩과 글루텐 범벅인 빵으로 마무리한다. 장과 혈액-뇌장벽에 구멍을 뚫기 좋은 음식이다.

이제 집이다! 어디에서 곰팡이 냄새가 나는 것 같지만 무시하자.

컴퓨터든 스마트폰이든 TV든 상관없다. 가장 좋아하는 기계를 끼고 넷플릭스(온라인 동영상 스트리밍 서비스 업체 – 옮긴이)에서 합리적인 가격에 제공하는 프로그램을 주구장창 볼 시간이다. 정신적으로나 신체적으로 어떤 자극도 받지 않는다. 그다음에는 짭짤한 과자를 안주 삼아 시원한 맥주를 마시며 하루의 피로를 풀 시간이다. 알츠하이머를 유발하는 하루를 완성하는 화룡점정인 셈이다. 하지만 마음 놓고 잠자리에 들 수는 없다. 일하는 척이라도 해보려고 하지만, 너무 피곤해서 전등과 전자기기를 켜놓은 채 침대로 걸어가 잠이 들고 만다. 매일 똑같은 일과가 반복된다.

대충 짐작이 가겠지만, 우리의 일상은 알츠하이머를 유발하는 생활 습관과 소름 끼칠 정도로 흡사하다. 하지만 당황할 필요는 없다. 앞에서 예로 든 엘레노어의 경우처럼 경미한 인지기능 장애가 알츠하이머로 발전하기까지는 수년이 걸린다. 그러니까 일반적인 현대인 식단과 생활 습관이 신진대사와 두뇌를 망가뜨려 끔찍한 피해를 주기까지는 상당한 시간이 소요된다는 뜻이다.

하지만 나쁜 소식도 있다. 앞에서 설명한 생활 습관을 오래 유지했을수록 정신적인 능력에 손상을 입고, 하나 이상의 신경적인 피해(염증, 뇌의 작용을 돕는 분자의 부족, 독성물질에 노출)를 입었을 가능성이 크다. 만약 그렇다면 뇌는 시냅스를 파괴하는 *끈끈한 아밀로이드*를 생성해서 대응하고 있을 것이다.

그래서 리코드는 이 세 가지 위협을 바로잡으려고 한다. 만약 생활 습관을 바꾸어 이 세 가지 위협을 제거할 수 있다면, 뇌는 알츠하이머의 원인인 아밀로이드를 만들어내지 않을 것이다. 마치 테러리스트가 비행기에 타지 못하도록 막는 셈이다. 만약 공항의 보안요원들이 성공적으로 테러리스트를 막아낸다면, 항공기의 승객들이 복도에서 테러리스트를 제압할 필요가 없다. 신경을 망가뜨리는 테러리스트는 될 수 있는 한 멀리 떨어뜨려 놓아야 한다.

이 목적을 달성하기 위해서는 할 일이 많다. 일단 리코드를 적용하기 위해서는 자신의 뇌가 세 가지 위협 중 어떤 공격에 대해서 방어에 임했는지 알아내야 한다. 그래야 의사나 치료사가 검사를 준비하고, 프로그램을 최적화하고, 뇌의 반응을 확인할 수 있다.

앞에서 강조한 것처럼 인지기능의 후퇴는 염증, 뇌를 활성화하는 영양소나 여타 호르몬 분자의 부족, 독성물질에 대한 노출 등 세 가지 근본적인 위협 때문이다. 우리가 알츠하이머라고 부르는 질병은 사실 이들 위협에 대해서 뇌가 방어적인 대응을 한 결과다. 세 가지 위협 중에서 염증과 인지기능을 돕는 분자의 부족은 신진대사와 긴밀하게 연관되어 있다. 신진대사는 식단, 활동 정도, 유전자, 스트레스에 대한 노출과 대응이 결합한 결과다. 식단, 활동, 스트레스는 심혈관 질환과 여타 건강에도 영향을 주기 때문에 뇌 건강은 다른 신체의 건강과도 긴밀한 관계가 있다. 당뇨병 전증, 비만, 비타민 D 부족, 운동 부족 등 알츠하이머 위험을 높이는 조건 대부분이 무엇을 어떻게 먹고, 어떤 운동을 얼마나 하는지에 따른 결과인 셈이다.

다행스러운 것은 염증을 유발하고, 뇌에 필요한 분자를 고갈시키고, 독성물질에 취약하게 만들어 결국에는 인지기능의 장애를 일으키는 수십 가지 요소를 확인하고 해결할 수 있다는 사실이다. 빠를수록 좋다. 지금부터는 각 위협에 대응하는 방법을 설명하려고 한다.

1. 염증의 예방과 감소

염증은 몸이 보렐리아Borrelia와 같은 전염성균과 설탕을 파괴하는 단백질sugar-damaged protein 혹은 트랜스 지방과 같은 비전염성 스트레스의 공격을 막기 위해 대응하는 과정에서 생겨난다.

인간은 꾸준히 공격을 받는다. 바이러스, 박테리아, 곰팡이, 기생충과 같은 침입자들이 인간의 몸을 호시탐탐 노린다. 이런 병원균과 싸우는 방법은 면역체계를 가동하는 것이다. 면역기능이 문제의 구역에서 활동을 시작하면, 백혈구가 병원균을 둘러싸고 먹어치운다. 갑작스러운 위협이 있을 때는 염증 반응을 일으켜 방어해야 하지만(생채기 주변에 피부가 달아오르는 것도 염증 때문이다. 그 속에서 백혈구는 감염을 막기 위해서 노력한다) 위협이 끊이지 않고 계속될 때는 문제가 생긴다.

몸에 침입한 병원균에 대응하기 위해서 신체는 다양한 방법을 동원한다. 알츠하이머의 원인이 되는 아밀로이드 생성은 바로 이 방어 활동 중 하나다. 알츠하이머로 사망한 환자의 뇌를 들여다보면 병원균을 확인할 수 있다. 입속의 박테리아, 코 안에 생긴 곰팡이, 입에 생긴 헤르페스 포진, 라임병의 원인이 되는 보렐리아가 그 대표적인 예다. 뇌가 병원균의 공격을 받으면 아밀로이드가 생성된다는 사실을 증명하는 증거가 속속 발견되고 있다. 하지만 아밀로 이드는 결국 통제 불능이 되어 오히려 보호의 대상인 시냅스와 뇌 세포를 파괴한다.

따라서 인지기능의 후퇴를 예방하고 되돌리려면 감염의 가능성을 줄이고, 병원균을 파괴하는 데 필요한 면역체계를 최적화하고, 병원균과 몇 년 동안 싸우느라 염증이 고질적으로 변하지 않도록 관리해야 한다.

염증은 감염 없이 생기기도 한다. 예를 들어서 트랜스 지방을 먹으면 염증이 생긴다. 트랜스 지방은 구운 음식이나 패스트푸드(요즘에는 패스트푸드에서 트랜스 지방을 빼려고 노력한다), 설탕에 들어 있는 인공 지방이다. 사람의 몸은 내장에 피해가 생겼을 때 염증을 일으키며, 이는 다시 장 누수 증후군leaky gut을 유발한다. 장은 글루텐, 유제품, 곡식을 소화하는 과정에서 상처를 입기 쉽다. 장 누수 증후군이란 장에 작은 구멍이 뚫려서 작은 음식 조각이나 박테리아가 혈관으로 침투되는 것을 말한다. 이때도 역시 염증이 유발된다. 면역체계는 음식 조각을 침입자로 인식하고 공격한다. 이런 일을 막기 위해서는 글루텐, 유제품 등의 섭취를 최소화하는 것이 좋다.

다음 장에는 글루텐 함량이 높은 음식들이 나열되어 있다. 이들은 가능한 한 피해야 한다.

글루텐이 들어간 음식

- 밀
- 전분
- 맥아
- 통밀 밀가루
- 호밀
- 보리
- 세몰리나(듀럼밀을 부순 가루)
- 벌거(익혀서 말린 밀)
- 스펠트밀(중부유럽의 산간지대에서 재배되는 밀의 한 종류)
- 라이밀(밀과 호밀의 교잡으로 만들어진 식물)
- 쿠스쿠스(세몰리나에 수분을 가해 만든 좁쌀 모양의 파스타)

글루텐이 들어 있을 확률이 높은 음식

- 수프
- 고기나 채소를 끓여 만든 육수
- 얇게 자른 고기
- 프렌치프라이
- 가공치즈
- 마요네즈
- 케첩

- 몰트 식초

- 간장과 데리야키 소스

- 샐러드 드레싱

- 게맛살

- 베이컨

- 달걀 대용품

- 타볼레 샐러드(곡물이 들어 있는 중동식 샐러드)

- 소시지

- 프림

- 구운 채소, 튀김

- 그레이비(고기를 익힐 때 나온 육즙에 밀가루를 넣어 만든 소스)

- 깡통에 든 구운 콩

- 시리얼

- 초콜릿 우유

- 빵가루를 묻힌 음식

- 과일 푸딩

- 핫도그

- 아이스크림

- 루트 비어

- 에너지 바

- 트레일 믹스

- 시럽

- 세이탄(밀로 만든 고기)

- 밀싹 파우더

- 뜨겁게 마시는 인스턴트 음료

- 첨가제가 들어간 커피나 차

- 블루 치즈

- 보드카

- 미트볼

- 전병

- 햄버거

- 볶은 땅콩

- 맥주

- 오트(글루텐 무첨가 제품이 아닐 경우)

- 귀리죽(글루텐 무첨가 제품이 아닐 경우)

출처: http://www.drperlmutter.com/eat/foods-that-contain-gluten

만성 염증은 박테리아나 보렐리아처럼 위험한 미생물에 지속적으로 노출되거나, 설탕처럼 염증을 유발하는 식품을 정기적으로 섭취할 때 발생한다. 그래서 리코드는 감염과 염증을 일으키는 음식의 섭취를 제거해서 만성적인 염증을 해결한다.

설탕의 독성 때문에 시작된 염증은 인슐린 저항과 동반되는 경우가 일반적이다. 미국인 대다수와 전 세계 10억이 넘는 인구가 인슐린 저항에 시달리고 있다. 인간은 소량의 설탕(하루에 12온스짜리 청량음료 한 캔에 들어 있는 설탕의 절반 수준인 15g 정도를 소화할 수 있다)을 섭취하도록 진화되었다. 설탕은 마치 불과 같다. 에너지의 원천이 되지만, 동시에 매우 위험하다.

집에 벽난로가 있다고 가정해보자. 불을 피우는 데 필요한 나무와 불의 크기는 집의 크기에 따라서 달라진다. 집이 작으면 나무도 줄여야 하고, 불도 작아야 한다. 집이 크면 나무나 불도 커진다. 이번에는 집의 크기가 90% 줄어들었다고 가정해보자. 사람이 몸을 움직이지 않으면 집이 줄어든 것과 같은 효과가 있다. 운동량이 줄어든 현대인들의 생활 방식이 바로 여기에 속한다. 그래서 전보다 에너지가 덜 필요하다. 상대적으로 집에 있던 벽난로는 열 배 커진 효과를 갖는다. 만약 전과 똑같은 양의 땔감을 사용해서 똑같은 정도로 불을 땐다면, 집은 곧 참기 어려울 정도로 뜨거워질 것이다. 불길이 벽난로 밖으로 번져서, 집을 태우지 않도록 갖은 노력을 해야 한다. 우리 현대인이 겪고 있는 현상이 바로 이것이다. 우리의 몸은 설탕을 독소로 인식하고, 혈관과 세포 속 설탕의 농도를 줄이기 위해서 재빨리 모든 장치를 가동한다. 그중 하나가 지방을 에너지로 저장하는 것이다. 이때 아디포카인adipokines이라고 불리는 뇌를 파괴하는 물질이 만들어진다.

그래도 혈관 속 설탕이 모두 사라지지는 않는다. 특히 포도당은 계속 혈관에 남는다. 포도당 분자는 다양한 단백질에 봇짐처럼 붙어서, 단백질이 활발하게 활동하지 못하도록 막는다. 체내의 세포는 인슐린을 더 많이 분비하는 방식으로 밀려드는 포도당에 대응한다. 다양한 방법이 있지만, 그중 하나는 포도당을 세포 속으로 밀어 넣어서 숨기는 것이다. 하지만 몸은 만성적으로 높아진 포도당 농도 때문에 반응을 거부한다. 그 결과 인슐린의 효과에 대한 저항이 강해진다.

인슐린은 알츠하이머와 직접 연관이 있다. 예를 들어서 인슐린 분자가 맡은 일을 훌륭하게 수행해서 포도당이 줄어들면, 몸은 혈관 속의 포도당이 너무 낮아지지 않도록 인슐린을 분해해야 한다. 이 과정에서 '인슐린분해효소insulin-degrading enzyme, IDE'가 분비된다. 그런데 IDE가 분해하는 건 인슐린뿐만이 아니다. 알츠하이머에 걸렸을 때 시냅스를 파괴하는 끈적끈적한 플라크 속에 들어 있는 아밀로이드 단백질 조각을 분리하는 것도 IDE가 맡은 역할이다. 하지만 IDE는 두 가지 일을 한꺼번에 처리하지 못한다. IDE가 인슐린을 분해할 때는 아밀로이드를 분해하지 못한다. 소방관이 북쪽에 난 화재를 진압하느라 남쪽 화재는 손도 대지 못하는 것과 비슷하다. 체내에 인슐린이 많아지면, IDE가 아밀로이드를 분해하지 못하기 때문에 알츠하이머 발병 위험도 커진다.

따라서 인슐린 저항을 줄이는 작업은 리코드에서 매우 중요하다. 인슐린에 대한 민감도를 높이고 포도당 수치를 낮추면 최적의 신진대사를 회복할 수 있다.

2. 호르몬, 영양 요소, 영양 성분 최적화

만성 감염과 인슐린 저항을 줄여서 염증을 없애면 아밀로이드가 쌓일 위험도 줄어든다. 그러면 뇌가 손상을 입지 않게 된다. 한편 보다 근본적으로 알츠하이머를 예방하기 위해서는 뇌에 힘을 실어주어야 한다. 시냅스가 강해질수록, 아밀로이드 플라크가 시냅스를 파괴하기 어렵다.

2016년 말에 미국신경과학회 연례회의에 제출된 논문에서 이 사실은 분명하게 드러났다. 과학자들은 뛰어난 기억력을 유지한 채로 사망한 90대 노인들의 뇌를 분석했다. 이들 중에서도 아밀로이드 플라크가 쌓여 있는 사람들이 있었다. 그런데 이들의 뇌는 시냅스와 기억력을 파괴하는 아밀로이드의 악영향은 받지 않았다. 어떻게 이런 일이 가능했을까?

후속 연구를 통해서 두 가지 가설이 도출되었다. 첫 번째 가설은 교육 수준과 지적 능력이 높은 사람들은 시냅스가 많아서 아밀로이드 플라크의 손실을 견딜 수 있다는 것이었다. 또 다른 가설은 어떤 생화학적 시스템이 아밀로이드를 훌륭하게 막아내고, 어쩌면 아밀로이드의 독성을 중화시켜서, 아밀로이드가 시냅스를 파괴하지 않거나, 반대로 시냅스를 강화해서 아밀로이드의 공격을 버틸 수 있게 만든다는 것이었다.

나는 환자들의 인지능력을 보존시키기 위해서 최선을 다하고 있다. 하지만 아밀로이드의 공격을 막아낼 정도로 시냅스를 강하게 만드는 방법이 있다면, 꼭 이용해야 한다고 생각한다. 뇌가 최선의 상태를 유지하기 위해서는 뉴런과 시냅스를 강화해주는 요소가 필요하다. 여기에는 호르몬, 영양 요소, 영양 성분이 포함된다. 리코드는 이들을 늘리는 방법을 제시한다. 시냅스를 강하게 만들어주는 물질로는 뇌유리신경성장인자brain-derived neurotrophic factor, BDNF 여성호르몬인 에스타디올과 남성호르몬인 테스토스테론, 비타민 D와 엽산 등의 영양소를 꼽을 수 있다. 이 중에서 BDNF는 운동으로 증가시킬 수 있으며, 에스타디올과 테스토스테론은 적절한 처방과 보조식품으로 최적화가 가능하다.

뇌는 흥미롭게도 BDNF와 같은 시냅스 및 뉴런에 도움이 되는 성분이 부족할 때 아밀로이드를 생성해서 대응한다. 이제 아밀로이드 생성과 인지기능의 후퇴(다시 말해서 알츠하이머)를 가속화하는 조건의 목록이 만들어졌다. 이 중에는 염증도 있고, 인슐린 저항도 있으며, 호르몬 부족, 비타민 D 감소, BDNF 감소, 중요한 영양소의 손실도 있다. 이 모두를 측정하고 해결해야만 인지기능의 장애를 극복할 가능성이 극대화된다.

3. 독성물질 제거

뱀에게 물려서 독이 몸에 들어갔다면 어떨까? 분명 독을 비활성화시키기 위한 해독제를 원할 것이다. 아밀로이드는 뇌가 구리, 수은, 곰팡이로 인한 진독균과 같은 생물독소의 공격을 받았을 때 해독제 역할을 한다. 독성물질을 옴짝달싹하지 못하게 묶어서 뉴런이 해를 입지 않도록 보호하는 것이다.

다시 한 번 강조하면, 아밀로이드 플라크가 생성되지 못하도록 하는 게 중요하다. 그래서 리코드는 아밀로이드가 독소로 작용하지 못하도록 막는 효과적인 방식을 제시한다. 이 과정에서 독성물질에 대한 노출을 확인하고, 그 원인을 제거하고, 해독을 해야 한다. 십자화과 채소, 깨끗한 물을 통한 수분 섭취, 증기를 이용한 독성물질의 제거, 글루타티온과 같은 중요한 분자의 증가를 통한 해독이 필요하다. 해독만 제대로 한다면 뇌가 아밀로이드를 만들 이유가 없다.

염증, 시냅스를 위한 영양 성분의 부족, 독소에 대한 노출 등 세 가지 위협을 제거한 다음에는 사라진 시냅스를 복구하고, 남아 있는 시냅스와 새로운 시냅스를 보호해야 한다. 우리는 다양한 그룹을 대상으로 연구를 진행해서 시냅스의 형성을 돕는 요소를 확인했다. 여기에 대해서는 차후 상세하게 설명하도록 하겠다.

여러분은 내가 만든 리코드 프로그램이 약을 처방하는 것과 완전히 다르다고 판단할지도 모르겠다. 알츠하이머는 복잡한 불치병이다. 그래서 다양한 원인이 존재한다. 이 모든 원인을 해결하기 위한 세밀한 치료가 필요하다. 단순히 한 가지 약으로는 치료할 수 없다. 각 개인에 맞는 최적화된 프로그램이 필요하다. 리코드는 약보다 훨씬 포괄적이다. 총알을 한 발 쏘아서 하나의 이상 증세를 해결하는 게 아니다. 알츠하이머라는 적을 무찌르기 위해서는 인지기능을 악화시키는 여러 요소를 동시에 파괴하는 산탄을 발사해야 한다.

2부

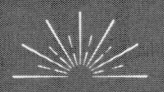

알츠하이머의 과학

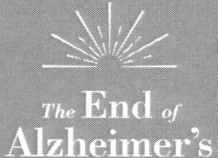

05 우리가 알츠하이머에 걸리는 이유

새는 알에서 나오려고 투쟁한다.

알은 세계다.

태어나려는 자는 하나의 세계를 깨뜨려야 한다.

헤르만 헤세Hermann Hesse, 《데미안》 중에서

내게 인간의 뇌를 연구하는 것보다 더 매력적인 일은 없다. 실험실 접시 위에 인간의 뇌를 놓고 관찰하면서 얻는 기쁨이 희망을 잃고 절망하던 사람들이 회복되어 일터와 가족의 품으로 돌아가는 모습을 보면서 얻는 희열로 바뀔 때면, 마치 셜록 홈즈가 된 것 같은 기분이다. 하지만 현미경 속에서 죽어가는 세포를 관찰하는 일이 누구에게나 흥미로운 건 아니다. 이번 장은 읽다 보면 눈꺼풀이 무거워질 정도로 지루할지도 모르겠다. 과학 연구에 대한 설명은 확실히 졸리다. 뛰어난 소아과 의사인 내 아내도 기초 연구에는 관심이 없는 편이다. 아내는 가끔 불면증에 시달리는데, 그럴 때 내가 현재 진행된 연구 중 가장 흥미로운 결과를 말하기 시작하면 몇 분 내에 잠이 들어버린다. 그러면 나는 잠든 아내 옆에서 혼잣말을 계속

하곤 한다.

눈치챘겠지만 이번 장에서는 알츠하이머의 과학적 기초에 관해 설명하려고 한다. 더 정확하게 말하면 나와 동료들이 30년 동안 연구한 신경퇴행의 기본적인 체계와 리코드의 바탕이 된 생물학적 이론을 설명하게 될 것이다. 내 아내가 그렇듯, 여러분 중에서도 이번 장은 그냥 건너뛰고 임상시험과 치료를 읽고 싶은 사람들도 있을 것이다. 하지만 알츠하이머에 대해 제대로 아는 것은 올바른 치료를 위한 첫걸음이다. 부디 포기하지 않기를.

캘리포니아 공과대학에 입학해서 1학년이 거의 끝날 무렵이었다. 나는 우연히 의사이자 엔지니어인 딘 울드리지Dean Wooldrige가 쓴 매력적인 책 《뇌의 작용The Machinery of the Brain》을 읽게 되었다. 단 몇 개월 전만 해도 나는 그린백 서프 클럽 회원이던 친구와 함께 하와이에서 서핑을 즐기고 있었다. 하지만 곧 서퍼들의 천국인 케왈로 베이슨과 상어들이 출몰하는 아름다운 해양 생태계를 떠나 과학의 중심지인 캘리포니아 공과대학에 오게 되었다. 캘리포니아 공과대학은 전 세계에서 최고로 꼽히는 천재들이 모여 블랙홀, 우주의 암흑물질, 분자유전학, 머리를 쪼개는 듯한 정신생리학의 미스터리를 연구하는 곳이었다. 지금까지 35명의 노벨 수상자를 배출했으며, 유명 TV 시리즈인 〈빅뱅이론The Big Bang Theory〉의 배경이었다.

울드리지와 캘리포니아 공과대학 덕분에 추론 능력이 없어도 몸에 밴 행동을 하는 곤충이나, 전기충격을 이용한 치료생리학에 눈을 뜨게 되었다. 머릿속에 들어 있는 좌뇌와 우뇌는 서로 독립적으로 생각해서, 마치 하나의 머릿속에 사람이 두 명 들어 있는 것과 같다는 사실도 알게 되었다! 이때 처음 인간의 뇌에 매료되었으며, 결국 뇌 연구가 평생의 직업이 되었다.

1970년대 생물학자인 세이모어 벤저Seymour Benzer는 내가 가장 존경한 교수 중 한 명이었다. 벤저 교수는 행동의 원인이 되는 유전자를 확인하기 위해서 초파리를 사용했다(초파리는 바나나가 검게 변할 정도로 익으면 몰려드는 작은 파리를 말한다). 정말 놀라웠다! 벤저 교수는 세계 최초로 학습과 기억에 필요한 초파리 유전자를 정확하게 짚어낼 수 있었다. 돌연변이 초파리는 이 유전자가 결여된 것으로, 바보dunce라는 별명이 붙여졌다. 바보 초파리는 분자생물학자들이 발견한 유전자와 돌연변이에 인상적인 이름을 붙여주는 관행의 대표적인 예 중 하나였다. 벤저 교수는 초파리가 낮 동안 내내 잠을 자고 밤새 깨어 있게 만드는 유전자, 수컷 초파리가 짝짓기에 뛰어나게 만드는 유전자(이 초파리에게는 '수완 좋은 놈'이라는 이름을 붙였다), 암컷에 구애하는 방법을 알지 못하게 만드는 유전자, 동성애 초파리를 만드는 유전자, 알츠하이머 환자처럼 뇌를 퇴행시키는 유전자도 발견했다. 벤저 교수는 각 사례에 연관된 유전자를 찾아낸 덕분에 각 유전자가 만드는 단백질도 확인할 수 있었다.* 몇

---

* 유전자는 A, T, C, G라는 네 가지 화학물질로 구성된다. 이들은 다양한 결합을 통해 단백질의 구성성분을 만든다.

년 동안 연구를 계속한 결과 초파리의 뇌 속에서 각 단백질의 경로와 위치도 확인할 수 있었고, 결국에는 초파리 뇌에서 학습, 기억, 생체리듬, 성적 행위, 그 외에 다양한 기능을 가능하게 만드는 분자 메커니즘을 확인했다.

당시(1970년대 초반이었다) 나는 화학 실험실에서 연구하면서 삼중 분자의 상태, 양자 역학, 에너지 전도에 대해 배우고 있었다. 모두 난해한 주제들이었다. 하지만 더 중요한 것은 '인간이 알츠하이머, 파킨슨, 루게릭과 같은 뇌 질병의 근본적인 특성을 이해할 수 있을까?'라는 의문이었다. 벤저 교수가 초파리의 뇌 기능을 분해해서 행동의 유전학적 이유를 찾아낸 것처럼, 화학의 근본적인 원칙을 적용하면 가장 효율적인 치료법을 찾아낼 수 있을 것이라고 생각했다.

그때 나는 인간의 뇌를 연구하려면 화학 연구실이 아니라 의과대학으로 가야 한다는 사실을 깨달았다. 알츠하이머, 파킨슨, 루게릭, 그 외 다양한 퇴행성 뇌 질환이 환자들에게 어떤 해를 입히고, 어떤 신경병리학적 변화를 일으키고, 어떤 경과를 거치는지 충분히 알아야만 했다. 그래야 이 무시무시한 병들의 원인이 되는 근본적인 메커니즘에 관해 알아낼 수 있었다. 효과적인 치료법을 개발하려면, 일단 이들 질병에 대해서 더 알아야 했다.

1970년대는 마음씨 좋은 의사가 등장하는 의학 드라마 〈마커스 웰비Marcus Welby〉가 선풍적인 인기를 끌던 때였다. 의과대학은 1차 치료(의료 서비스가 필요하다고 생각하는 사람이 처음 의료 인력과 접촉할 때 제공되는 기본적인 의료 서비스 – 옮긴이)에 집중했다. 미국은 가정 주치의를 열광적으로 선호했다. 그래서 석사 후 생의학 연구를 진행하는 동시에 환자들을 치료하겠다는 내 꿈은 약간 모자라는 지원자들이 선택해야 할 길로 생각되었다. 내가 입학 면접을 보았을 때 어떤 대학교의 교수진은 내게 과학자가 아닌 내과 의사가 되는 건 삶을 포기하는 것이나 진배없다고 조언했다. 내가 기초과학의 지식에 환자들의 요구를 결합하면 훌륭한 내과 의사가 될 수 있을 거라며 반박하자, 그는 손을 저으면서 "세상을 바꾸고 싶다는 거군요"라고 말했다. 당시 나는 스물한 살밖에 되지 않은 순진한 애송이였다. 그래서 '세상을 바꾼다'라는 말을 들으면서 약간 마음이 흔들렸다. 아이러니하게도 9년 후에 듀크 의과대학을 마치고, 듀크 대학교와 샌프란시스코 캘리포니아 대학 신경학과에서 레지던트를 마쳤을 때 나는 '기초과학 연구를 하고 싶어하는 임상의학자'라는 비난을 받았다.

내가 캘리포니아 대학교 신경과에서 레지던트를 결심한 이유는 스탠리 프루시너**Stanley Prosiner**라는 이름의 젊은 교수 때문이었다. 스탠리는 '전달성해면상뇌증**transmissible spongiform encephalopathy, TSE***'이라는 희귀성 질환에 관해 연구하고 있었다. TSE는 이름에서 짐작할 수 있듯이 뇌에서 뇌로 전이가 가능하다. 한때 공포의 대상이었던 광우병과 같은 질병이 여기에 속한다. 스

---

* 이 용어는 사실 프리온이 뇌에서 뇌로 전이가 가능하고, 뇌에 스폰지처럼 보이는 구멍을 만든다는 뜻이다.

탠리는 TSE의 원인인 프리온prion(다른 유전적인 형질 없이 단백질로만 구성된 바이러스보다 작은 입자를 뜻하며, 스탠리가 단백질protein과 감염infection을 합쳐서 만든 용어다)을 발견해 1997년 노벨 생리의학상을 받았다.

나는 스탠리 교수 실험실에서 신경성 퇴행질환 박사학위를 받았고, 1989년에 캘리포니아 대학교에 직접 실험실을 설립했다. 무엇보다 처음부터 내 연구의 동기가 되었던 두 가지 연관된 의문을 해결하고 싶었다. 하나는 왜 알츠하이머와 같은 병에 걸리면 인간의 뇌세포가 퇴행하느냐는 것이었고, 또 하나는 생리학적인 신호가 진행되면서 신경변성에 영향을 주는지, 아니면 신경변성은 순수하게 병리학적인 현상으로 생리학적 과정과는 관계가 없는지를 알고 싶었다. 다시 말해 알츠하이머가 청천벽력과 같은 사고인지, 아니면 뇌 기능의 변화를 반영하는 근본적인 이유가 있는지가 궁금했다.

뛰어난 의사인 리처드 파인만Richard Feynman은 "자연은 가장 긴 실을 이용해서 패턴을 짠다. 그래서 자연이 짠 원단의 아주 작은 모양까지도 전체 패턴 모양을 구성하는 일부가 된다"고 말했다. 분자 생물학을 연구하는 나로서는 '그랬으면 좋겠다'고 바랄 만한 일이었다. 그런데 알츠하이머라는 작은 실 하나가 뇌의 근본적인 진실을 보여줄 수 있을까? 그러면 퇴행 과정을 되돌리는 경로도 확인할 수 있을까?

뇌세포의 퇴행이 사고인지 원래 프로그램된 것인지를 구분하는 일이 중요한 이유는, 두 가지의 치료법이 전혀 다르기 때문이다. 만약 신경퇴행성 질환이 우연히 뇌에 산을 쏟은 것과 같다면, 일단 산을 중화시켜야 한다. 그다음에는 줄기세포를 이용해 뉴런이 사라진 부분의 뇌를 복구한다. 만약 퇴행성 질환이 원래 뇌의 프로그램에 따른 것이라면(일상적이고 건전한 절차를 따른 결과라면), 전혀 다른 접근 방식을 적용해야 한다. 먼저 어느 부분에서 문제가 발생했는지 파악하고, 문제의 원인을 바로잡아서 뇌를 건강한 상태로 되돌려야 한다.

세포의 자살

내가 처음 실험실을 만들었던 1989년에는 뇌세포의 퇴행이 사고인지, 원래 프로그램된 것인지 알 수 없었다. 이유는 간단하다. 페트리 접시에 올려놓고 연구할 수 있는 신경퇴행성 질환의 간단한 모델이 없었기 때문이다.

암에 걸린 환자라면, 몸에서 떼어낸 암세포를 배양해서 행동과 취약성을 연구하면 된다. 하지만 살아 있는 신경퇴행성 질환 환자의 뇌를 떼어내고, 뉴런을 분리해 연구할 수는 없는 노릇이다. 게다가 알츠하이머 환자에 미치는 영향을 측정할 방법도 없다. 따라서 알츠하이머와 같은 퇴행성 질환 환자의 시냅스와 뉴런이 얼마나 파괴되었는지 확인하려면, 뉴런을 배양해서 알츠하이머 병증으로 이어지는 과정을 다시 재현해야 한다. 이런 식으로 뉴런 세포를 배양하려면 유전자 조작이 필요하다. 뉴런의 유전자를 바꾸고, 병의 행동이나 과정이 어떻게 달라지는지 연구해야 한다는 뜻이다. 이런 시험관 모델*은 질환을 상당히 충실하게 재현해야 한다. 물론 시험관 속 뉴런이 집을 못 찾거나, 수십 년 동안 알고 지낸 사람을 잊을 리는 없다. 하지만 이론적으로는 알츠하이머 환자가 겪는 뉴런의 퇴행 과정을 똑같이 거치게 된다. 종양 학자들이 악성종양을 시험관에서 배양해 진행 과정을 확인하고, 가능성이 있는 치료제에 대한 반응을 확인하는 것도 같은 이유 때문이다.

1990년대 초 신경학자들 사이에서는 관련된 모델을 찾을 수 없을 것이라는 의심이 팽배했다. 전통적인 상식에 의하면 페트리 접시에서 단 몇 시간 혹은 며칠 동안 일어난 과정이 몇 년 동안 진행된 퇴행성 질환의 과정과 조금도 비슷하지 않을 것이라고 판단했기 때문이었다. 다행히 이런 상식은 사실이 아닌 것으로 확인되었다. 우리는 간단한 모델을 개발해 인지기능의 장애를 되돌릴 수 있는 효과적인 과정을 개발할 수 있었다.

1994년에 우리 실험실의 동료와 나는 페트리 접시에 설치류와 인간의 뇌를 배양하기 시작했다. 인간의 세포는 신경아세포종 혹은 신경교종에서 얻었다. 이들 세포는 계속 자라기 때문에 모든 세포 연구에서 매우 유용하게 사용된다. 최근에는 이런 실험에 줄기세포를 이용한다. 하지만 당시에는 줄기세포가 개발되기 전이었다.

우리는 트랜스펙션transfection이라는 세포감염 과정을 이용해서

---

*시험관이란 말 그대로 '유리 안에서'라는 뜻이다. 세포를 실험실 접시나 시험관에서 배양하고 실험을 진행한다. 시험관 실험의 반대는 쥐와 같은 유기체에서 실험하는 것이다.

알츠하이머를 비롯해 다른 퇴행성 질환과 연관된 유전자를 세포에 주입하고 관찰했다. 처음에 세포는 조금도 동요하지 않았다. 그런데 갑자기 세포가 죽기 시작했다! 대조군으로 사용한 세포에 필요한 영양을 모두 주지 않거나, 독성물질을 약간 첨가하자 세포는 싸움을 시작했다. 하지만 신경퇴행성 질환 유전자를 가진 세포에 영양을 끊거나 독성물질을 첨가하면, 세포는 모두 죽어버렸다. 심지어 싸울 태세도 하지 않는 것 같았다. 적이 몇 번만 찔러도 부대 전체가 항복해버리는 꼴이었다. 놀랍게도 모든 퇴행성 질환이 마찬가지였다. 루게릭, 헌팅턴병, 알츠하이머 모두 말이다.

좀 더 자세히 살펴보니 알츠하이머나 다른 퇴행성 질병의 세포가 일반적인 방법으로 죽는 게 아니라는 사실을 알게 되었다. 아니, 절대 아니었다. 이들 세포는 내부에서부터 생화학적 단계를 진행해 스스로의 목숨을 끊는 '자살 프로그램'을 가동했다. 세포 부대는 적의 공격에 항복한 게 아니라 서로에게 총을 겨눈 것이다. 처음 이 현상을 확인했을 때 나는 충격과 흥분에 휩싸여 아무런 말도 할 수 없었다. 인간의 두뇌 속에서 몇 년 동안 진행되는 퇴행성 질환을 최초로 작은 세포 안에서 단 며칠 만에 재현해낸 것이었다.

세포의 자살은 장소와 시간만 맞으면 자연스러운 절차다. 예를 들어서 단 2초 만에 100만 개의 백혈구가 동시에 자살한다! 하지만 곧 새로운 백혈구 100만 개가 생겨나 이들을 대체한다. 세포의 자살은 몸이 제 기능을 하는 데 필요한 매우 중요한 과정이다. 세포가 자살하지 않으면 우리는 살아남을 수 없다. 세포가 자살하지 않으면 손가락 사이가 그물처럼 얽힐 것이고(손가락 사이의 세포가 사라지지 않기 때문이다), 뇌는 두개골 밖으로까지 자랄 것이며, 암이 아주 흔해진다(세포가 자살하지 않고 살아남아 악성종양으로 변하기 때문이다). 이처럼 세포의 자살은 사람의 생명을 유지하는 데 필수적이다.

하지만 세포의 자살이 너무 흔하거나, 엉뚱한 장소 혹은 잘못된 시기에 이루어지면, 몸에 결함이 생기거나 장기가 망가지고 만다. 또 1994년의 실험에서 확인할 수 있는 것처럼 알츠하이머와 같은 퇴행성 질환에 걸린다. 알츠하이머와 관련된 유전자가 뇌세포의 자살로 이어진다는 사실의 발견은 그렇게 바랐던 페트리 접시에서 알츠하이머를 연구하는 데 필요한 간단한 모델을 갖게 해주었다. 이제는 그 과정을 일으키는 근본적인 원인과 치료법을 찾을 차례다. 물론 다음에는 실험실 동물을 대상으로 실험해야 하며('알츠하이머 유전자를 가진 쥐의 모델'이라고 부른다), 최종적으로는 환자를 대상으로 실험이 진행되어야 한다.

실험실 쥐에서 알츠하이머에 관한 퍼즐 하나를 발견하는 데 6개월이 걸렸지만, 이 획기적인 발견 덕분에 알츠하이머에 관련된 다양한 과정을 확인하고, 수천 가지의 화합물을 걸러내고, 병을 일으키는 과정을 막는 화합물을 찾기 위한 가능성이 크게 늘었다.

첫 번째 유레카

인간의 두개골 안에는 놀라울 정도로 강력한 컴퓨터가 들어 있다. 여기에는 약 1,000억 개의 뉴런이 포함되어 있다. 각 뉴런은 평균 1만 개에 가까운 연결장치 즉 시냅스를 가지고 있다. 따라서 우리의 놀라운 뇌 속 뉴런에 연결된 시냅스는 총 1,000조, 즉 1,000,000,000,000,000개에 달한다. 인간의 모든 감각과 생각, 기억, 결정은 시냅스에서 시작된다. 발레 동작을 한 번 취할 때도, 밥을 먹거나 옷을 입는 일상생활도, 심지어 살인과 같은 끔찍한 악행을 저지르는 것도 마찬가지다. 지금까지 인류의 모든 행위의 발원지는 뇌의 세포가 소통하는 장소인 시냅스였다. 본디오 빌라도가 예수를 갈보리로 보내겠다고 결정했던 것도, 줄리우스 시저가 마르쿠스 브루투스의 배신을 깨달았던 것도, 어제 당신이 스타벅스에서 결정한 메뉴도, 지난 대통령 선거에서 뽑은 후보도 모두 뇌세포에서 보낸 신호가 뉴런을 따라가, 시냅스를 거치고, 다음 시냅스를 차례로 지나, 말로, 행동으로 혹은 다른 표현으로 나타낸 결과다.

뇌 안에 있는 모든 뉴런은 각자의 장소에서 외부의 정보를 받아들일 방법이 필요하다. 그래서 뉴런은 '수용체receptor'라고 불리는 것을 사용한다. 수용체는 단백질로 만들어진 분자로, 평상시에는 세포 깊숙이 숨어 있다가, 호르몬이나 항원, 빛 따위의 외부인자에 반응하여 세포 기능에 변화를 일으킨다. 수용체는 세포 안팎에서 어떤 일이 벌어지는지 감지하고, 세포에 영향을 끼친다. 수용체 중에는 비타민 D를 위해 갑상선 호르몬을 감지하는 것도 있고, 에스트라디올을 감지하는 것도 있으며, 신경성장 요소나 도파민을 감지하는 것도 있고, 보상에 대한 기대와 연관된 신경전달 물질을 감지하는 것도 있다. 수용체는 세포 밖의 분자를 감지하고(어떤 수용체는 내부의 것을 감지하기도 한다), 열차가 터널에 들어가는 모양새로 분자를 끌어들인 다음, 세포에 반응을 지시한다. 그러면 세포 안에서는 화학적인 연쇄 반응이 시작된다.* 각 수용체는 매일 수십억 번도 넘게 이 과정을 반복한다. 수용체가 반응하지 않으면, 생명도 없는 것이다.

우리 연구진은 기부전뇌 안의 수용체가 세포의 퇴행과 관련이 있을 것으로 추정했다. 그 근거는 아미노산의 배열(아미노산은 단백질의 화학적 구성단위다. 진주 목걸이를 구성하고 있는 진주 한 알과 같다고 생각하면 된다)이었다. 하지만 수용체가 뇌세포를 죽이기보다는 건강하게 만드는 것과 더 관련이 있는 뉴로트로핀이라는 리간드ligand(중심 원자에 결합되어 있는 이온 또는 분자의 총칭)와 연결되어 활발하게 작용한다는 사실을 모르는 상황에서 세운 잘못된 추론이었다.

우리 연구실에서 일하던 샤흐루즈 래비자데Shahrooz Rabixadeh라는 똑똑하고 젊은 UCLA 대학생은 이 유전자의 DNA(p75NTR이라는 일반적인 뉴로트로핀 수용체다)를 신경세포에 주입해, 세포가 수용체를 만들도록 한 다음, 뉴로트로핀 리간드를 추가하고 뉴런 세포가 얼마나 죽어버리는지를 확인했다. 1992년 12월 래비자데는 내 사무실로 연구 자료를 가져와서 실험이 실패했다고 말했다. 리간드와 수용체의 결합은 세포의 사망을 늘리는 게 아니라 줄이는 것처

---

* 세포 내에서 화학반응을 일으켜 세포 외부의 정보에 대응하는 과정을 '신호전달signal transduction'이라고 부른다.

럼 보였다.

세상을 떠들썩하게 만들 정도로 흥미롭고 중요한 실험은 가설을 입증한 성공적인 실험이 아니라 대부분 실패한 경우다. 즉 가설과 정반대의 결과였던 실험이다. 헤겔의 변증법은 정正, 반反이 서로 부딪히며 합合을 향해 나아간다. 래비자데의 실험도 마찬가지였다. 뉴로트로핀 리간드와 수용체가 결합했을 때, 세포의 죽음을 유도하는 수용체는 활성화되지 않았다. 우리의 가설은 틀린 것으로 확인되었다. 하지만 생각지도 못하게 리간드가 없는 상태의 수용체가(수용체가 활동하지 않는 상태다) 세포의 자살을 유도했다! 아무 문제도 없는 세포가(리간드 없이 활성화되지 않은 수용체를 가진 세포) 수용체 양쪽 모두에서 죽어버렸다. 게다가 세포가 죽기 전에 이미 시냅스의 연결이 사라졌다. 전혀 예상치 못한 결과였다.

다시 말해, p75NTR에 연결된 리간드는 세포의 자살을 완전히 비활성화시켰다. 세포에게 벼랑 밑으로 떨어지라고 명령하는 건 수용체였다. 우리는 리간드가 활성화되지 않을 때(리간드와의 연결을 기다리면서) 세포의 죽음을 명령하는 완전히 새로운 종류의 수용체를 찾아냈다. 그러다가 리간드가 연결되면 이 수용체는 반전되어서 세포의 죽음을 막는다. 마치 새로운 자물쇠를 찾아낸 것 같았다. 열쇠(리간드)가 제거되면 집 안에 불을 내버리는 것 같은 자물쇠였다. 세포가 수용체를 만들면, 세포가 리간드에 의존한다는 뜻이었다. 아니 어쩌면 중독된다고 말하는 게 더 맞을 것 같다. 어찌 되었든 열쇠는 반드시 자물쇠 안에 있어야 했다. 우리가 발견한 새로운 종류의 수용체는 뉴런에게 생사를 의미했다. 일단 뉴런이 수용체를 만들면, 생존을 위해서 뉴로트로핀에 의존하게 되었다. 뉴로트로핀이라는 열쇠가 수용체 안에서 사라지면 뉴런이 죽어버렸다. 우리는 이 수용체에 '의존 수용체'라는 이름을 붙이고, 그 결과를 유명 저널인 〈사이언스Science〉에 기고했다.

당시는 연휴 기간이었다. 나는 지금까지 수용체의 활동에 대해서 알고 있었던 모든 사실과 배치되는 이 새로운 종류의 수용체에 대해 생각하면서 멍하니 몇 시간이고 운전했다. 이 수용체의 행동이 보여주는 특성을 보았을 때 배아의 생성, 암세포의 확대, 퇴행성 질환과 관계가 있는 게 분명했다. 실험의 결과는 부정할 수 없었고,

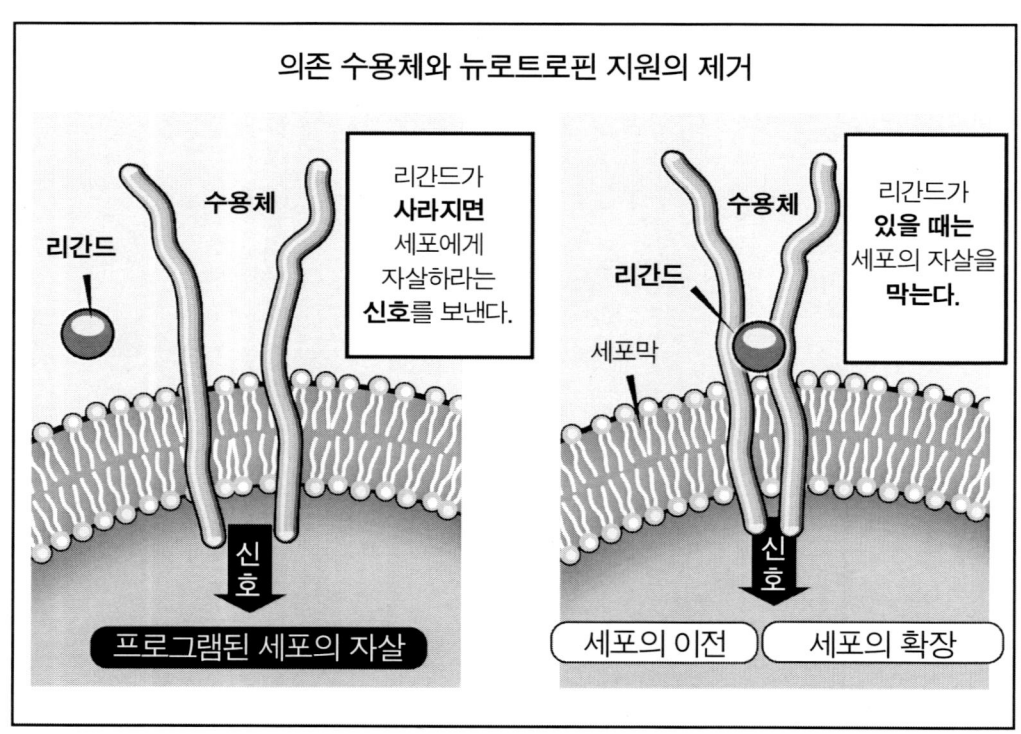

그림 1 의존 수용체는 파트너인 리간드가 없을 때는 세포의 자살을 유도한다. 하지만 리간드가 있을 때는 자살 프로그램의 스위치를 끈다.

덕분에 알츠하이머에 관한 새로운 지식을 얻게 되었다. 알츠하이머로 인해 사라지는 뇌세포도 리간드를 잃어버린 의존 수용체 때문일까?

새로운 이론이 힘을 얻기 위해서는 예측이 정확해야 하고, 간결해야 하며, 심층적으로 폭넓게 적용되어야 한다. 의존 수용체 이론은 암세포가 퍼질 때 화학적인 변화를 정확하게 예측할 수 있도록 해주었다. 그래서 암으로 인한 합병증을 치료할 수 있는 새로운 방법을 제안했다. 그리고 무엇보다 중요한 것은 처음으로 효과적인 알츠하이머 치료를 암시했다는 점이다. 이론은 간결해서 세포의 성장, 암의 공격, 암세포의 전이, 노화, 신경의 퇴행에서 확인되는 복잡한 현상을 해석해주었다. 그만큼 적용할 수 있는 범위도 넓었다.

지금까지 21개의 의존성 수용체가 확인되었으며, 이와 관련해 일곱 개의 세계적인 수준의 회의가 열렸고, 100편이 넘는 논문이 출판되었다. 이제는 21개의 의존성 수용체가 영양 요소, 호르몬, 세포를 정착시키는 분자 등 다양한 분자의 의존성에 개입한다는 사실이 밝혀졌다. 그뿐 아니라 배아의 성장, 신경 시스템 속에서 원인과 결과를 조율할 수 있게 되었다. 하지만 우리가 알고 싶은 건, 이 수용체가 알츠하이머와 관련이 있느냐는 것이었다. 만약 그렇다면 지금까지 알려진 모든 것(5만 편이 넘는 논문에서 관찰된 알츠하이머에 관한 모든 내용)의 비밀을 풀어줄 수 있을까?*

---

* 의존성 수용체는 암세포가 원래의 암에서 떨어져 나와 신체의 다른 곳으로 퍼지는 과정인 암의 전이에도 연관된 것으로 확인되었다.

대학교 1학년 때 읽었던 논문이 머릿속에서 떠나지 않았다. 1933년 노벨 물리학 수상자인 폴 디락Paul Dirac은 1928년에 '전자 구멍electron hole'과 비슷한 것이 존재할지 모른다고 생각했다. 전자 구멍은 말하자면 전자와 정반대되는 물질이었다. 그가 생각했던 물질(반전자 혹은 양전자)은 몇 년 후인 1932년에 발견되면서, 반물질의 존재를 입증했다. 뉴런에서 발견된 의존 수용체는 뉴로트로핀 분자가 없을 때마다 뉴런에 자살 메시지를 전송했다. 그러니까 뉴로트로핀은 생명을 전달하고, 죽음을 막는 분자였다. 나는 그 반물질이 있을지 궁금해졌다. 이론적으로 뉴로트로핀이 의존 수용체에 연결되지 못하도록 막는 분자를 뜻했다. 만약 있다면, 이 반물질은 수용체 안에 있을 것이다(앞에서 언급했던 열차의 비유를 사용해서 또 설명해 보면, 어떤 열차가 이미 터널 안에 진입해 있을 때는 다른 열차가 들어가지 못한다). 만약 뉴로트로핀의 반물질이 뉴로트로핀이 결합하지 못하게 막는다면, 수용체는 뉴로트로핀이 없을 때와 마찬가지로 자살 신호를 보낼 것이다. 놀랍게도 우리는 얼마 뒤 알츠하이머 환자의 뇌 속에서 이런 상황이 벌어진다는 사실을 알게 되었다.

알츠하이머가 생기는 이유

알로이스 알츠하이머 박사는 자신의 이름을 딴 질병을 앓고 있는 환자들의 뇌 속에서 플라크와 매듭tangle을 발견했다. 미국에 서식하는 풍나무의 뾰족한 가시를 닮은 플라크는 1장에서도 설명한 것처럼 주로 펩타이드 아밀로이드 베타$A\beta$로 만들어져 있다. 신경학에서 아밀로이드 베타가 가진 일반적인 기능을 여전히 확인하지 못하고 있지만, 확실한 것은 아밀로이드 베타가 뉴런에 독성을 가진다는 사실이다. 특히 '저중합체oligomer'라고 불리는 작은 아밀로이드 베타 덩어리의 형태가 독성을 띤다. 아밀로이드 베타는 뉴로트로핀 반물질의 기준에 정확하게 부합하는 것으로 확인되었다. 일단 뉴런에 다양한 수용체로 묶여 있으며, 의존성 수용체가 뉴런에

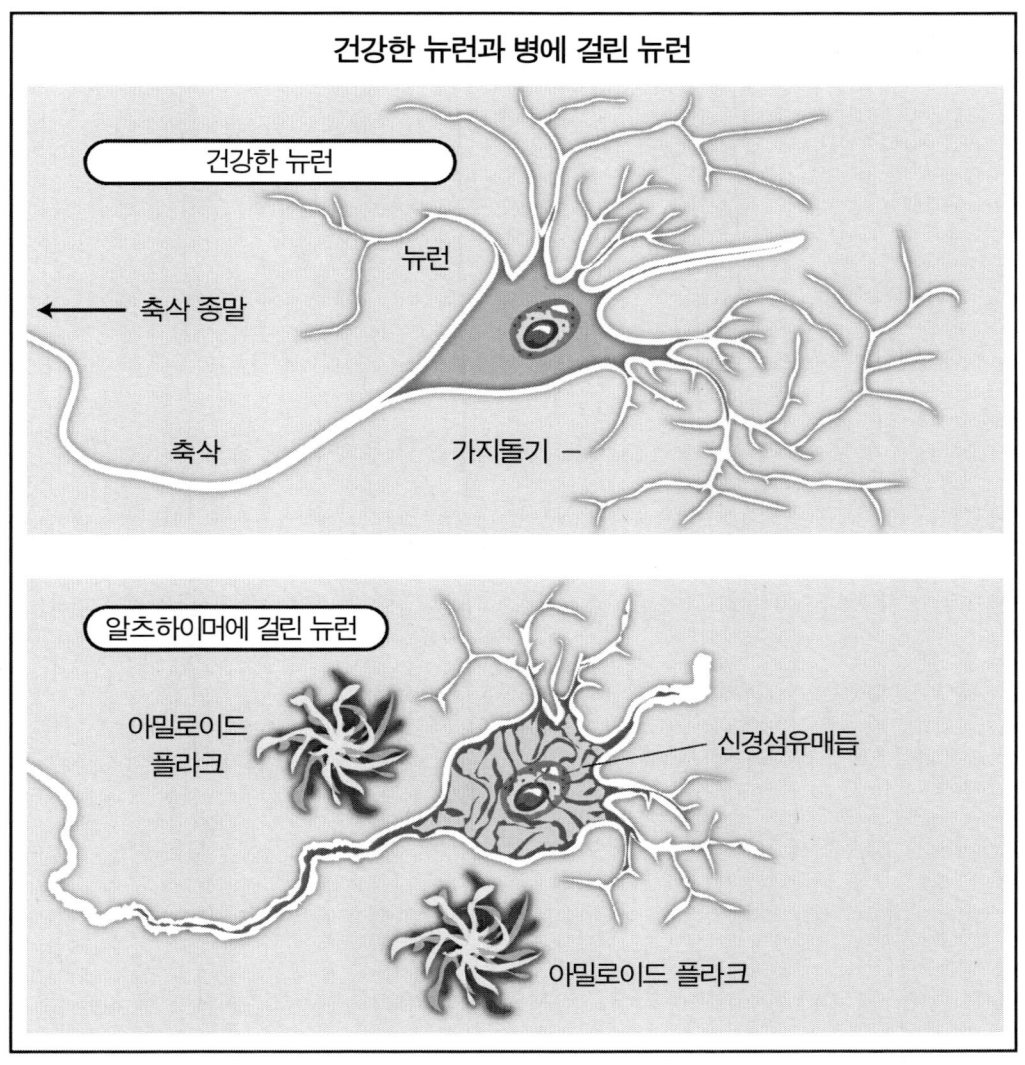

그림 2 알츠하이머에 걸린 환자의 뇌에서는 아밀로이드 플라크와 신경섬유매듭이 확인된다.

자살 명령을 내리지 못하도록 막는 신호를 차단한다.

이런 신호의 차단이 유익할 때도 있다. 앞에서 설명했듯이 세포의 자살이 필요할 때가 있다. 세포가 손상을 입었거나, 제대로 기능하지 못할 때다. 그러면 세포는 자살해서 공간을 비워주고, 다른 건강한 세포가 그 자리에 대체된다. 하지만 차단 신호가 너무 잦으면 지나치게 많은 의존성 수용체가 뉴런에 '죽어!'라는 신호를 보내게 된다.

이제 알츠하이머가 어떤 질병인지에 관한 그림이 조금씩 형태를 갖추고 있다. 아밀로이드 베타가 뇌에 고농도로 축적되어 뉴로트로핀 반물질의 역할을 하고, 그 결과 의존성 수용체는 뉴런 사이의 연결고리를 감소시키고 결국에는 뉴런을 죽인다. 그렇다면 아밀로이드 베타가 과잉공급되는 이유는 무엇일까?

이를 이해하려면 아밀로이드 베타가 어디에서 공급되는지 알아야 한다. 더 정확하게는 아밀로이드 베타를 만드는 분자에 대해서 알아야 한다. 이 분자의 명칭은 '아밀로이드전구체단백질amyloid precursor protein, APP'이다. APP는 그 자체로 의존성 수용체가 된다는 사실이 2000년에 확인되었다. 또한 앞에서 설명한 의존성 수용체처럼 뉴런 밖으로 튀어나와 있는데, 특히 시냅스에 가깝다. APP는 수용체 중에서 크기가 큰 편이며, 구슬 같은 아미노산 695개로 구성된다(아밀로이드 베타는 작은 크기의 APP이기 때문에 아미노산 40~42개 정도로 구성된다). APP가 의존성 수용체로서 수행하는 기능은 알츠하이머의 원인을 이해하는 데 도움이 된다.

뉴런이 APP를 만들면, 프로테아제라고 불리는 분자 가위가 APP를 자른다. APP를 구성하는 695개의 아미노산을 세 개로 자르기도 하고, 눈에 띄는 한 곳만 자르기도 한다. 몇 개로 잘랐는가에 따라서 자른 모양도 다르다. 밀가루 반죽을 여러 모양으로 잘랐다고 생각하면 이해가 쉬울 것이다.

APP의 경우, 세 부분을 자르면* 네 개의 펩타이드가 만들어진다. sAPPβ(APP 베타라고 읽는다), Jcasp, C31, 마지막으로 아밀로이드 베타다. 이 네 가지 펩타이드 모두 알츠하이머와 관련된 역할이 있다. 뇌의 시냅스가 사라지게 하고, 다른 뉴런과 연결되기 위해서 확장된 뉴런을 쪼그라들게 하며, 뉴런의 자살을 활성화한다.

반면 APP가 한 부분만 잘릴 수도 있다. 이때는 sAAPα와 αCTF라는 두 개의 펩타이드로 분리된다. 이들은 위의 펩타이드 네 개와 전혀 반대의 기능을 한다. 시냅스를 연결하고, 시냅스가 밖으로 돌출되어 영양을 얻게 하고, 뉴런의 자살 프로그램을 막는다. 한마디로 알츠하이머를 예방하는 펩타이드다.

여기에서 한 가지 소중한 정보를 얻을 수 있다. 알츠하이머를 줄이려면, 알츠하이머를 유발하는 네 개 펩타이드의 생성을 최소화하고, 알츠하이머를 막는 두 개의 펩타이드 생성을 최대화해야 한다는 것이다. 물론 의지가 있다고 되는 건 아니다. 하지만 리코드를 적용하면 소기의 목적을 이룰 수 있다.

---

* 각각 β-사이트(베타 사이트), γ-사이트(감마 사이트), 카스파제 사이트로 부른다.

다시 말해서, 이런 펩타이드의 특성이 리코드의 기본 원칙이다. APP가 어떻게 잘리느냐에 따라서 결과물은 기억의 형성과 유지를 돕는 세포 과정, 즉 시냅스의 유지와 연관되기도 하고, 시냅스를 파괴하는 과정과 연관되기도 한다.

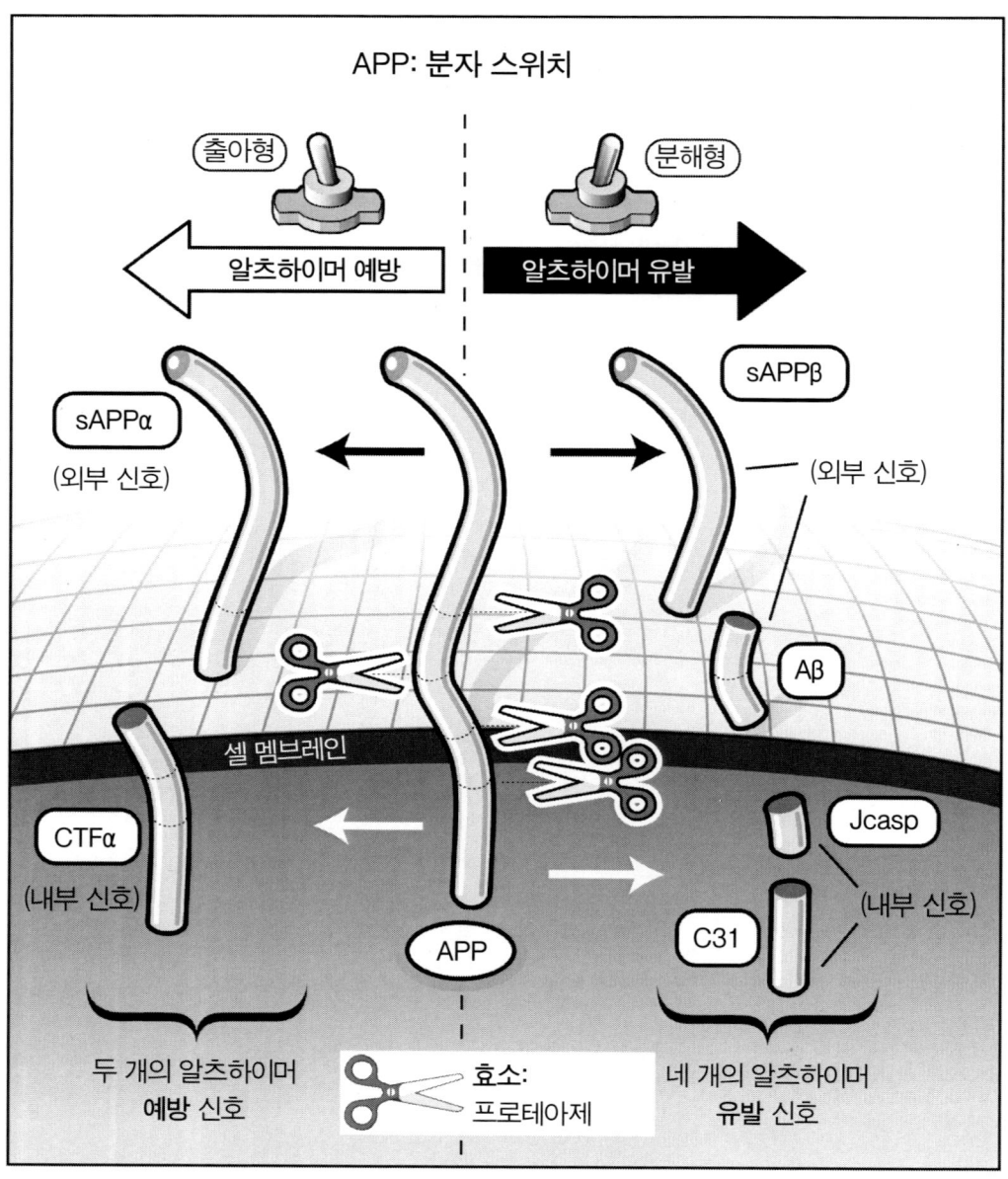

그림 3 한 부분이 잘린 APP는 알츠하이머를 막는 요소 두 개로 분리되고, 세 부분이 잘린 APP는 알츠하이머를 유발하는 요소 네 개로 분리된다.

106

이제 여러분은 알츠하이머를 앓고 있는 모든 환자가 여기에 해당하는지 궁금할 것이다. 즉 알츠하이머 환자들은 모두 APP가 잘못 잘렸기 때문인지를 알고 싶을 것이다. 그보다 더 중요한 것은 알츠하이머에 걸릴 위험이 큰 사람들에게 같은 현상이 나타나느냐는 것이다. 실제 알츠하이머 위험군의 뇌 안에서 APP는 인지기능을 돕는 펩타이드 두 개로 나뉘기보다 인지기능을 파괴하는 펩타이드 네 개로 나뉠 확률이 더 높다. 따라서 문제의 펩타이드가 기억의 형성과 유지를 도울 수 있도록 하는 과정이 리코드의 첫 번째 목표다.

중요한 신체적 균형의 깨어지는 건 뇌뿐만이 아니다. 나이가 들면 뼈가 손실되는 골다공증이 심해진다(특히 여성에게 흔히 나타난다). 골다공증에 걸리면 골아세포가 뼈를 생성하고 파골세포가 뼈를 재흡수하는 과정에도 불균형이 생긴다. 이들 세포의 역할은 인테리어 공사를 할 때, 한쪽에서는 철거하고 다른 한쪽에서는 재건하는 것과 비슷하다. 철거를 맡은 인부는 망치를 들고 열심히 깨부수고 있는데 설치를 맡은 인부는 주차장을 배회한다면, 집이 계속 파괴될 것이다. 골다공증도 뼈를 재건하는 작업보다 파괴하는 작업이 더 빨리 진행되기 때문에 걸리는 병이다. 뼈가 손실되면 골다공증의 확률도 높아지고, 목숨을 위협하는 골절의 위험도 커진다.

알츠하이머 질병에서도 같은 현상이 확인되었다. 다만 뼈의 파괴가 뼈의 형성보다 더 빠른 게 아니라, 파괴 펩타이드로 인한 시냅스의 파괴가 인지기능을 떠받치는 펩타이드의 형성보다 더 빠르기 때문에 일어난다. 다시 말해서 파괴 신호가 형성 신호의 속도를 초과한 것이다. 우리는 이제 사람의 뇌에서 파괴 펩타이드와 형성 펩타이드의 비율이 어떻게 결정되는지를 알아내야 했다.

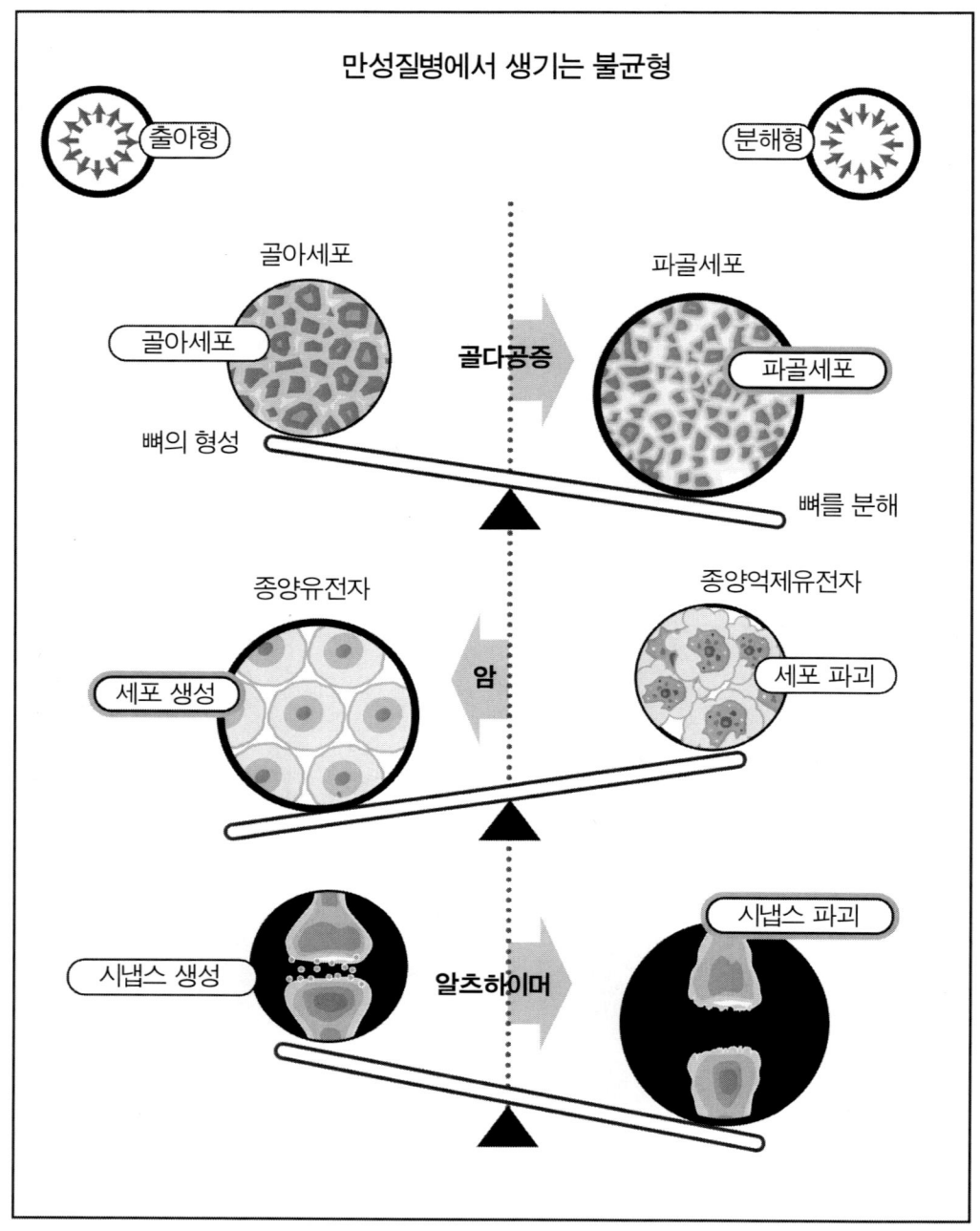

그림 4 생성과 파괴의 불균형은 골다공증, 암, 알츠하이머 같은 만성질병으로 이어진다.

광우병과 흡혈귀

뉴런과 프로테아제를 연구한 결과 APP가 세 번 잘릴지, 아니면 한 번 잘릴지는 화학 구성에 따라 달라지는 것으로 확인되었다. APP가 네트린-1netrin-1 (산스크리트어로 netr는 안내자라는 뜻이다)이라는 분자와 결합하면, APP는 알츠하이머를 막는 APPα와 αCTF로 분리되어 축색돌기를 성장시키고, 시냅스와 뉴런을 건강하게 하며, 세포의 자살을 막았다.

하지만 APP가 아밀로이드 베타와 결합하면, APP는 네 부분으로 나뉘어서 알츠하이머를 유발하는 분자가 되었다. 그런데 네 개로 나뉜 APP 중 하나는 아밀로이드 베타였다. 그러니까 아밀로이드 베타는 APP가 더 많은 아밀로이드 베타를 만들도록 유도한다.

그렇다면 아밀로이드 베타는 애초에 왜 생기는 것일까? 이는 마치 닭이 먼저냐, 달걀이 먼저냐의 질문과 같다. 아밀로이드 베타를 만들려면, 아밀로이드 베타가 APP를 네 개로 분리해야 하기 때문이다. 게다가 APP는 의존성 수용체이기 때문에 네트린-1과 같은 분자의 지원을 쉽게 제거해서, APP가 더 많은 아밀로이드 베타를 만들도록 유도한다.

아밀로이드 베타가 APP에게 더 많은 아밀로이드 베타를 만들도록 유도한다는 사실은 아밀로이드 베타가 프라이온(단백질성 감염성 입자)을 유도한다는 뜻이다. 광우병의 프라이온처럼, 아밀로이드 베타는 증가하는 데 별다른 유전적인 물질이 필요하지 않다는 뜻이다(세포가 다른 단백질을 만들 때는 유전적인 물질이 필요하다). 아밀로이드 베타는 APP 수용체를 물어뜯고, 또 다른 아밀로이드 베타를 만들어내는 작은 흡혈귀와 같다.

아밀로이드 베타는 APP와 함께 시냅스와 뉴런을 파괴하는 아밀로이드 베타를 만들어내는 '프라이온 고리prionic loop'를 만든다. 악순환의 고리인 셈이다. 리코드는 APP의 균형을 되돌려서 아밀로이

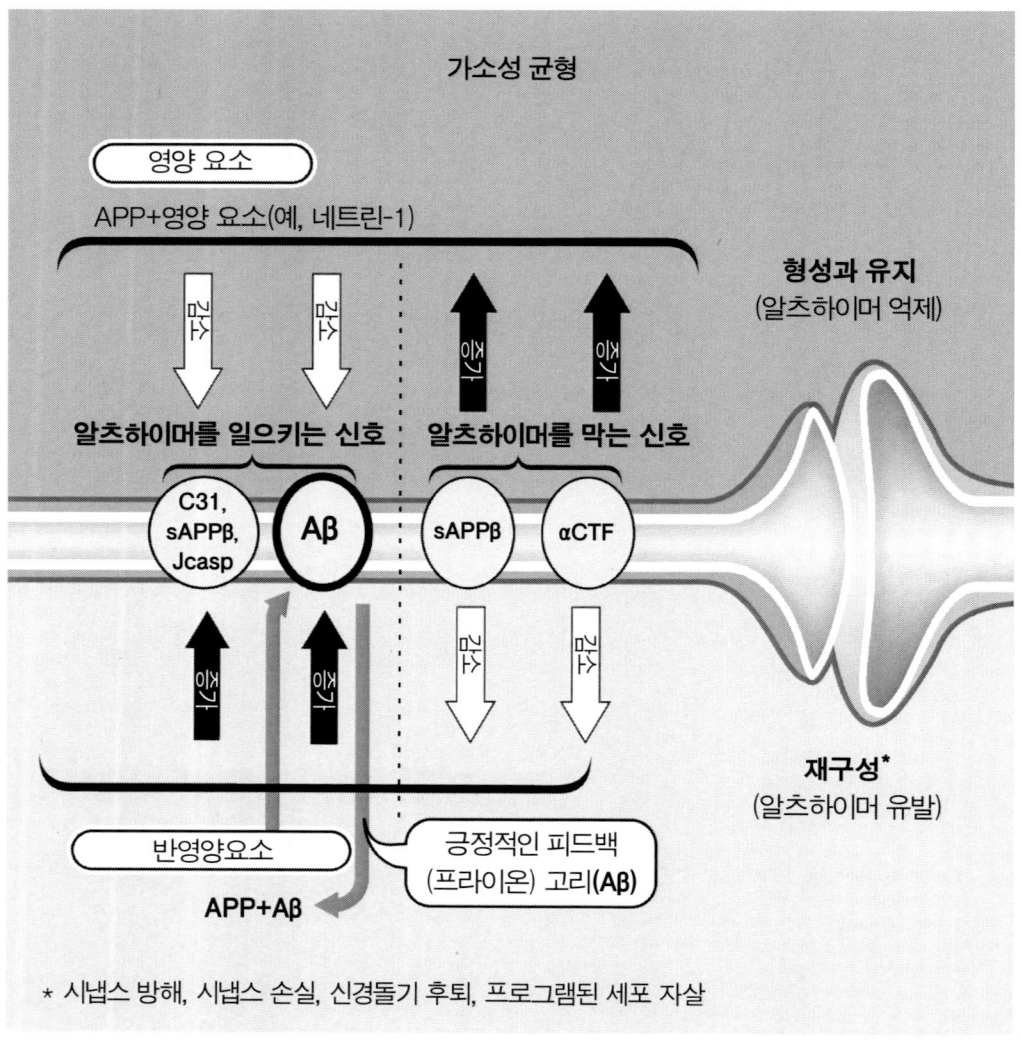

그림 5 APP는 신경돌기의 성장과 시냅스의 유지를 촉진해서 기억의 형성과 유지를 돕는다. 하지만 이들 과정이 후퇴하면 기억력이 손실된다. 네트린-1이 APP와 결합하면 성장이 더 빠르지만, Aβ펩타이드가 APP와 결합하면 퇴행이 더 빠르다.

드 베타를 형성하는 분열(시냅스의 분열)은 줄이고, 시냅스를 만들어내는 펩타이드의 분열은 늘린다.

지금까지의 설명을 짧게 요약해보면, 뉴런은 APP라는 수용체와 관련된다. APP는 네트린-1이라는 이름의 분자를 잡아서 세포 내부의 환경에 띄워놓는다. 그러면 여기에서 뉴런에 신호를 보내서, 뉴런이 건강하게 기능을 유지하도록 한다. APP가 네트린-1을 잡아내지 못하고 영양소의 지원이 부족해지면, 뉴런에 자살을 명령하는 신호가 떨어진다. 그런데 분자를 잡아내는 움직임은 또 다른 효과를 가진다. 이번에는 APP 자체에 영향력을 미치는데, APP가 아밀로이드 베타 분자를 잡았을 때 나타나는 현상이다. 이 경우에는 아밀로이드는 APP를 잘라서 아밀로이드 베타를 더 많이 생성하는 화학 반응을 대거 발생시킨다. 곧 아밀로이드 베타 분자가 네트린-1 분자보다 더 많아진다. 반면 APP 수용체가 네트린-1 분자와 결합할 확률은 더 줄어든다. 아밀로이드 베타와 결합할 확률이 늘어날 뿐이다. APP는 뉴런에 "건강하게 살아 있어!"라는 신호를 보내지 않게 되고, 결국 뉴런과 시냅스는 죽어버린다.

따라서 알츠하이머를 치료하려면 APP에 시냅스를 만들라는 신호를 보내도록 명령해야 한다.

다음 실험에서 우리 연구진은 네트린-1과 아밀로이드 베타뿐 아니라 신호와 관련된 모든 요소를 분석했다. 실험 결과 APP가 수십 개의 분자에 직간접적으로 반응한다는 사실을 알게 되었다. 이 모든 분자가 알츠하이머와 관련이 있었다. 여성호르몬, 남성호르몬, 갑상선 호르몬, 인슐린, 염증을 일으키는 NF-κB, 생명을 연장하는 분자로 알려진 시트루인 SirT1(적포도주에 들어 있는 분자에 의해 활성화되는 것으로 알려져 있다), 비타민 D를 비롯해 여러 가지 분자가 APP 수용체와 펩타이드 분열에 영향을 주었다. 그 외 수면이나 스트레스와 같은 다양한 요소들도 관련이 있는 것으로 확인되었다.

겉보기에 관련이 없을 것 같은 다양한 요소가 알츠하이머의 위험을 높이는 이유는 알츠하이머 경로의 핵심적인 부분과 얽혀 있기 때문이다. 긴 지렛대와 장소만 있다면 지구도 들어 올릴 수 있다고 말한 아르키메데스처럼 이들 분자는 APP가 시냅스와 뉴런을 파괴하는 길과 이들을 떠받치는 길 중 어디로 가야 할지를 결정한다.

너무 복잡할 것 같다고 생각할지도 모르겠다. 사실 그 짐작은 맞다. 하지만 인간의 뇌만큼 정교하고 복잡한 게 또 있을까? 인간의 두뇌는 빵집을 경영하는 일만큼이나 복잡하다.

빵집을 경영할 때는 매출을 잘 살펴야 한다. 과자와 빵이 얼마나 팔리는지 검사하고, 은행에서 빌린 돈의 대출이자를 얼마나 내야 하는지도 생각해야 한다. 가끔은 행사도 열어야 한다. 여기에 인건비, 재료비, 전기세, 월세를 비롯한 비용도 고려해야 한다. 적자가 나지 않으려면 일주일에 오븐은 몇 번이나 사용해야 하고, 직원은 얼마나 써야 할까? 새 오븐을 사고, 새 기계를 들이고, 인테리어를 바꾸는 데 돈이 얼마나 들까? 나이가 너무 들어서 오븐을 작동하는 방법마저 혼동하는 나이 많은 제빵사는 은퇴시켜야 할까?

인간의 뇌도 마찬가지다. 끊임없이 뇌에 유입되는 요소와 뇌에서 유출되는 요소를 평가한다. 뇌의 기능을 위해서는 어떤 자원이 필요한지 가늠하고, 새로운 것으로 대체하고, 낡은 부분은 은퇴시킨다. 1,000조 개에 가까운 시냅스에 에너지도 제공해야 한다. 여러 가지 인풋(투입 요소)이 필요하지만, 그중에서도 에너지, 재료, 뇌의 활동은 특히 중요하다. 각 인풋을 위해 의존성 수용체는 회계사처럼 각 요소들을 분석한다. 남성호르몬 수용체는 얼마나 자주 활동하는지 추적하고, 비타민 D 수용체는 얼마나 자주 비타민 D를 공급받는지 확인한다.

다른 수용체도 마찬가지다. 각 분야의 전문가인 회계사는 현재 상황을 수석 회계사인 APP에 보고한다. 다시 말해서 APP는 의존성 수용체를 감독하고, 하나가 아닌 여러 인풋에 대응한다. APP는 이 모두를 계산해서 투입되는 요소들이 뇌의 시냅스를 지탱할 정도로 충분한지를 판단한다. 만약 그렇다면, 계속 리모델링을 진행한다. 어쩌면 확대를 할 여지도 있다는 뜻이다. 그러면 수석 회계사인 APP는 펩타이드를 sAPPα와 αCTF로 분리하라는 신호를 발생시킨다. 그러면 뇌는 시냅스를 유지하고 성장시키는 상태가 된다. 하지만 APP가 인풋이 부족하다고 판단하면 sAPPβ, 아밀로이드 베타, Jcasp, C31을 만들라는 신호를 보낸다. 이렇게 만들어진 네 가지의 분자는 시냅스를 축소한다.

건강한 사람의 경우 시냅스를 만들고 유지하거나 해체하는 두 가지의 과정 사이에서 활발한 균형이 형성된다. 우리가 무엇인가를 배울 때는 시냅스가 형성되고, 강화된다. 하지만 무엇인가를 잊을 때는(지난밤 당신이 차를 운전해서 집으로 올 때 옆을 지나간 자동차 모델은 무엇이었는가?) 부분적인 기억을 만들어내던 시냅스가(자동차의 예가 그렇다) 더 중요한 기억을 위해서 재활용된다. 이제 시냅스 형성과 파괴 사이에서 새로운 균형이 맞춰진다. 필요한 정보는 유지하고, 나머지는 버리는 것이다.

그런데 나이가 들면 시냅스 성장과 유지에 필요한 인풋(호르몬과 영양소 등)이 조금씩 부족해진다. 수용체는 이 사실을 APP에 알린다. 그러면 펩타이트 네 개를 만들라는 명령이 떨어지고, 뇌는 이전의 시냅스 구조를 유지하지 못한다. 전략적인 조율을 통해서 규모를 축소하는 것이다.

왠지 끔찍한 상황처럼 들린다. 뉴런과 시냅스가 줄어들길 바라는 사람이 있을까? 하지만 이 과정은 병이 아니다. 알렉세이 쿠라킨Alexei Kurakin 박사와 나는 알츠하이머는 정확하게 말하면 질병이 아니며, 뇌의 광대하고 놀라운 시냅스 네트워크가 프로그램에 따라 축소된 결과라는 내용을 논문에 발표했다. 한마디로 뇌에 필요한 과정이라는 뜻이다. 다만 뇌에 필요한 작업이 우리에겐 좋지 않을 수도 있다. 알츠하이머 때문에 시작된 뇌의 축소 작업은 생존을 위해 인지기능을 퇴행시키고, 기억에 필요한 에너지와 자원을 할당하지 않는 것이다. 말하고, 숨 쉬고, 체온을 조절하는 방법을 기억하기 위해서 지난밤 친구와 있었던 사소한 일은 기억하기를 포기한다. 혹은 새로운 기억을 희생하고, 가장 소중하고 반복되는 기술(중요한 업무나 취미와 관련된 기술)을 선택한다.

나라는 55살 때 진행성 치매에 걸렸다는 것을 알게 되었다. PET 검사 결과 나라의 뇌는 아밀로이드의 공격을 받고 있었고, ApoE4 유전자도 확인할 수 있었다(부모에게서 물려받은 ApoE3 염색체가 복사된 것이었다). 뇌 사진과 유전적 상황을 보았을 때, 알츠하이머가 유력했다. MRI를 찍어보았더니 뇌가 쪼그라든 부분이 자그마치 일곱 군데나 되었다. 알츠하이머 환자에게서 흔히 나타나는 현상이었다. 몬트리올 인지평가Montreal Cognitive Assessment, MoCA 점수는 30점 만점에 6점밖에 되지 않았고, 가끔은 0까지 떨어졌다. 그녀는 기억을 잃었고, 옷을 입거나 샤워를 할 수도 없었다. 머리를 빗지도 못했고, 혼자 화장실에 가지도 못했다. 하지만 피아노 연주 실력은 여전히 훌륭했다.

66세의 팀은 2년 전부터 기억력 감퇴에 시달리고 있었다. 어제 저녁 차를 어디서 주차해두었는지, 자동차 열쇠는 어디에 두었는지 잊는 게 다반사였다. 매일 아침마다 팀의 아내가 자동차 열쇠와 지갑, 휴대전화를 챙겨서 현관 앞에 올려두었지만 팀은 그것을 가지고 나가는 일도 자주 잊었다. 팀은 작은 회사의 총무팀에서 일하고 있었는데, 중요한 문서를 빠뜨리거나 회의 시간을 잊는 일도 자주 있었다. 직원들은 항상 걱정 어린 눈길로 그를 바라보았다. 처음에는 그저 나이가 들어서라고 생각하거나 스트레스를 많이 받아서 깜빡하는 일이 잦아졌다고 넘겼다. 하지만 얼마 전에는 아내가 손꼽아 기다리던 결혼 30주년 기념 크루즈 여행 예약을 잊는 바람에 큰 다툼을 벌이고 말았다.

팀은 곧 신경전문의를 찾아 PET 검사를 받았다. PET 검사 결과 팀의 뇌는 같은 연령 사람들의 뇌보다 훨씬 작았다. 또한 팀은 ApoE4 유전자를 가지고 있었다. 부모로부터 유전된 결과였다. 의사는 그에게 알츠하이머 진단을 내렸다. 유전자와 모든 정황이 알츠하이머를 의심하기 충분했다. 이어 실시한 몬트리올 인지평가 검사에서도 팀은 30점 만점에 8점밖에 얻지 못했다.

팀은 아내의 손을 잡고 흐느껴 울었다. 얼마나 더 기억을 잃게 될지, 앞으로 어떤 날이 펼쳐질지 전혀 예상할 수 없었기 때문이었다.

이 환자들은 우리가 알츠하이머라고 확실하게 진단할 수 있는 상태다. 알츠하이머 환자에게 뇌가 생명을 유지하기 위해서 기억하고, 생각하고, 이해하고, 상상하는 능력, 즉 인간을 인간답게 만드는 능력을 포기한다는 것은 별 위안이 되지 않는다. 하지만 어쩔 수가 없다. APP가 수용체로부터 호르몬, 비타민, 영양소, 그 외 시냅스를 유지하고 만드는 데 필요한 분자가 부족하지 못하다는 신호를 받고 시냅스를 축소하라는 명령을 내릴 때는 '나중에 채용한 사람부터 해고한다'는 기업의 구조조정 원칙과 비슷한 규칙을 따른다. 그래서 가장 최근의 기억부터 시작해서, 오래전 기억 순으로 사라진다. 환자들이 한 시간 전에 아침으로 무엇을 먹었는지는 기억하지 못해도, 여덟 살 때 있었던 일을 기억하는 이유는 바로 이 때문이다. 호흡과 같은 핵심적인 기능을 통제하는 시냅스는 가장 마지막 순서다. 그 기능마저 잃어버리면 환자는 사망에 이른다.

수십 개의 분자가 APP에 영향을 미친다는 사실은 리코드의 당위성을 입증한다. 승인되었건 실험 중이건 치료제 하나로 알츠하이머로 인한 인지기능의 장애를 막거나 되돌릴 수 없는 이유가 바로 이 때문이다. 지금까지 만들어진 약은 집에 농구공만 한 구멍이 뚫렸을 때 부르는 수리업체와 같다. 하지만 알츠하이머는 폭풍이 불어서 지붕에 구멍이 수십 개 뚫린 상태와 같다. 수리업체가 구멍 하나를 메우고 쏟아지는 비를 막는 동안, 나머지 35개 구멍으로 비가 들이쳐서 이미 집 안은 물에 잠겨버리고 만다. 집주인은 노아의 방주라도 구해야 할 상황이다.

앞의 예에서 총 36개의 구멍을 지목한 이유는 우리가 연구에서 APP에 영향을 미쳐서 알츠하이머를 유발하거나 예방하는 요소를 36개 찾아냈기 때문이다. 우리가 찾아낸 36가지는 적어도 다수의 참여자를 대상으로 진행한 연구에서 알츠하이머의 모든 위험과 연관이 있는 것으로 확인되었다. 36개보다 몇 개가 더 많을지도 모른다. 하지만 절대 수백 가지에 이르지는 않을 것이다.

프라이온 고리는 36개 요소를 이해하고 해결하는 데 있어서 실질적인 정보를 제공했다. APP가 알츠하이머를 막기 위한 균형점이라는 사실이다. 다시 말해서 36가지를 모두 치료하지 않아도 된다는 뜻이다. 심각한 구멍 몇 개만 메우면, 집이 물에 잠기는 것은 막을 수 있다. 즉 알츠하이머를 유발하는 몇 가지 요소는 병증에 아주 심

각한 영향을 미치지는 못한다는 뜻이다. 불행하게도 36개 중에서
몇 개까지 안전한지는 확인하지 못했다. 각 구멍은 사람마다 다르

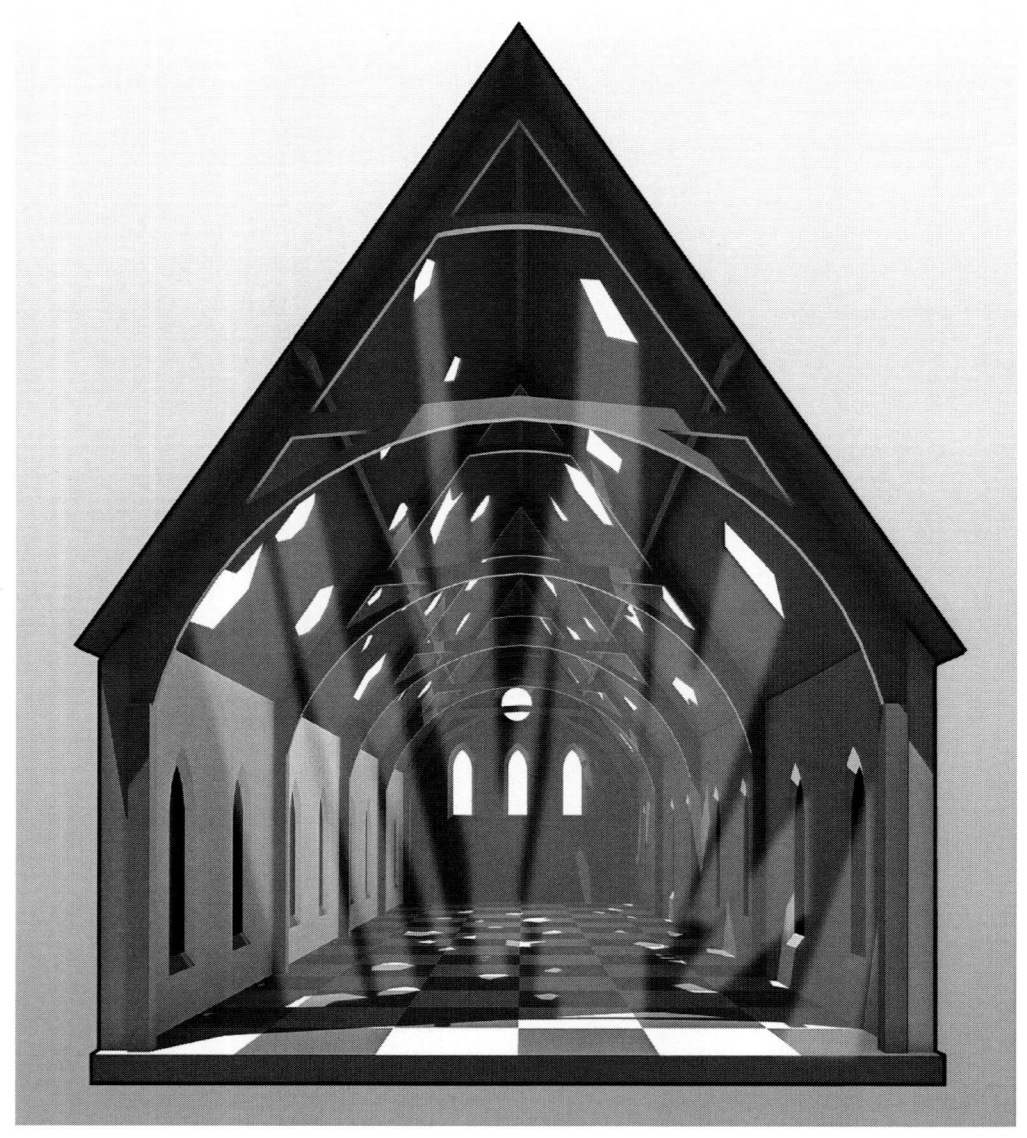

그림 6 지붕에 구멍이 36개 뚫려 있다고 가정하자. 구멍 하나를 막는 걸로는 비를 피할 수 없다. 알츠하이머도 마찬가지다. 알츠하이머를 유발하는 이유가 적어도 36개가 된다는 뜻이다. 따라서 한 가지만 해결하는 것으로는 결코 치료할수 없다.

다. 각자 가지고 있는 유전자나 생리적인 특징에 따라 다르다. 그래서 병이 완화될 때까지 36가지를 최대한 많이 치료하는 것이 최선이다.

심장병에도 비슷한 방법이 적용된다. 딘 오니쉬Dean Ornish 박사가 증명했듯이, 혈중 트리글리세라드 수치를 낮추고, 건강한 체중을 유지하고, 심장질환을 치료하고, 혈관의 플라크를 제거하는 등 중요한 인자를 균형 있게 조절해야 한다. 심장질환을 일으키는 모든 구멍을 막지는 못해도(예를 들어서 여전히 식단 조절에는 실패하고, 약간의 스트레스를 받는 상태) 다른 부분을 최적으로 조절해 혈관의 플라크를 줄일 수 있다.

뇌가 시냅스를 파괴할지, 아니면 시냅스를 유지해서 인지기능 장애를 막고 뇌를 건강하게 유지할지를 가르는 36개 요소가 있다는 사실의 발견은 한 가지 분명한 사실을 알려준다. 하나의 약물로는 알츠하이머를 치료하기는커녕, 뇌를 건강하게 유지할 수도 없다는 것이다. 왜일까? 한 가지 약물로 다음 모두를 해결해야 하기 때문이다.

- APPβ 분열 감소
- γ-분열 감소
- α-분열 증가
- 카스파제-6 분열 감소
- 카스파제-3 분열 감소

- 아밀로이드 베타 올리고머화 예방
- 네프릴리신 증가
- IDE(인슐린분해효소) 증가
- Aβ 소교세포 청소 증가
- 자가포식 증가
- BDNF(뇌신경성장인자) 증가
- NGF(신경생장인자) 증가
- 네트린-1 증가
- ADNP(활동의존신경보호단백질) 증가
- VIP(혈관활성장펩타이드) 증가
- 호모 시스테인 감소
- PP2A(단백질포스파타아제 2A) 활동 증가
- 타우 단백질 감소
- 식균계수 증가
- 인슐린 저항 증가
- 랩틴 민감성 개선
- 축색 원형질 수송 개선
- 미토콘드리아 기능 개선
- 산화 스트레스 축소 및 ROS(반응산소종) 생산 최적화
- 콜린성 신경전달체계 개선
- 시냅스 생성 신호 증가
- 시냅스 분해 신호 감소

- LTP(장기강화작용) 최적화

- 에스트라디올 최적화

- 프로게스테론 최적화

- 에스트라디올 대 프로게스테론 비율 최적화

- 유리 T3 호르몬 최적화

- 유리 T4 호르몬 최적화

- TSH(갑상선 자극 호르몬) 최적화

- 프로그네놀론 최적화

- 테스토스테론 최적화

- 코르티솔 최적화

- DHEA(디하이드로에피안드로스테론) 최적화

- 인슐린 기초분비와 신호 최적화

- PPAR-γ(페록시조 증식인자 활성화 수용체 감마) 활성화

- 염증 감소

- 해독 개선

- 혈행 개선

- cAMP(고리형 아데노신1인산) 증가

- 글루타티온 증가

- 시냅스 구성요소 제공

- 모든 금속의 최적화

- GABA(감마 아미노낙산) 증가

- 비타민 D 신호 증가

- SirT1(휴지정보조절자 T1) 증가

- NF-κB(핵 전사 인자) 감소

- 말단 소체 길이 확장

- 아교세포 흉터 형성 감소

- 줄기세포가 관여하는 두뇌 회복 개선

이 목록이 전부가 아니다. 이렇게 다양한 요소를 한 가지 약으로 치료하는 것은 불가능하다. 다양한 치료제(실험 중이거나 FDA 승인을 받은 약)와 여러 프로그램을 결합하는 쪽이 합리적이다. 어쩌면 임상시험 중에 실패한 약을 몇 개 결합해서 효과를 볼 수 있을지도 모른다. 약은 위에서 나열된 것 중 한두 개만 해결하기 때문이다. 나머지 원인을 치료하지 않는 약으로는 결코 알츠하이머를 해결할 수 없다. 하지만 리코드와 임상시험에서 가능성을 보여준 약을 결합하면 지금까지와 다른 결과를 얻을지도 모른다.

중독

2000년이 되면서, 우리 연구는 기억력에 도움이 되는 중요한 균형이 있다는 사실을 보여주었다. 우리는 이를 가리켜 '가소성 균형plasticity balance'이라고 불렀다. 기억의 형성과 관련된 중요한 과정을 조율하는 것으로 생각되었기 때문이다. 균형이 잡히면 기억을 형성하고 유지하는 게 가능했다. 균형이 깨어지면 시냅스를 분해해서 기억을 잊게 했다.

우리 연구진은 알츠하이머 환자가 하나같이 이 가소성 균형에 문제가 있다는 사실을 확인했다. 환자들의 뇌는 시냅스를 형성하는 것보다 분해하는 속도가 더 빨라서, 기억을 위한 시냅스는 파괴되었다.

또 다른 연구에서는 알츠하이머에 걸린 쥐의 가소성 균형을 개선하자 기억력이 눈에 띄게 향상되는 것으로 확인되었다. 실험에서 기억력을 되찾은 쥐는 물웅덩이 속에 잠겨서 보이지 않는 구조물을 기억해냈다. 덕분에 물웅덩이에 빠뜨렸을 때, 어디로 헤엄을 쳐야 나올 수 있는지를 기억했다.

다음으로 우리 연구진은 기억을 되돌릴 수 있는 약을 찾기 시작했다. 2010년에 우리가 발견한 약은 트로피세트론tropisetron이었다. 원래는 암 환자들이 화학치료를 받을 때 구토증을 덜 느끼도록 하는 약이다. 하지만 트로피세트론이 뇌의 세로토닌 수용체를 막는 동시에 부교감 수용체를 활성화해, APP와 상호작용을 하고, 염증을 줄이는 효과가 있는 것으로 나타났다. 우리는 실험실 쥐를 대상으로 실험을 진행했다. 쥐에게 트로피세트론을 처방했을 때와 일반적인 알츠하이머 치료제를 처방했을 때 전자가 훨씬 병증을 개선하는 것을 확인할 수 있었다. 그래서 우리는 사람에게 트로피세트론을 적용하기 시작했다.

나는 트로피세트론의 효과에 뛸 듯이 기뻤다. 하지만 사람에게 임상시험을 했을 때 복잡한 문제가 하나 있었다. 쥐의 알츠하이머는 인간의 병보다 훨씬 간단했다. 쥐의 알츠하이머는 APP의 변이 때문이었다. 사람의 경우, APP 변이는 알츠하이머에 걸리는 이유 중 1%에 불과했다. 아밀로이드 플라크와 시냅스 손실은 모두 같았지만, 그 원인은 저마다 달랐다. 그래서 사람에게 적용했을 때는 활용도가 낮았고, 쥐의 알츠하이머와 사람의 알츠하이머를 동일시할 수도 없었다.

인간의 알츠하이머에 영향을 미치는 요소는 정말 많다. 환자에게 알츠하이머가 지붕에 구멍이 36개 뚫린 것과 같으며, 효과를 보기 위해서는 그중 여러 개를 수리해야 한다고 설명하는 것도 이 때문이다. 트로피세트론은 36개 요소 중 네 개를 막아낸다. 이 정도만 해도 상당한 성과지만, 최적이라고 할 수는 없다. 32개의 다른 요소가 여전히 알츠하이머를 유발하기 때문이다.

그래서 우리는 2011년에 복합적인 연구를 계획했다. 트로피세트론만 사용하는 대신, 리코드를 결합하기로 한 것이다. 리코드는 영양, 운동, 시냅스에 도움이 되는 보완제, 호르몬 최적화, 수면 최적화, 스트레스 경감을 통해서 뇌의 균형을 찾는 프로그램이었다. 시냅스 파괴를 일으키는 염증, 영양 부족, 독성물질을 줄여서 뇌의 인지기능이 쇠퇴하지 않도록 막는 것이 프로그램의 목표다.

그 전까지 리코드와 약을 결합하지 않았던 이유는 36개 구멍에 대한 개념이 확실히 잡히지 않았기 때문이었다. 몇 개 분자가 알츠하이머와 관련이 있는지 몰랐고, 알츠하이머를 막기 위해서 두뇌 활동을 몇 가지나 조절해야 하는지도 밝히지 못한 상태였다. 하지만 2011년에는 트로피세트론만으로 치료를 받던 환자들도 있어서,

두 가지 프로그램을 결합할 수 있었다.

그렇다면 실험실에서만 행해지던 연구를 실제 환자들에게 적용해서 인지기능의 장애를 막으려면 어떻게 해야 할까? 초파리나 쥐의 알츠하이머 연구를 가족들과 함께 있기를 바라는 절박한 환자에게 적용하려면 어떻게 해야 할까? 미국의 경우 한 가지 약을 개발하는 방법은 다음과 같다. 일단 동물에게 임상 전 시험을 한다. 실험에서 약이 효과가 있는 것으로 확인되면 FDA에 사람에게 임상시험을 해도 괜찮은지 허가를 받는다. 허가가 떨어지면 소수의 신청자를 대상으로 1단계 실험을 시행한다(가끔 환자들이 참여하기도 하지만, 대부분은 건강한 사람들이다). 약이 안전한 것으로 확인되면 2단계 임상시험이 진행된다. 원하는 소수의 환자를 대상으로 약의 효능을 시험하는 것이다. 약이 안전하고 효과도 있다고 판명되면, 3단계를 실행한다. 이때는 수백 명 혹은 수천 명의 환자에게 약을 투입하고 경과를 확인한다. 최종적으로 약이 효과가 있으면 FDA가 약을 승인하고, 판매가 시작된다. 신약 개발은 수년에서 수십 년이 걸리며 투자 비용은 평균 25억 달러에 달한다.

애석하게도 우리가 알츠하이머에 대해 찾아낸 것만으로는 이런 단계를 거칠 수 없었다. 2011년까지 알아낸 건 알츠하이머와 관련된 분자가 36개 이상이라는 것이 고작이었다.

그래서 우리는 트로피세트론만 시험하거나, 리코드 프로그램과 함께 결합해 시험하기로 했다. 내게 가장 흥미로웠던 것은 약과 리코드 프로그램이 독립적으로 얼마나 효과가 있으며, 함께 사용하면 하나만 적용하는 것보다 얼마나 시너지 효과를 만들어내는지를 확인하는 것이었다. 여기에 대해서는 환자를 네 개 그룹으로 나누어 시험하는 것으로 간단하게 확인할 수 있다. 첫째 그룹은 위약효과(플라세보)를 적용하고, 둘째 그룹은 약만 처방하며(트로피세트론), 셋째 그룹은 프로그램과 위약효과를, 마지막 그룹은 약과 프로그램을 모두 적용한다. 우리 연구진은 트로피세트론이 허용되는 호주에서 시험을 진행하겠다고 제안했다(트로피세트론은 전 세계 48개 국가에서 허용되고 있지만, 미국은 여기에 포함되지 않는다). 우리는 기대에 들떠서 관련 기관의 승인을 기다렸다.

하지만 불행하게도 승인은 거절되었다.

임상시험 관리기관이 우리가 제안한 시험의 허용을 거부한 것이었다. 과학자와 의사로 구성된 임상시험 관리기관은 우리가 약이 아니라 프로그램을 제안했기 때문에, 임상시험의 개념을 잘 모른다고 판단했다. 그들은 임상시험이 하나의 변수, 다시 말해서 약이나 치료법 하나로 설계되어야 한다고 판단했다. 우리의 제안은 변수가 너무 다양했다. 물론 관리기관이 알츠하이머가 하나의 요인이 아닌 36개의 요인 때문에 유발된다는 사실을 잘 모르기 때문에 벌어진 일이었다(역설적인 것은 당시 임상시험 관리기관 구성원 중에서 자신의 환자에 리코드 프로그램을 적용하겠다는 임원들이 있었다는 사실이다. 임상시험은 거절되었지만, 의사였던 임원 중 몇몇은 프로그램에 관심을 보였다).

엎친 데 덮친 격이라더니, 임상시험이 거절된 후 얼마 지나서 우리 연구를 지원했던 기부자 한 명이 연구진에게 분노에 찬 쪽지 한

장을 남겼다. 우리가 임상시험 관리기관을 설득하지 못한 것을 비난하면서, 만약 자신의 직원이었다면 해고했을 것이라는 내용이었다. 나쁜 소식은 또 있었다. 당시 우리는 유명 알츠하이머 기관에 우리의 첫 임상시험을 지지해달라고 요청했었다. 하지만 이 기관 역시 약과 프로그램의 관계를 합리적으로 추론할 수 없다면서 청을 거절했다. 기관은 수천 건에 달하는 연구 지원 요청을 받았다. 그런데 지원을 검토하는 담당자는 유일하게 효과가 있는 치료 방법을 앞에 두고도 알지 못했다. 그는 한 가지 치료제로 알츠하이머를 해결하기 위한 노력이 계속 실패하는 상황에서 알츠하이머의 다양한 원인을 해결하기 위한 프로그램이 돌파구가 될 것이라고는 생각하지 못했다. 결국 우리가 원했던 지원금은 다른 약을 이용한 임상시험 프로젝트에게 돌아갔다. 물론, 그 약은 실패했다.

계속되는 어려움 속에서 나는 의사가 질병의 원인을 판단하고, 원인이 되는 모든 요소를 치료하는 '기능적 의학'을 생각해냈다. 제프리 블랜드Jeffrey Bland, 데이비스 존스David Jones, 데이비드 펄머터David Perlmutter, 마크 헤이만Mark Heyman 박사는 그보다 20년 전에 2형 당뇨, 낭창, 비만과 같은 복합적인 질병의 원인을 치료해 유례없는 성과를 얻어냈다. 하지만 의과대학에서는 이런 방식을 가르칠 생각이 조금도 없었다. 기능적 의학의 선구자들도 올바른 패러다임의 변화를 일으키고 있는데, 아무도 인정하지 못하는 딱한 상황을 경험했다.

임상시험이 거부되고, 연구 지원도 받지 못했으며, 기부자의 비난까지 받게 된 나는 낙담했다. 수십억 달러의 규모를 가진 제약회사, 정부의 관료, 고집스러운 학계의 전문가, 철없는 기관, 관료주의, 일에 지친 실무자, 고정관념에 대항할 때는 승리 확률이 거의 없다. 하지만 나는 뛰어난 물리학자 리처드 파인만**Richard Feynman**이 남긴 "기술이 성공하려면, 현실이 홍보보다 중요하다. 자연은 거스를 수 없기 때문이다"라는 말을 마음 깊이 새기고 있었다. 결국 치료가 효과가 있어야 했다. 제약회사도, 정부도, 검토 담당자도, 보건기관도, 재단도, 억만장자도 중요치 않았다. 이들은 어떤 치료를 시험해야 한다고 결정하는 사람들이지, 치료의 효과를 입증하는 사람들이 아니었다.

실망스러운 소식이 이어지고 나서 얼마 지나지 않아 나는 도움을 바라는 전화를 받았다. 앞에서 언급한 크리스틴이다. 그가 우리의 첫 번째 환자가 되었다.

우리는 과학적 발견이 확인되는 일반적인 방식을 활용할 수 없었다. 알츠하이머 환자들에게도 실망스러운 일이었다. 임상시험 체계는 리코드와 같은 통합적인 프로그램과 맞지 않았다. 하지만 그때까지 시험 결과는 개인을 위한 맞춤형 치료 방식을 선택한 우리가 올바른 방향으로 향하고 있다는 사실을 알려주었다.

알츠하이머는 한 가지 방법으로는 치료할 수 없었다. 그래서 리코드 프로그램은 알츠하이머 환자들의 인지기능 장애를 막고, 알츠하이머 전 단계인 경도 인지장애와 주관적 인지장애가 더 악화하지 않도록 복합적이고 세밀하게 구성되었다.

임상적으로 성공하면서, 소기의 효과를 얻었다. 일반적으로 생명공학 연구는 연구 후 임상시험을 진행한다. 과학적인 연구에서 의학적 치료로 발전하는 것이다. 하지만 가끔은 임상 결과가 병에 대한 이해를 높인다. 리코드와 알츠하이머가 그랬다. 리코드 프로그램을 활용해 성공하는 환자들이 늘어나면서, 우리에게는 경험이 쌓여 갔다. 무엇보다 중요한 것은 어떤 한 가지 요소로 시냅스 형성에 도움이 되는 영양 요소를 만들고, 염증을 줄이고, 인슐린 저항을 개선하며, 그 외 모든 구멍을 메울 수는 없지만, 적절한 결합으로 효과를 높일 수 있다는 것을 알게 되었다. 알츠하이머 환자에게 이 치료법을 적용하기 위해서는 36개 요소 중 무엇이 원인인지 파악하고 식단, 운동, 잠, 스트레스, 여타 생활 습관을 바꾸는 맞춤형 치료를 처방해야 한다.

06 신의 유전자, ApoE4

인간은 몸 어딘가에 본연의 기원을 보여주는
지울 수 없는 증표를 가지고 있다.

찰스 다윈Charles Darwin

이제 안도의 한숨을 내쉬어도 된다. 28년 동안 세포의 자살, 뇌가 줄어들게 만드는 유전자, 혼란스러운 초파리, 기억을 잃어가는 쥐를 연구한 결과 드디어 알츠하이머에 관한 합리적인 그림을 그려내게 되었다. 이제는 실험을 통해서 이론이 맞는지 확인할 차례다.

알츠하이머에 관한 불편한 진실은 ApoE4 유전자가 발병 위험을 급증시킨다는 것이다. ApoE4는 알츠하이머의 원인이 되는 가장 중요한 유전자로 알려져 있다. 그렇다면 우리의 이론이 이 유전자로 인한 문제에도 대응할 수 있을까?

앞에서 설명한 것처럼 알츠하이머는 호르몬, 비타민 D, 뇌에 도움이 되는 영양소, 여타 뉴런이나 시냅스를 지원하는 분자와 관련된 의존성 수용체가 필요한 요소가 부족하다고 판단하면 이 사실을 APP에 보고하면서 발생한다. 이 소식을 접한 APP는 뇌를 축소하라는 명령을 내린다. 그래서 시냅스와 뉴런을 파괴하는 네 가지 분자가 생성된다. ApoE4 유전자는 APP가 내리는 파괴 명령의 빈도를 늘리는 것으로 확인되었다(상대적으로 시냅스와 뉴런을 만들라는 명령은 줄어든다).

ApoE4는 어떻게 파괴적인 네 개 분자의 생성을 촉진하고, 건강에 도움이 되는 분자 두 개의 생성은 줄이는 것일까? ApoE4는 알츠하이머를 유발하기 전에 지방 입자를 나르는 역할을 하다가 알츠하이머와 엮이기 시작하면 아밀로이드 베타 펩타이드 제거를 줄인다. 앞에서 설명했듯이 아밀로이드 베타는 프라이온 고리의 일부며, 뇌 속에 오래 머무를수록(제거되지 않을수록) APP에게 파괴적인 분자 네 개를 더 많이 만들라는 명령을 내린다(네 개 중에는 아밀로이드 베타가 포함된다).

ApoE4는 실제 아밀로이드 베타 펩타이드의 제거를 막는다. 하지만 우리는 연구에서 ApoE4가 가진 더 근본적인 문제를 알아냈다. 뛰어난 연구원이자 아유르베다를 활용하는 의사며, 유전학자인 비나 신다카라Veena Theendakara 박사와 클레어 피터스 리보Clare Peters-Libeu 박사는 ApoE4가 세포의 핵 안으로 들어가 효과적으로 DNA와 결합한다는 사실을 알아냈다. 실제로 ApoE4는 1,700개의 다양한 유전자 중에서 '프로모터promoter'라고 불리는 상위 영역과 결합해서 관련 단백질의 생산을 줄였다. 인간의 유전자가 약 2만

개 정도라는 사실을 고려하면, 각 세포에 1,700개의 유전자가 포함되었다는 사실은 상당히 인상적이다. ApoE4가 다양한 유전자에 영향을 미쳐 심혈관 질환이나 염증 등과 연관된다는 사실은 별로 놀랍지 않다.

하지만 이것은 ApoE4의 다양한 기능 중 일부에 불과하다. 그중에서 알츠하이머에 관련된 것만 나열해보면 다음과 같다.

- 생명 연장과 관련이 있고, 알츠하이머를 막는 SirT1 분자를 만들어내는 유전자를 차단한다(적포도주에 들어 있는 레스베라트롤은 SirT1 단백질을 활성화한다).

- 염증을 촉진하는 NF-κB(핵 전사 인자)를 활성화한다.

ApoE4 유전자가 염증 반응을 악화시키는 것도 같은 이유 때문이다. 더 자세하게 설명하면, 염증을 제한하는 다양한 유전자를 망가뜨리고, 염증을 촉진하는 NF-κB를 강하게 만든다.

이제 정리해보겠다. 지금까지 밝혀낸 알츠하이머에 관한 진실은 상당히 중요한 점을 시사한다.

1. 알츠하이머가 어디에서, 어떻게 시작되는지 알려주었다. 염증을 일으키는 원인(감염이나 트랜스 지방), 영양 부족, 영양 요소, 호르몬 수치, 독성물질(곰팡이나 박테리아 같은 생물 독성)이 보호 반응을 유발

해서 APP 수용체(뉴런에서 튀어나온 긴 분자)가 아밀로이드 베타를 포함한 파괴적인 펩타이드 네 개를 만들어내고, 이들이 시냅스의 연결을 축소하거나 심지어 시냅스와 뉴런을 파괴한다. APP 분자가 시냅스를 떠받치고 지원하는 두 개의 펩타이드가 아니라 파괴하는 네 개의 펩타이드로 분리되면서 나타나는 현상이다.

2. 알츠하이머 환자들에게 어떤 일이 벌어지는지 알려주었다. 알츠하이머는 시냅스의 구성을 위한 균형이 맞지 않아서 생기는 병이다. 더 이상 기능을 할 수 없는 시냅스와(건강한 파괴) 새로운 기억을 유지하기 위해서(여타 인지기능을 위해서) 생겨난 새로운 시냅스 사이에 균형이 깨지는 것이다. 이런 불균형은 위에서 설명한 것처럼 네 개로 나뉜 펩타이드가 너무 많거나, 두 개로 나뉜 펩타이드가 너무 적을 때 발생한다.

3. 어떻게 하면 알츠하이머에 걸리는지를 알려준다. APP의 명령에 영향을 미치는 36개 요소를 최대한 막을 수 있는 생활을 해야 한다.

4. 어떻게 하면 예방할 수 있는지 알려준다. 36개 요소로 인한 문제를 최소화시켜야 한다. 여기에 대해서 8장과 9장에서 자세히 설명하게 될 것이다.

5. 왜 알츠하이머 치료제가 99% 실패하는지 알려준다. 36개 중 한 가지

만 공략하기 때문이다.

6. 이미 시작된 알츠하이머의 진행을 멈추는 방법을 알려준다. 자신의 유전적 상황이나 생물학적 상황을 평가하고 적절한 방법으로 대응할 수 있다.

7. 이미 시작된 알츠하이머를 되돌릴 수 있다. 자신의 유전적 상황이나 생물학적 상황을 평가하고 적절히 대응한다.

우리 연구는 그 외에도 한 가지 중요한 결실을 보았다. 알츠하이머가 하나가 아닌 세 개의 증후군이 합쳐진 결과물이라는 사실이다.

알츠하이머는 의존성 수용체인 APP가 뉴런과 시냅스에 도움이 되기 위해서 두 개가 아닌 네 개로 분리되어 시냅스와 뉴런을 축소하기 때문에 걸린다. 이 새로운 사실은 처음으로 알츠하이머 병증을 완화하기 위한 가능성을 제시했다. 지금까지 제약회사가 수십억 달러를 들여서 시도한 것처럼 단순히 아밀로이드 베타를 줄이는 것으로는 병을 치료할 수 없다. 아밀로이드 베타가 생성되는 근본적인 이유를 확인하고 제거해야 한다. 아밀로이드를 제거하는 것은 뇌를 파괴하는 네 가지 중에서 하나만 없애는 것이나 마찬가지다. 물론 약간은 개선되겠지만, 나머지 세 가지는 여전히 남아 있기 때문에, 뇌는 계속해서 그에 따라 행동할 것이다. 무엇보다 중요한 것은 문제의 근원을 없애야 한다. 그저 대응하는 것으로는 안 된다.

이제 리코드의 첫 단계를 시작할 시간이다. 가장 먼저 해야 할 일은 당신이 알츠하이머의 세 가지 증후군 중에서 어떤 것을 앓고 있는지, 혹은 앓을 가능성이 있는지를 알아내는 것이다. 염증인지, 영양 때문인지, 독성물질 때문인지를 구분해야 한다. 그래야만 최적화된 맞춤형 프로그램을 찾을 수 있다. 이미 당신이 인지기능의 장애를 겪기 시작했다면, 최적의 기능을 되찾도록 도움을 줄 것이다. 이제 알츠하이머의 세 가지 증후군을 자세히 알아보자.

첫 번째 증후군은 염증(뜨거움)이다. ApoE4 대립 유전자를 하나 혹은 두 개 가진 사람들에게서 자주 발견된다. 따라서 가족력이다. 이 첫 번째 증후군은 인간의 존재 자체에 알츠하이머의 발병 가능성이 있다는 사실을 보여준다. 700만 년 전에 나무에 살던 우리의 조상인 침팬지와 유인원은 상대적으로 적은 DNA 변이를 겪었다. 하지만 이런 변이 때문에 현대 인간이 탄생했다. 놀랍게도 이들 변화는 염증과 관련된 유전자를 포함하게 되었다. 심장질환과 관절염을 비롯해 여타 수많은 질병이 이들 유전자 때문이다. 노화는 말할 필요도 없다. 왜 우리를 유인원과 차별화시킨 유전자가, 즉 인간을 인간답게 만든 유전자가 염증을 유발할까? 좋은 질문이다.

사우스캘리포니아 대학교에서 노화에 관한 신경생물학을 연구하는 칼렙 턱 핀지Caleb Tuck Finch 교수는 우리의 조상이 나무에서 내려와 초원을 두 발로 걷기 시작할 때는 염증이 오히려 도움이 되었다고 주장한다. 염증은 외부 침입에 대한 면역체계의 반응 중 하나다. 덕분에 우리 조상은 병균을 밟고, 발을 찔리고, 세균이 가득한 날고기를 먹고, 사냥이나 서로 싸움을 벌이다 상처를 입고도 살아남았다. 염증 반응은 이 모든 상황에서 목숨을 위협하는 감염으로부터 신체를 보호하는 방법이었다.

하지만 인간이 계속 진화하면서 염증은 심혈관 질환과 관절염을 포함한 여러 질병을 촉진하게 되었다. 알츠하이머도 그중 하나다. '적대적 다형질 발전antagonistic pleiotropy'이라고 불리는 이 현상은 인류 초기에 유전적 변형 덕분에 생존 가능성을 높였지만, 반대로 생명 연장은 어려워졌다. 아직 분명하게 밝혀지지 않아서 논란의 소지가 있지만, 원숭이에서 인류로 발전하는 과정에서 가장 중요한 유전자가 바로 ApoE인 것으로 보인다. 인류의 탄생부터 최근까지 인간이 가진 ApoE는 엡실론4, 즉 ApoE4뿐이었다. 수백 년 동안 우리는 양쪽 부모에게서 각각 하나씩, 두 개의 ApoE4를 물려받았다. 그래서 알츠하이머에 걸릴 확률은 높다. 유인원의 뇌가 보존되지 않았기 때문에, 이들이 알츠하이머를 앓았는지 확인할 수는 없다. 하지만 그 가능성은 낮은 편이다. 일단 당시는 수명이 그만큼 길지 않았다. 또 다른 이유는 당시의 생활 습관이 36개 구멍을 상당수 메웠기 때문이다. 인류의 조상은 지금처럼 앉아서 생활하지 않았고, 훨씬 단순한 탄수화물을 먹었으며, 가공식품도 없었고, 독성에도 노출되지 않았다.

그러다가 22만 년 전에 알 수 없는 이유로 ApoE3가 나타났다. 외계인이 인간에게 심어주었는지, 화학적 변이인지, 아니면 우연인지 알 수 없다. 만약 ApoE3 변이가 엄마나 아빠에게 나타나면, 자손에게도 전해졌다. 그러다가 고작 8만 년 전, 누군가에게서 유전자 형질인 ApoE2*가 나타났고, 후손에게 전해졌다.

지금은 대부분의 사람들이 한 쌍의 ApoE3를 가지고 있다. ApoE3가 있으면 알츠하이머에 걸릴 확률이 대략 9%다. 하지만 미국인 중 4분의 1에 해당하는 7,500만 명이 ApoE4 형질을 가지고 있는데, 이들이 알츠하이머에 걸릴 확률은 약 30%다. ApoE4를 한 쌍 가지고 있을 때는 확률이 50%로 높아진다. 부모 양쪽에게 ApoE4 유전자를 받으면, 염증으로 인한 알츠하이머에 걸릴 확률이 높다는 뜻이다.

염증이 원인이 되는 알츠하이머는 새로운 정보 저장 능력이 손실되는 것부터 시작한다. 그래서 오래된 기억, 말하는 능력, 계산 능력, 쓰기 능력은 그대로 남지만, 최근 기억부터 잃어버린다. ApoE4를 한 쌍 가진 사람들은 주로 40대 말이나 50대에 알츠하이머가 시작된다. ApoE4 형질을 하나 가진 사람은 50대 말이나 60대에 병이 시작되는 경우가 많다. ApoE4가 없는 사람은 60대나 70대에 알츠하이머에 걸린다.

해마는 경험을 장기적인 기억으로 바꾸고, 부피를 줄인다. 하지만 적어도 초기에 뇌의 다른 영역은 부피가 줄지 않는다. 뇌에서 정

---

* 변이가 나타난 시기를 짐작할 수 있는 이유는 그 전과 얼마나 달라졌는지를 확인하고 (ApoE3, ApoE2와 ApoE4를 비교한다), 변화를 위해서는 얼마의 시간이 걸리는지 대략 알고 있기 때문이다.

수리 부분은 언어, 계산, 인식, 쓰기와 같은 기능을 담당하며, 포도당을 덜 사용하고, 활동의 감소를 나타낸다. 해당 종류의 알츠하이머 환자를 대상으로 세부적인 연구를 시행한 결과, 눈에 띄는 생화학적 표시를 몇 가지 확인하고 실험으로 평가가 가능했다.

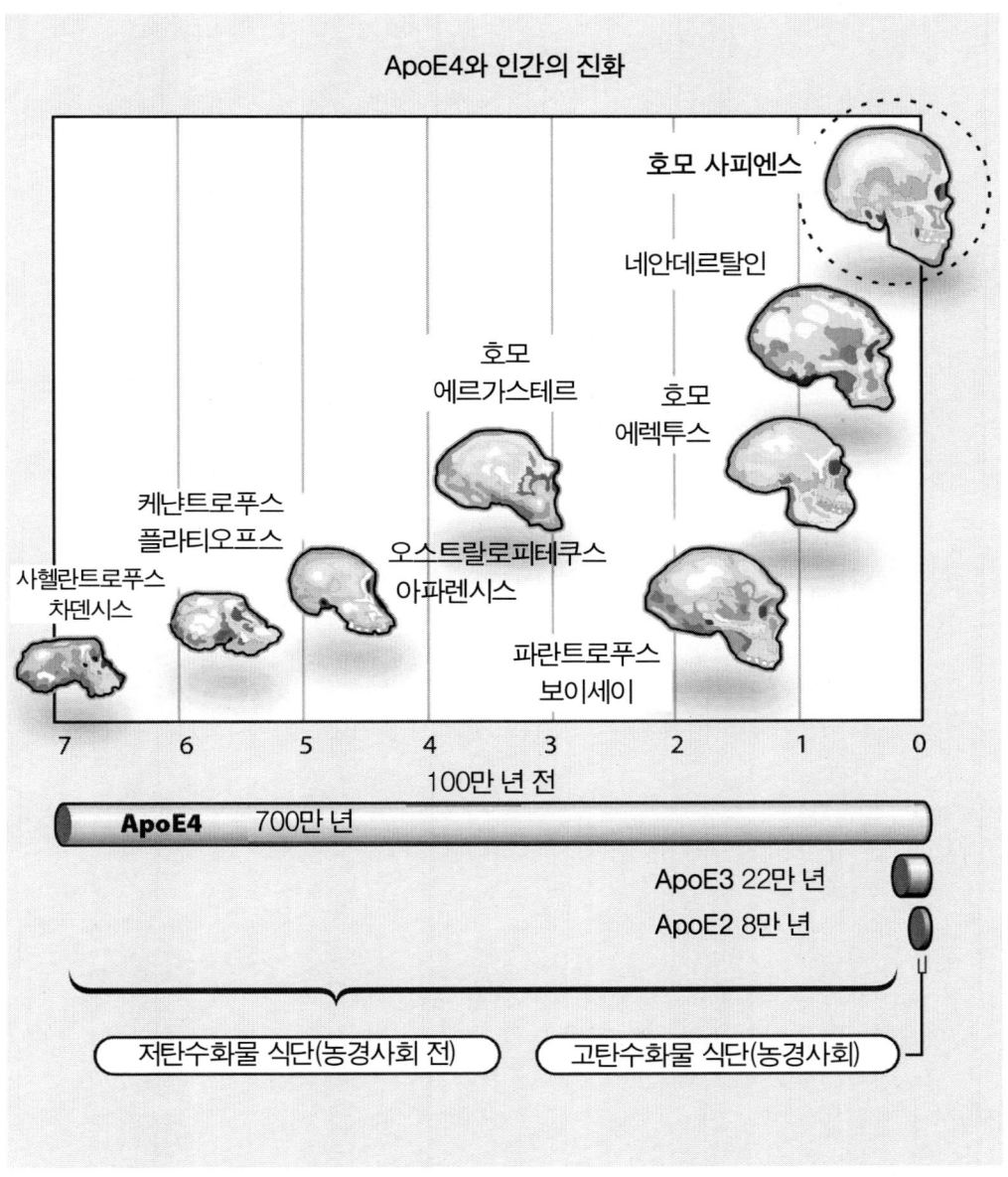

그림 7 ApoE4는 원래 ApoE였다. ApoE3가 나타난 것은 22만 년 전이고, ApoE2가 나타난 것은 8만 년 전이다.

1. C-반응성 단백질이 증가했다. 간에서 감염에 대한 염증을 보였기 때문이다.

2. 알부민(몸속의 찌꺼기를 수집하는 중요한 혈액 단백질이다. 아밀로이드나 독성물질 같은 원치 않는 분자를 제거해서, 피를 깨끗하게 유지한다)과 글로불린의 비율을 유지한다. 본 비율은 항체를 포함해서 60가지 혈액 단백질과 관련이 있으며, 염증이 있을 때는 비율이 줄어든다.

3. 인터류킨-6가 증가한다. 이 물질은 염증이 있으면 증가한다.

4. 종양괴사인자가 증가한다. 역시 염증에 반응해 증가하는 단백질이다.

5. 인슐린 저항과 같은 신진대사와 호르몬 불균형이 동반된다.

염증을 동반하는 알츠하이머는 리코드 프로그램에 대한 반응이 가장 빠르다.

두 번째는 영양(차가움)이다. 이 종류의 알츠하이머 증후군은 ApoE4 형질을 하나 혹은 두 개 가진 사람들 사이에서 더 자주 확인되지만, 염증으로 인한 알츠하이머보다 10년 정도 늦게 발병한다. 염증으로 인한 알츠하이머와 마찬가지로 영양 부족에 의한 알츠하이머 역시 새로운 정보를 기억하는 능력을 잃는다. 하지만 말하고,

쓰고, 계산하는 능력은 유지된다. 또한 염증이 동반된다는 증거는 없다. 염증 수치는 오히려 일반적인 수준보다 낮다. 뇌의 시냅스에 필요한 모든 영양소가 말라버린다.

1. 갑상선, 부신, 에스트로겐, 프로게스테론, 테스토스테론, 프로그네놀론을 포함한 호르몬 수치가 이례적으로 낮다.

2. 비타민 D가 줄어든다.

3. 인슐린 저항이 발생하거나, 인슐린 수치가 너무 낮다.

4. 호모시스테인이 높아질 수 있다(다만 첫 번째 유형에서도 호모시스테인은 높아질 수 있다).

영양에 의한 알츠하이머는 일반적으로 염증에 의한 경우보다 리코드 반응이 느리다.

75세의 정신과 의사인 환자 A는 2년 전부터 새로운 정보를 기억하는 데 어려움을 겪었다. 하지만 계산 능력에는 문제가 없었고, 옷을 입거나 말을 하는 것에도 어려움이 없었다. 이 환자의 PET 결과는 전형적인 알츠하이머 환자의 뇌 사진이었다. 해마의 크기는 백분위 점수가 16밖에 되지 않았다. 온라인을 이용한 인지기능의 평가는 같은 연령대 대비 백분위 점수가 9에 불과했다. ApoE4 유전자는 가지고 있지 않았다(ApoE3/3을 가진 경우였다). 혈액 속 비타민 D, 프로그네놀론, 프로게스테론, 에스트라디올, 비타민 B12는 부족했고, 호모시스테인 수치는 높았다. 2형 경도 인지장애(알츠하이머 전 단계) 진단이 내려졌다.

곧 환자는 리코드 프로그램을 적용했고, 12개월 후 눈에 띄게 증상이 개선되었다. 환자의 인지능력 평가는 백분위 점수 9에서 97로 개선되었다. 이후 검사에서 비타민 D, 프로그네놀론, 프로게스테론, 에스트라디올, 비타민 B12, 호모시스테인 수치도 개선된 것으로 나타났다.

알츠하이머 1번 유형과 2번 유형은 동반해서 나타나기도 한다. 다시 말해서 염증이 확인되는 동시에 시냅스에 필요한 영양소 부족도 나타난다. 첫 번째와 두 번째 종류의 알츠하이머가 결합된 경우 중 가장 흔해서 1.5형이라고 불리는 알츠하이머 형태는 설탕의 독성 때문에 발병한다.

1. 혈당 수치가 높아서, 다양한 단백질의 변화(당화반응)와 염증이 확인된다.

2. 당 수치가 높아서 인슐린 수치가 높아지고, 결국 인슐린 저항으로 이어진다. 인슐린과 영양 분자는 제 기능을 못 하게 되며, 두 번째 유형의 알츠하이머에서 확인되는 영양소 손실이 나타난다.

3. 설탕의 독성 때문에 발병하는 알츠하이머 역시 앞에서 설명했던 시
   냅스 생성과 파괴 사이의 균형이 깨어진 결과다.

세 번째 알츠하이머는 독성(불쾌함)에 의한 것이다. 이 종류는 ApoE4가 아니라 일반적인 ApoE3 형질을 가진 사람들에게서 발생한다. 알츠하이머는 가족력이 정형화되어 있지 않다. 친척 중에 환자가 있어도 80세 이후에 나타나곤 한다. 하지만 독성에 의한 알츠하이머는 상대적으로 어린 나이인 40대 후반부터 60대 초반에 증상이 시작된다. 대부분 극심한 스트레스 때문이며, 기억력 손실보다는 숫자, 언어, 조직력 상실을 동반한 인지기능 장애부터 시작된다.

첫 번째와 두 번째 알츠하이머 유형이 시냅스 생성 속도가 늦어지면서 전략적으로 뇌를 파괴하는 것이라면, 세 번째는 건물에 수류탄을 던지는 것에 비유할 수 있다. 모든 게 위험하다. 그래서 환자들은 최근의 기억뿐 아니라 오래전 기억도 잊는다(여기에서 말하는 기억은 어떤 사실이나 인생의 사건을 재구성하는 에피소드뿐 아니라 일의 순서나 물건의 사용법, 말하는 것과 같은 모든 종류의 기억을 뜻한다). 이런 종류의 알츠하이머를 앓고 있는 환자들은 물건값이나 영수증을 계산하기 힘들어하고, 단어를 빨리 생각해내지 못하며, 철자를 헛갈리고, 글을 잘 읽지 못한다. 우울증이나 주의력 부족과 같은 정신적인 어려움도 흔히 동반된다.

몰리는 52세의 여성으로 2년 동안 인지기능의 장애를 앓았다. 시작은

숫자부터였다. 팁을 얼마 줘야 할지 계산하기 버거웠고, 영수증을 확인하는 것도 어려웠다. 몰리는 가족들과도 문제가 있었고, 직장에서도 갈등이 있었으며, 마취를 네 번 경험했고, 이후 폐경이 왔다. 그녀의 상태는 빠르게 악화되었고, 곧 아이처럼 행동하기 시작했다. 가족력은 없었다. 몬트리올 인지기능 평가 점수는 30점 만점에 19점으로, 손상이 심각했다. MRI 사진에서는 뇌 전체의 부피가 또래보다 훨씬 줄어들어 있었다. '액체감쇠역전회복fluid attenuated inversion recovery, FLAIR'영상 판독 결과 뇌실 주변과 피질하 부위 백색질에서 과집중된 부분이 여럿 발견되었다. 더욱이 알츠하이머에서 거의 공격을 받지 않는 것으로 알려진 소뇌마저 축소된 상태였다.

몰리는 ApoE3/3이었고, hs-CRP는 1.4로 약간 높았다. 알부민 대 글로불린 비율이 1.57밖에 되지 않았고, 헤모글로빈 A1c는 5.3%로 정상이었다. 공복 인슐린은 4.5로 정상이었으며, TSH는 2.14로 약간 높았다. 유리 T3는 4.2로 정상, T4는 1.0으로 정상이었으며, 프로게스테론은 0.21보다 낮았다. 에스트라디올은 3으로 낮았고, 17-하이드록시프레그네놀론은 14로 낮았으며, 아침 코르티솔 수치는 9, 비타민 D는 22였다. 혈청 동은 101로 정상이었지만 아연 수치는 56으로 매우 낮아서, 구리와 아연의 비율은 1.8:1이었다. 종합해보면 몰리는 약한 염증이 있었고, 부신 피로증후군을 앓고 있었으며, 갑상선 기능이 좋지 않았고, 비타민 D가 낮았다. 여기에 아연 수치는 너무 낮고, 구리와 아연의 비율은 너무 높았다.

알츠하이머 세 번째 종류는 상대적으로 리코드 프로그램에 반응이 적다. 현재 우리가 활용하는 리코드 프로그램을 더 정교하게 개선해야 하는 이유이기도 하다. 3번 알츠하이머 환자들은 모두 전형적인 알츠하이머 증세 이외의 병증(전측두엽 치매 혹은 혈관성 치매)을 보였고, 척수액 혹은 PET 사진으로 알츠하이머를 진단할 수 있었다. 일반적이지 않은 병증이 왜 발생하는지는 미스터리였고, 그 답은 수많은 환자를 위한 해결책이 될 수 있었다. 이 무질서한 알츠하이머의 원인은 무엇일까?

의료보험 회사는 필요하지 않다고 판단하고, 의사들도 중요하지 않다고 생각한 광범위한 혈액 검사를 진행하자, 놀라운 실마리가 확인되었다. 알츠하이머 환자 모두는 아니었지만, 다수의 혈청 내 아연 수치가 크게 낮았다. 게다가 콜레스테롤 수치에 비해 트리글리세리드 수치가 이상할 정도로 낮은 것으로 확인되었다. 우리는 이를 통해 세 번째 알츠하이머 증후군의 특성을 확인할 수 있었다.

1. 해마뿐만 아니라 다양한 뇌의 부분에 영향을 미친다. MRI를 찍어보면 전체 뇌의 크기가 줄어든 것이 확인된다.

2. MRI를 보면, 신경세포 염증과 혈관 누출이 자주 확인된다. 또한 이례적인 하얀 반점을 다수 확인할 수 있었다.

3. 환자들은 혈액 내 아연 수치가 낮았고, 구리 수치는 높았다. 그 결

과 구리 대 아연의 비율이 높았다. 원래 구리와 아연의 수치는 각각 100mcg/dL로 그 비율이 동일해야 하지만, 환자들은 아연은 50, 구리는 170에 가까워서 비율이 3을 훨씬 넘었다.

4. 세 번째 부류의 알츠하이머 환자는 처음에 전측두엽 치매나 혈관성 치매와 같은 이례적인 알츠하이머 증상을 보였고, 우울증이나 '일반적이지 않은 알츠하이머' 진단을 받았다. 하지만 PET 사진이나 척수액을 검사하면 알츠하이머로 확인되었다.

5. 호르몬이 불균형 상태가 되면 몸은 스트레스에 제대로 반응하지 못한다. 뇌의 시상하부, 뇌의 밑부분에 있는 뇌하수체, 간의 윗부분에 있는 부신으로 구성된 순환 구조가 제대로 작동하지 않게 된다. 낮은 유리 T3, 낮은 프레그네놀론, 낮은 에스트라디올, 낮은 테스토스테론 역시 검사를 통해 확인된 사실이다.

6. 혈액 내에 수은이나 곰팡이로 인한 진균독처럼 독성 화학물질 농도가 높았다. 수은은 뼈와 뇌 등의 세포 조직에 곧장 영향을 미치기 때문에 혈액 내 농도를 측정할 필요가 없다. 따라서 세포에서 수은을 추출해서 측정하는 켈레이트chelating 방식을 사용한다. 여섯 시간 동안 소변에 포함된 수은양을 측정해 세포 내 수은 농도를 파악한다.

오늘날 의학계는 독성물질이 알츠하이머의 원인이 아니라고 판단한다. 일례로 알츠하이머 협회는 "지금까지 과학적 증거에 따르면 은으로 된 치과용 충전제와 알츠하이머는 관련이 없다"고 발표했다. 하지만 알츠하이머 환자의 아말감 충전제를 제거했을 때(아말감은 수은 50%와 은 15%를 포함한다) 인지기능이 개선된 사례가 확인되었다. 어떤 연구에서는 아말감 충전제가 알츠하이머 위험을 높이지 않는다고 주장하는 반면, 다른 연구에서는 수은이 알츠하이머 가능성을 높인다고 주장하고 있어서 혼란은 가중된다.

수은과 같은 독성 화합물이 전체는 아니더라도, 기억이 손상되기 전 언어 능력과 계산 능력을 떨어뜨리는 이례적인 알츠하이머의 원인일까? 발암물질에 노출되면 암에 걸린다는 사실은 누구나 알고 있다. 하지만 인지기능을 떨어뜨리는 특정 물질이 있는 것일까?

나는 알츠하이머 환자의 배우자, 지인, 환자에게 직접 전화를 걸었다. 놀랍게도 모두가 독성물질에 노출된 경험이 있었다. 어떤 환자는 뉴저지에 있는 톰스 강에 살았다고 했다. 톰스 강은 염료와 플라스틱을 만드는 공장에서 몰래 독성물질을 흘려보내는 바람에 오염이 심했으며 주변에 거주하는 아이들이 암에 걸린 일이 있었다. 또 다른 환자는 형제 중에 독성물질에 노출되어 백혈병에 걸린 사람이 있다고 했다. 또 어떤 사람은 화학물질을 만드는 공장에서 평생을 일했다고 말했다. 그는 정기적으로 화학 연기를 흡입했다. 환자 두 명은 곰팡이로 오염된 집에서 살았고, 또 다른 한 명은 하수구에서 일했다고 했다. 나머지 상당수의 환자는 대부분의 충치를 아말감으로 때웠다.

환자들의 이야기를 듣고 나는 독성물질의 역할을 실감했고, 이들을 대상으로 알츠하이머 환자들에게는 잘 하지 않는 독성물질 민감도 테스트를 시행했다.

칼은 55세였고, 1년 동안 인지기능의 장애를 겪었다. 그는 지출 내역을 제대로 계산하지도 못했다. 원래 뛰어난 전문 도박사였지만 카드 용어를 잘못 사용하거나, 원하는 용어를 틀리게 말했다. 사람 이름을 다르게 부르기도 했다. 집중력도 떨어졌다. 농구를 보는데, 어떤 팀이 공격 중이었는지를 잊었다. 생각이 계속 엇갈렸고, 가벼운 우울증이 생겼다. 알츠하이머 가족력은 없었다.

PET 사진에서는 약하긴 했지만, 전형적인 알츠하이머 증상이 확인되었다. 칼은 약한 인지기능 손상과 알츠하이머 전 단계를 진단받았다. 일 년에 한 번씩 검사를 받는 것 외에 다른 검사나 치료는 권고받지 않았다. 이후 ApoE4 유전자 검사는 음성 판정을 받았다(대신 ApoE3/3 보유 판정을 받았다).

나는 칼의 연락을 받고, 수은 등의 중금속과 진균독(아플라톡신, 오크라톡신, 글리오톡신, 트리코테센 등의 곰팡이균) 검사를 권했다. 검사 결과 칼은 수은 수치가 몇 년간 상당히 높았던 것으로 나타났다. 우리는 독성물질을 줄이는 리코드 프로그램을 적용했으며 이후 칼은 인지기능이 개선되었고, 포커도 다시 할 수 있게 되었다.

세 종류의 알츠하이머 증후군은 염증(1번), 영양 요소 부족(2번),

독성물질에 노출(3번)에 대응한 결과다. 이 세 가지는 APP에서 만들어지는 아밀로이드 베타의 활동과 일치한다. 아밀로이드 베타는 염증 반응에 대응해 감염을 막고 호르몬과 비타민, 영양소, 다른 영양 요소에 맞게 시냅스를 줄이며, 수은과 구리 등의 금속에 반응한다.

아밀로이드 베타의 이 세 가지 기능은 알츠하이머의 세 가지 종류와 관계가 있다. 다시 말해서 아밀로이드 베타를 제거하면, 알츠하이머 환자가 다양한 영향을 받게 된다는 뜻이다. 염증 때문에 알츠하이머를 앓고 있는 환자의 뇌에서 아밀로이드 베타를 제거하면 다른 문제가 발생할 수 있다. 예를 들어서 영양이 부족해서 알츠하이머에 걸린 환자의 뇌에서 아밀로이드 베타를 제거하면 이론적으로는 진행이 느려져야 하지만, 인지기능이 손실되는 등 오히려 뇌의 기능이 전과 다른 순서로 퇴행했다. 1번과 2번이 결합된 1.5형의 환자들에게도 같은 상황이 우려될 수 있다. 만약 독성물질에 노출되어 알츠하이머에 걸린 환자의 아밀로이드 베타를 제거하면, 심각한 문제가 발생했다. 방어 기능이 상실된 상황에서 계속 독성물질에 노출되기 때문이다.

이 세 가지 종류의 알츠하이머를 발견하면서 실용적인 치료에 상당한 도움을 받게 되었다. 이미 알츠하이머에 걸렸거나, 알츠하이머 전 단계인 환자들을 치료하고, 알츠하이머에 걸릴 위험이 있는 잠재적 환자들을 돕기 위해서 우리는 어떤 요소가 인지기능 악화에 영향을 미치는지 확인하고, 해결해야 했다. 다음은 리코드 프로그램으로 인한 효과가 가장 적은 독성물질 노출에 의한 알츠하이머의 특징과 그에 대한 설명이다.

표1 독성물질 노출에 의한 알츠하이머의 특징

특징	설명
65세 전에 증상 시작	대부분 40대 말이나 50대에 증상이 시작된다.
ApoE4 음성 반응	ApoE3/3가 일반적이다.
가족력이 거의 없음	ApoE4 때문에 알츠하이머에 걸린 가족이 많지 않다.
폐경이나 남성 갱년기에 증상이 시작	호르몬과 밀접한 영향이 있다.
우울증이 인지기능 장애에 선행하거나 동반됨	우울증이 HPA축(시상하부, 뇌하수체, 부신 축) 호르몬 장애와 결합한다.
두통의 호소	두통은 독성물질에 대한 노출과 연관된 일반적인 현상이다.
기억력 감퇴가 두드러지지 않음	일반적으로 수행기능이 떨어지며(계획, 문제해결, 조직, 집중력), 숫자 계산 능력이 감소하고, 말을 하는 것도 힘들어진다. 시각적 인지에 문제가 생기며, 옷을 입는 것과 같은 배워서 익힌 능력도 잃게 된다.
스트레스(실직, 이혼, 가족의 변화)와 수면 부족으로 악화	스트레스와 수면 부족으로 인지기능이 눈에 띄게 하락한다.

특징	설명
진균독 혹은 금속, 혹은 두 가지 모두에 노출 (아말감에 의한 비유기성 수은에 노출 혹은 생선을 통해서 유기성 수은에 노출)	혈액 및 소변 검사로 평가할 수 있다.
CIRS(만성 염증 반응)로 인한 인지기능 장애	CIRS를 동반한 인지기능 장애가 일반적 이다.
소뇌의 축소	FGD-PET 사진은 초기임에도 불구하고 포 도당 활용 면에서 전두엽과 측두두정의 감소 가 확인되었다. MRI 사진을 찍어보면 대뇌 피 질과 소뇌가 축소된 것을 확인할 수 있다.
콜레스테롤 수치 대비 혈청 글리셀리드 혹은 글리셀리드 비율 낮음	글리셀리드가 50대인 경우를 흔히 확인할 수 있다.
혈청 아연 수치가 낮거나 구리 대 아연 비율이 높음	구리 대 아연의 비율은 1.0이 되어야 한다. 만약 비율이 1.3 이상이면 인지기능 장애가 동반된다.
HPA 축 기능 상실과 함께 프레그네놀론, 코르티솔 수치 하락	3번 유형의 알츠하이머에서는 호르몬 불균형 이 일반적이다.
혈청의 C4a, TGF-β1, MMP9 농도가 상승 혹은 MSH(색소세포 자극 호르몬) 농도 하락	진균독과 같은 생물독소에 노출된 사실을 확 인할 수 있다.
다양한 생물독소에 민감	유전자 검사를 통해서 특정 생물독소에 민감 하다는 사실이 환자 중 25%에서 확인되었다.

3부

차별화된 치료법

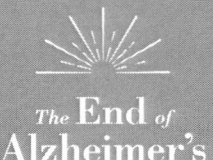

The **End** *of*
Alzheimer's

07 무엇이 알츠하이머를 발병하게 하는가

우리가 어디에 서 있는지 알기 위해서, 떨어져야 할 때가 있다.

헤일리 윌리엄스Hayley Williams

50대가 되면 결장경 검사를 해야 한다. 결장이나 직장에 전 암병변을 확인해 암을 조기에 막아야 하기 때문이다. 마찬가지로 45세가 넘은 사람들은 '인지능력 평가'를 받아서 인지능력의 퇴행을 막아야 한다.

문제가 있는지 모르면 해결할 수 없다. 염증, 부족한 호르몬이나 영양 성분, 독성에 대해 자신이 얼마나 취약한지를 상세하게 알아야 한다. 그래야만 해결책을 찾을 수 있다.

알츠하이머가 심각한 환자들은 뉴런과 시냅스의 손실이 상당해서, 문제의 원인을 해결해도 즉시 인지기능이 개선되지 않는다(최근 몬트리올 인지검사MoCA에서 1점을 받은 중증환자들이 개선되는 사례가 있었지만, 이는 예외에 속한다). 이들의 경우, 인지기능이 이미 통제할 수 없는 수준이다. 하지만 다행스럽게도 알츠하이머를 예방할 뿐만 아니라 개선할 수 있는 해결책이 있다. 이 방법은 10년 가까이 진행된 주관적 인지장애, 몇 년밖에 되지 않은 경도 인지장애, 그 중간 단계 모두에 효과가 있었다. 시냅스 손실과 인지장애를 미리 발견하고 대응하면, 심각한 알츠하이머뿐 아니라 약한 병증도 피할 수 있었고, 증상이 나아지기도 했다.

우리의 평가 방법을 상세히 설명하기 전에, 현재 일반적인 알츠하이머 진단 방법과 비교해보려고 한다. 먼저 관련 연구와 치료에 있어서 최고 권위자로 꼽히는 유명 전문의의 말을 인용하겠다. "뇌의 MRI와 CBC 검사(혈구세포 검사), 신진대사와 갑상선을 검사합니다. 환자와 부인에게 돈 관리, 약, 이동 능력을 확인하라고 한 다음에 매일 도네페질 5mg을 복용하도록 처방합니다."

마치 황금률이라도 되는 듯한 이 방식은 다음을 고려하지 못하는 문제가 있다.

- **유전:** ApoE를 비롯해 알츠하이머 위험을 높이는 다른 유전자에 대한 정보가 없다.

- **염증:** 알츠하이머의 원흉인 염증을 평가하지 않는다.

- **감염:** 1형 단순포진 바이러스, 보렐리아(라임병), 진지발리스균(구강 박테리아), 곰팡이 등의 감염이 알츠하이머를 유발한다는 데이터가

계속 확인되고 있지만, 감염에 대한 테스트를 진행하지 않는다.

- **호모시스테인:** 뇌의 영양 및 알츠하이머와 관련된 아미노산이지만 측정하지 않는다.

- **공복 인슐린 수치:** 최적의 뇌 기능을 위한 필수적인 호르몬이지만, 언급도 하지 않는다.

- **호르몬 상태:** 호르몬은 뇌가 최적화된 기능을 수행하는 데 꼭 필요하지만, 평가하지 않는다. 갑상선 기능은 평가하지만, 여타 중요한 검사는 진행하지 않는다.

- **독성물질에 대한 노출:** 수은과 진균독 모두 검사하지 않는다.

- **면역체계:** 면역체계는 알츠하이머에서 중요한 역할을 한다. 특히 면역체계 중 진화를 오래 겪었고 감염에 가장 먼저 반응하는 선천적 면역체계는 특히 중요하다. 하지만 평가하지 않는다.

- **미생물군집:** 장, 입, 코, 부비강에 서식하는 박테리아를 비롯한 미생물은 언급하지 않는다.

- **혈액뇌장벽:** 알츠하이머 환자는 혈액뇌장벽이 정상이 아니지만, 평가

하거나 언급하지 않는다.

- **체질량 지수:** 알츠하이머와 뇌 건강에 있어서 체질량은 널리 알려진 위험요소지만 언급되지 않았다(체질량 지수가 33인 알츠하이머 환자는 과체중으로 판단되며, 정상적인 인지기능을 위한 수준보다 훨씬 높다).

- **당뇨병 전증:** 알츠하이머의 또 다른 위험 요인이지만 언급하지 않았다.

- **체적 측정:** 구조적인 문제를 확인하기 위해서 MRI를 사용하지만, 뇌 각 부분의 부피를 측정하는 방법은 포함되지 않았다. 체적 측정은 MRI에 추가할 수 있는 간단하면서도 중요한 평가 방법이다. 어느 부분의 뇌가 줄어들었는지를 확인하면 알츠하이머의 유무는 물론이고 원인이 무엇인지 확인하고, 더 나은 진단을 내릴 수 있다. 예를 들어서 뇌가 전체적으로 줄어들었다면 세 번째 유형(독성)일 가능성이 크지만, 해마가 줄었다면 첫 번째나 두 번째일 가능성이 크다.

- **맞춤형 치료:** 실제 알츠하이머인지 확인하지도 않은 상황에서 약을 처방한다.

인지기능 장애에 대한 현재의 평가와 치료 방법은 참담한 수준이다.

환자들은 치료가 불가능하다는 말을 듣고, 의학적인 도움을 구하는 것마저 포기한다. 환자들은 운전면허를 잃고, 병에 걸렸다는 낙인이 찍히고, 직장에서 쫓겨날까봐 두려워한다.

병원은 효과적인 치료가 있다고 생각하지 않기 때문에, 환자들에게 기억력 개선을 위한 병원을 권하지 않는다. 진단이 확실하지 않아도 간단하게 도네페질(아리셉트)을 처방하기도 한다.

의사는 환자에게 스트레스를 유발하는 신경심리학 테스트, 값비싼 영상촬영 검사, 반복적인 신호 테스트를 받게 하고, 정작 필요한 치료는 하지 않는다.

알츠하이머, 경도 인지장애, 주관적 인지장애를 되돌리기 위해서 이제는 달라져야 한다. 이번 장에서는 인지장애의 원인이 되는 요소를 정확하게 파악하기 위한 신진대사 평가 방법을 소개하고, 주관적 인지장애, 경도 인지장애, 알츠하이머를 구분하는 방법을 설명하려고 한다.*

호모시스테인

호모시스테인 수치가 높으면 알츠하이머에 걸릴 가능성이 커진다.**
앞에서 시냅스를 만들라는 신호보다 파괴하라는 신호가 더 많을 때 어떻게 되는지를 설명했다. 호모시스테인은 시냅스 손실을 유발

---

* 다양한 인지기능 손상이 신경퇴행성 과정의 결과지만, 뇌종양과 같은 다른 원인도 있다. 따라서 신진대사를 평가하기 전에 MRI와 CAT 사진으로 그 가능성을 확인해야 한다.

** 심혈관 질환, 뇌졸중, 암과도 직결된다.

하는 염증, 영양 요소 부족, 독성물질 중에서 두 가지를 보여준다. 염증을 나타내는 표시인 동시에 영양 요소가 적절하지 않다는 신호다.

호모시스테인은 땅콩, 쇠고기, 양고기, 치즈, 칠면조, 돼지고기, 생선, 조개, 콩, 달걀, 콩 등 아미노산 메티오닌이 들어 있는 음식을 섭취할 때 생성된다.

메티오닌은 호모시스테인으로 바뀌고, 호모시스테인은 다시 메티오닌이나 시스테인, 아미노산으로 바뀐다. 이런 변화 과정에서 비타민 B_{12}, 비타민 B_6, 엽산, 아미노산 베타인이 요구된다. 이들 분자가 건강한 수준일 때는 호모시스테인 재활용에 전혀 문제가 없다. 하지만 그렇지 못할 때는 호모시스테인 수치가 높아져서 혈관과 뇌에 손상을 입힌다. 1리터당 6마이크로몰μM(마이크로몰라라고 부르기도 한다) 이상이면 무조건 위험하며, 호모시스테인 수치가 높을수록 더 위험하다.

호모시스테인 수치가 높아도 알츠하이머에 걸리지 않는 사람도 있다. 하지만 호모시스테인이 해마의 크기를 줄이는 인지기능 장애의 원인이라는 사실은 부정할 수 없다. 호모시스테인 수치가 6이 넘으면 해마의 크기가 더 빨리 줄어든다.

테리는 똑똑하고 성공한 여성이었다. 장거리 달리기와 글쓰기를 즐기던 테리는 60세가 되면서 집중하기 어렵고 기억력이 감퇴하기 시작했다. 그녀는 65세가 되던 해에 나를 찾아왔다. 테리의 아버지는 치매를 앓다가 사망했다고 했다. 우리는 가족력과 증상을 보고 유전자 검사를 했고, ApoE4 양성을 확인했다. 혈액 검사 결과 호모시스테인 수치는 16이었다. 테리는 곧바로 리코드 프로그램을 시작했는데, 3개월도 되지 않아서 상태가 호전되었다. 하지만 6개월이 지나도 호모시스테인은 11 이하로 떨어지지 않았다. 담당 의사는 호모시스테인 수치가 낮아지지 않아서 고민했다. 알고 보니, 테리는 시아노코발라민(비타민 B_{12}), 엽산, 피리독신을 복용하고 있었다. 우리는 메틸코발라민(메틸-B_{12}), 피리독살 5-인산으로 바꾸도록 권했고, 호모시스테인 수치는 7까지 하락했다. 테리는 지금도 여전히 날카로운 인지기능을 유지하고 있으며, 활동적이다. 최근 촬영한 PET 사진은 정상이었고, 다만 작은 아밀로이드 하나가 발견되었을 뿐이다.

목표: 호모시스테인을 7 이하로 낮추어야 한다.

비타민 B_6, B_{12}, B_9

호모시스테인을 이상적인 수준으로 낮추기 위해서는 활성화된 형태의 비타민 B_6, B_9(엽산), B_{12}를 충분히 유지해야 한다. B_6의 활성화된 형태는 피리독살-5-인산**P5P**이며, B_{12}는 메틸코발라빈, B_9은 메틸 엽산이다. 혈액 검사에서 B_{12}의 정상수치는 200~900pg/ml다.*
하지만 이 기준은 의사들이 정상범주에 있다고 말하지만, 이상적인

---

* 1pg(피코그램)은 10^{-12}를, 1ng(나노그램)은 10^{-9}를, 1mcg(마이크로그램)은 10^{-6}을 의미한다.

수치는 아닌 대표적인 예다.

비타민 B12 검사를 받았을 때 200에서 350 사이의 수치가 나오면, 검사지에는 '정상'이라고 적혀 있다. 하지만 실은 이 정도면 B12 결핍으로 유발되는 빈혈이나 치매의 위험이 있다. 따라서 병원에서 흔히 말하는 정상 수준인 300 언저리가 아니라 500 이상을 기록해야 한다.

의사들은 흔히 비타민 B12가 아닌 MMA(메틸말론산) 검사를 권한다. B12가 감소하면 MMA가 증가하기 때문이다. 반대로 말하면 MMA가 증가하면 B12는 감소한다는 뜻이며, 실제 MMA는 B12보다 더 민감하다. MMA가 B12 검사를 보완할 수 있는 것은 사실이다. 하지만 MMA 결과는 변수가 있으므로 B12 검사 대신 사용하는 것보다 두 가지를 병행하는 것이 좋다.

엽산은 흔히 밀리리터당 2~20ng을 정상으로 고려한다. 하지만 농도가 2ng까지 떨어져서는 안 되며, 10~25ng을 목표로 해야 한다.

비타민 B6는 최저 리터당 30~50nmol, 최고 110nmol을 정상 기준으로 잡고 있다. 하지만 최저치와 최고치 모두 이상적이지 않다. B6의 농도가 그 정도로 높으면, 신경돌기에 독성물질로 작용하게 된다. 특히 촉감과 압력을 느끼는 신경에 피해를 주기 때문에 팔다리의 신경을 망가뜨린다. B6는 60~100nmol으로 유지하는 게 좋다.

목표: 비타민 B12=500~1500pg/ml

  엽산=10~25ng/ml

비타민 B6= 60~100nmol/l

인슐린 저항

높은 인슐린과 포도당은 알츠하이머를 유발하는 가장 위험한 두 가지 요인이다. 어쩌면 여러분은 이미 설탕이 얼마나 끔찍한 독인지에 관한 훌륭한 책을 읽은 적이 있는지도 모르겠다. 설탕 섭취로 인한 피해는 심각하다. 인간의 신체는 하루 15g 이상의 설탕을 처리하지 못한다. 흔히 마시는 청량음료 한 캔에 들어 있는 것보다 훨씬 적은 양이다(청량음료 한 캔에는 40~100g의 설탕이 들어 있다). 하지만 청량음료 외에도 설탕이 든 음식은 너무 많다. 사탕, 단맛이 나는 시리얼, 요거트, 상점에서 파는 빵에도 설탕이 들어 있다.

포도당 수치가 높은 음식을 섭취하면(설탕뿐 아니라 하얀 밀가루로 만든 빵, 흰쌀, 감자, 구운 음식 등 전분이 들어 있는 음식도 포함된다) 몸은 포도당을 낮추기 위해서 인슐린을 다량으로 쏟아낸다. 포도당 자체가 독성을 띠고 있기 때문이다. 이 과정은 여러 가지 면에서 세포에 해를 입힌다. 일단 세포가 인슐린에 무감각해진다. 처음에는 귀에 거슬리던 경적 소리가 시간이 지나면 괜찮아지는 것과 비슷하다. 이런 인슐린 저항은 2형 당뇨병 외에도 지방간과 신진대사 장애와 같은 문제를 일으킨다. 그뿐만 아니라 알츠하이머의 원인이 된다. 인슐린 저항이 알츠하이머 발병 위험을 높이는 이유는 인슐린이 뉴런의 생존과 관련된 중요한 신호기 때문이다. 인슐린은 인슐린 수용체와 결합해서 뉴런의 생존을 위한 신호를 발생시킨다. 그런데 인슐린 수치가 늘 높아서 무감각해지면, 뉴런을 살리라는 신호가 무뎌진다. 인슐린과 알츠하이머의 관계는 비단 여기에서 끝나지 않는다. 신체는 역할을 다한 인슐린을 분해하는데, 이때 인슐린분해요소IDE를 사용한다. IDE는 아밀로이드 베타 역시 분해하는데, 인슐린을 분해하느라 아밀로이드 베타는 분해하지 못한다. 따라서 아밀로이드 베타 수치는 증가하고, 알츠하이머 발병 위험은 커진다.

과도한 당 섭취는 만성적인 인슐린 수치 증가 외에 다른 문제의 원인이 되기도 한다. 포도당은 빨판상어의 빨판처럼 다양한 단백질에 붙어서 기능을 방해한다. 히치하이크를 즐기는 헤모글로빈 A1c 포도당 분자는 최종당화독소 혹은 최종당산화물AGE 생성을 위해서 화학적 반응을 겪는다. 이들 분자는 다양한 체계를 이용해서 피해를 준다. 첫째, 면역체계는 AGE와 결합한 단백질에 대한 항체를 만들어 염증을 일으킨다. 둘째, 수용체와 결합한 AGE는 RAGE(AGE를 위한 수용체)로 불리는데, 역시 염증을 유발한다. 셋째, AGE는 DNA와 세포의 막을 비롯해 접촉하는 모든 것을 망가뜨린다. 넷째, 달라진 단백질은 혈관을 망가뜨려, 뇌를 지탱하는 데 필요한 영양 성분을 줄이고(두 번째 알츠하이머 위험을 높인다), 혈관과 뇌 사이에 있는 벽에 구멍을 뚫는다(1번 알츠하이머의 위험을 높인다).

따라서 포도당과 인슐린 상황을 파악해야 한다. 공복 인슐린은 반드시 4.5 이하여야 한다. 공복 혈당은 90 이하로 유지되어야 하며, 헤모글로빈 A1c는 5.6%를 넘어서는 안 된다.

카트리나는 65세 여성으로 기억력이 나빠지고 있었다. 주차장에서 차를 찾지 못했고, 지인들의 얼굴을 기억하지 못했으며, 생각이 자꾸만 끊겨서 직장에서 어려움을 겪었다. 단어가 잘 생각나지 않는 증상도 동반되었다. 진단 결과 신진대사에 이상을 다수 발견할 수 있었다. 공복 혈당은 121mg/dl로 당뇨병 전 단계였고, 헤모글로빈 A1c는 5.6%였다. 공복 인슐린은 4.2였으며, 아침에 코르티솔 수치는 24.3이었다(스트레스와 높은 혈당 농도를 뜻했다). 리코드 프로그램을 시작하고 4개월 만에 카트리나의 모든 증상이 개선되었다. 공복 혈당은 108로 떨어졌다(여전히 이상적인 수준은 아니지만, 분명하게 개선되었다). 헤모글로빈 A1c는 5.5%였고, 공복 인슐린은 3.4, 오전에 코르티솔 수치는 21을 기록했다.

목표: 공복 인슐린=4.5㎶U/ml 이하

헤모글로빈 A1c=5.6% 이하

공복 혈당=70~90mg/dl

염증

염증과 알츠하이머 사이에는 직접적인 관계가 있다. 경찰에 도움을 요청할 때는, 경찰이 와서 좋은 놈인지 나쁜 놈인지를 가려주길 바란다. 그래서 나쁜 놈이라면 경찰서로 연행해주길 바란다. 그런데 경찰이 당신의 집에 경찰서를 만든다면 어떨까? 매일 총격전이 벌어지고, 사람이 다치고 죽는다면 어떨까? 좋은 사람과 나쁜 사람이 모두 다친다면 어떨까?

염증은 바로 이런 것이다. 마치 몸 안에 완전히 철수하지 않는 경찰서를 만드는 것과 같다. 그래서 만성적인 염증은 심혈관 질환, 암, 관절염을 일으키고, 노화를 촉진한다. 최악의 경우 알츠하이머로 이어진다. 염증이 알츠하이머의 원인이 된다는 증거는 압도적이다. 면역체계가 과도한 반응을 보일 때도 그렇지만, 만성적으로 활동할 때도 세포가 공격을 받을 수 있다.

몸속의 경찰인 면역체계를 작동시키는 요소는 다양하다. 바이러스, 박테리아, 곰팡이에 감염되었을 때도 그렇고, 활성산소도 마찬가지다. 최종당산화물도 면역체계를 발동시킨다. 멍이 들거나, 뼈를 접질렸거나 부러져도 면역체계가 활동을 시작한다. 산화 저밀도지질단백질low-density lipoprotein, LDL처럼 단백질이나 지질이 망가져도 면역체계가 몸을 지키기 위해서 활동을 시작한다. 우리 몸속에 있는 경찰 병력인 면역기능은 놀라울 정도로 효율적이고(덕분에 우리가 지금까지 살아 있는 것이다!) 매우 복잡하며 세부적으로 나뉜다.

염증은 다음과 같은 방법으로 관리할 수 있다.

1. C-반응성 단백질CRP: CRP는 간이 모든 종류의 염증에 대해서 만들어내는 것이다. 특히 hs-CRP(고감도 CRP 검사)가 중요하다. 일반 CRP 검사는 약간의 이상적인 수준과 정상 수준을 구별하기 어렵기 때문이다. hs-CRP는 0.9mg/dL 이하여야 한다. 만약 그보다 높을 때는 염증의 원인을 찾아내야 한다. 원인은 주로 설탕이나 단순 탄수화물의 과다 섭취, 나쁜 지방, 장 누수 증후군(여기에 대해서는 이후 자세히 설명하겠

다), 글루텐 과민성장증, 구강 위생 소홀, 특정한 독성물질 외에 다양하다. 원인을 찾아낸 다음에는 제거하고, hs-CRP로 다시 확인한다.

2. 혈중 알부민 대 글로불린의 비율(A/G비율): 염증을 측정하는 보완적인 방법으로 적어도 1.8이 되어야 한다.

3. 적혈구 내 오메가-6와 오메가-3의 비율: 오메가-3와 오메가-6의 비율은 3보다 낮아야 하지만 0.5 이하여서는 안 된다. 출혈의 위험이 있기 때문이다.

4. 인터류킨-6IL-6와 종양괴사인자 알파tumor necrosis factor alpha, TNFα: 몸속의 경찰병력인 면역체계는 반응을 조율하기 위해서 요원들을 다수 파견하는데, 이를 시토카인cytokine이라고 부른다. 그중에서 염증에 의한 알츠하이머 가능성을 높이는 시토카인은 IL-6과 TNFα이다.

목표: hs-CPR=0.9mg/dL 미만

A/G비율=1.8 이상

비타민 D3

비타민 D의 활동이 감소하면 인지기능에 문제가 생긴다. 비타민 D는 와이파이처럼 피와 세포 속을 돌아다니고, 세포 안으로 유입된다. 일단 세포 안에 들어가면 비타민 D 수용체vitamin D receptor, VDR

라는 수용체 분자와 결합해 세포핵 안으로 유입되어(핵 안에는 DNA가 들어 있다), 900개가 넘는 유전자를 자극한다. 이들은 뼈의 신진대사와 조직의 형성에 영향을 미치고, 염증을 감소시킨다. 또 그중 어떤 것은 뇌의 시냅스를 만들고 유지하는 데 필수적인 역할을 하기 때문에 리코드에 중요하다. 비타민 D의 농도에 문제가 있으면 올바른 유전자가 활성화되지 않는다.

비타민 D는 햇빛이 콜레스테롤 분자인 7-디하이드로콜레스테롤을 비활성화 상태의 비타민 D로 바꾸었다가 다시 활성화 상태로 바꾸는 과정에서 체내에 흡수된다.

의학계에서는 혈청에 들어 있는 25-하이드록시콜레칼시페롤(비활성화 형태며, 흔히 측정된다)이 20~30ng/ml일 때 건강하다고 평가한다. 하지만 나는 50~80ng/ml를 추천한다. 비타민 D(일반적으로 비타민 D3)의 적절한 농도를 결정할 때 100 곱하기 규칙을 사용할 수 있다. 목표 수치(예를 들어서 50이라고 하면)에서 현재의 수치를(예를 들어서 20) 차감해서, 100을 곱하면(30 곱하기 100) 복용량을 구할 수 있다(3,000IU).

목표: 비타민 D3=50~80ng/ml

호르몬 수치

호르몬hormone이라는 단어는 그리스어로 '추진하다 혹은 작동시키다'의 의미인 'horman'에서 유래되었다. 신호를 보내는 역할을 하는 분자인 호르몬은 하나의 장소에서 분비되어 혈액을 타고 다른 곳으로 이동한다. 예를 들어서 뇌하수체에서 생성된 호르몬은 혈액을 타고 부신으로 이동한다. 인지기능을 위해서는 다양한 호르몬이 필요하다. 특히 시냅스를 형성하고 유지하는 데 필요한 호르몬이 중요하다. 이 호르몬의 농도가 하락하면, 시냅스를 제거하는 신호가 늘어나 인지기능이 후퇴한다.

1. 갑상선

갑상선을 최적의 상태로 유지하는 것도 인지기능을 위해서 중요한 요소 중 하나다. 그래서 알츠하이머 환자들에게는 갑상선 기능 이상이 흔히 발견된다. 갑상선 호르몬의 기능은 차의 가속페달과 같다. 갑상선 호르몬이 많아지면 세포의 속도가 빨라지고, 따라서 신진대사 속도 역시 빨라진다. 신진대사의 속도는 체온을 재서 확인할 수 있다. 방법은 간단하다. 일반 체온계를 흔들어서 온도를 맞춘 다음 밤에 잠자리에 들기 전에 베개 밑에 넣는다. 아침에 일어나서 온도계를 꺼내어 겨드랑이에 끼우고 10분간 잰다. 체온은 36.5도에서 36.7도 사이여야 한다. 그보다 낮으면 갑상선 기능이 저하된 것이다.

세포의 신진대사 속도는 반사 능력에도 영향을 미친다. 갑상선 기능이 저하되면 반사 능력이 느려진다. 반사 능력은 티로플렉스 **Thyroflex**라는 기계로 측정할 수 있는데, 모든 병원에 있는 것은 아니다. 티로플렉스는 팔 근육의 하나인 상완요근반사 속도를 기록해 측정한다. 갑상선이 제 기능을 하지 못하면 모든 반사 능력은 느려진다.

갑상선 기능이 신진대사의 속도에 영향을 미치기 때문에 심장박동과 뇌의 기능도 영향을 받는다. 또 얼마나 잠을 자는지, 추위와 더위를 얼마나 느끼는지, 살이 쉽게 찌는지, 쉽게 우울해지는지 등 다양한 보건 요인에 영향을 미친다. 게다가 대부분이 치매, 경도 인지장애, 주관적 인지장애를 앓는다. 따라서 갑상선 호르몬 측정은 알츠하이머 진단과 치료에 있어서 매우 중요하며, 유리 T3(활성화된 T3), 유리 T4, 역 T3reverse T3, TSH(갑상선 자극 호르몬)로 측정할 수 있다.

왜 측정에 이렇게 많은 요소가 사용될까? 다른 의사들은 TSH만 사용한다. 하지만 TSH만 사용하면 갑상선 기능 이상을 확인하지 못할 수도 있다.

TSH는 뇌하수체가 갑상선자극분비호르몬thyrotropin-releasing hormone, TRH에 대응해서 만든다. 한편 TRH는 뇌의 시상하부에서 만들어진다. 이론적으로 보면 갑상선 기능이 저하되었을 때, TSH가 갑상선 호르몬을 더 많이 만들도록 자극해야 한다. 그래서 TSH가 높으면 갑상선 기능이 저하되었다는 신호가 된다. TSH는 0.4~4.2 μIU/ml를 정상 범위로 생각하지만, 2.0 이상은 조심해야 한다.

하지만 실제적으로는 TSH 수치가 정상인데도 갑상선 기능에 문제가 있을 때도 많다. 그래서 나는 다음의 호르몬 수치도 검사하기를 권한다.

1) 유리 T3: 활성화된 상태지만 단기간 유지되는 갑상선 호르몬 분자다. 하루만 지나도 유리 T3는 사라진다(물론 계속 만들어진다). 이상적인 농도는 3.2~4.2pg/ml다.

2) 유리 T4: 호르몬 저장에 매우 중요하며, 일주일 정도 유지된다. 이상적인 수치는 1.3~1.8이다.

3) 역 T3: 갑상선의 활동을 방해한다. 그래서 유리 T3와 역 T3의 비율을 측정해야 한다. 역 T3 농도는 스트레스를 받으면 높아지며, T3의 효율성에 따라서 감소한다. 유리 T3와 역 T3의 비율은 적어도 20은 되어야 한다.

목표: TSH=2.0μIU/ml 이하

유리 T3=3.2~4.2pg/ml

역 T3=20ng/dL 이하

2. 에스트로겐과 프로게스테론

인지기능과 관련해서 에스트로겐(에스트라디올, 에스트리올, 에스트론)과 프로게스테론의 역할은 논란의 여지가 있다. 하지만 이들의 역할을 입증하는 확실한 증거가 있다. 앞에서 설명했던 것처럼 에스트로겐은 수용체와 결합해서 효소를 활성화한다. 이 효소는 APP에 명령을 내려서 시냅스에 도움이 되는 sAPPα와 αCTF를 만들도록 유도한다. 마요 클리닉에서 진행한 연구에 따르면 40세에 난소 제거 수술을 받은 여성이(유전적으로 난소암의 위험 때문에 난소를 제거하는 여성들이 있다) 호르몬 대체 요법을 받지 않으면 알츠하이머에 걸릴 확률이 두 배로 늘어난다고 한다. 에스트로겐과 프로게스테론만 중요한 게 아니다. 에스트라디올과 프로게스테논의 비율도 중요하다. 이 비율이 높으면 머리가 멍하거나 기억력이 감퇴한다.

다이앤은 55세의 변호사이며, 4년 동안 심각한 기억력 감퇴를 앓아왔다. 몇 번이나 집에 가스 불을 켜놓고 외출을 했고, 회의를 잊었으며, 약속을 몇 개나 겹쳐서 잡기 일쑤였다. 몇 분만 지나도 있었던 일을 잊어서, 아이패드로 대화를 녹음하거나 메모를 해야 했다(불행하게도 아이패드 암호를 잊는 일도 있었다). 직업적인 이유로 스페인어를 배우려 했지만 실패로 돌아갔다. 다이앤은 더는 일을 할 수 없었다. 출근한 다음에 아이들에게 전화해서 집에 놓고 온 물건을 가져다달라고 하는 일이 잦아졌고, 아이들이 물건을 가지고 오면 부탁했다는 사실마저 잊었다. 문장 중간에 말을 잇지 못하는 일이 많아졌고, 일상적인 대화에서 답을 하는 시간도 늦어졌다.

다이앤이 날 찾았을 때 호모시스테인 수치는 9.8이었다. CRP는 0.16으로 정상이었고, 비타민 D는 46으로 양호한 편이었다. 헤모글로빈 A1c는 5.3으로 좋았으며, 에스트라디올은 275로 정상이었다. 프로게스테론은 0.4로 낮은 수준이었고(따라서 에스트라디올과 프로게스테론의 비율은 687.5로 너무 높았다), 인슐린은 2.7로 나쁘지 않았다. 유리 T3은 3.02로 역시 나쁘지 않았고, 유리 T4도 1.32로 양호했다. TSH는 2.04로 높은 편이었다.

5개월 동안 리코드 프로그램을 적용한 결과 다이앤의 상태는 호전되었다. 6개월이 지났을 때는 에스트라디올과 프로게스테론의 비율이 정상으로 돌아왔다. 4개월 후에 다이앤은 완전히 회복되었다. 대화가 기억나지 않아서 메모나 녹음을 확인할 이유가 없었다. 다시 일할 수 있게 되었고, 스페인어를 배웠으며, 대화 중에 말을 잊는 일도 없었다. 아이들에게 부탁하지 않았던 일을 부탁했다고 착각하지도 않았다.

목표: 에스트라디올 농도=50~250pg/ml

프로게스테론=1~20ng/ml

에스트라디올 대 프로게스테론의 비율=10~100

3. 테스토스테론

테스토스테론은 여성에게도 있지만, 남성의 경우 훨씬 농도가 높고, 뉴런의 생존을 돕는다. 테스토스테론이 낮은 남성은 알츠하이머에 걸릴 확률이 높다.

목표: 테스토스테론=500~1,000ng/dL

4. 코르티솔, 프로그네놀론, 디하이드로에피안드로스테론DHEA

모든 것이 인터넷으로 연결되고, 생산성을 중시하고, 경쟁을 요구하는 현대 사회에서 스트레스는 인지기능 장애의 가장 중요한 원인이 된다.

스트레스는 앞에서 설명한 HPA축(시상하부-뇌하수체-부신으로 구성된 순환구조)을 자극한다. 뇌 속에 시상하부는 부신피질자극호르몬방출인자corticotropin-releasing factor, CRF를 분비하고, CRF는 뇌하수체를 자극해서 부신자극호르몬adrenocorticotropic hormone, ACTH을 혈액 속으로 방출한다. ACTH는 다시 신장 상단에 있는 부신이 코르티솔을 비롯해 다른 스트레스 완화 호르몬을 분비하는 원인이 된다. 코르티솔에 손상된 뉴런이 늘어나고, 특히 해마에 이런 문제가 생기면, 만성 스트레스는 해마의 손상을 일으키는 주요 원인이 되고, 그 결과 인지기능에 장애가 생긴다. 특히 기억력이 떨어진다.

만성 스트레스는 HPA축(한때는 이 현상이 부신피로증후군으로 불렸지만, 이후 전체 순환 과정을 망가뜨린다는 사실이 확인되었다)이 제 기능을 하지 못하도록 만든다. 이런 일이 발생하면 부신은 감염, 독성, 수면 부족, 스트레스 해결을 위한 충분한 호르몬을 만들어내지 못한다. 따라서 스트레스의 원인에 민감해지고 인지기능은 더욱 악화한다. 게다가 코르티솔의 빠른 감소는 해마 속 뉴런의 감소로 이어진다.

프로그네놀론은 모든 호르몬을 명령하는 최고의 스테로이드 호르몬이다(에스트라디올과 테스토스테론과 같은 성 호르몬과 코르티솔과 같은 스트레스 호르몬, DHEA를 모두 관장한다). 스트레스 수치가 상승하면 프로그네놀론은 스트레스 호르몬에 치중하고, 그 결과 성 호르몬은 적절한 수준 이하로 생성된다. 스트레스 수치가 높아지면 성욕이 줄어드는 것도 이 때문이다. 결과적으로 프로그네놀론 수치가 낮으면 인지기능이 악화될 수 있다.

DHEA는 프로그네놀론과 마찬가지로 스트레스에 대한 대응을 돕는 신경호르몬으로 DHEA-S**DHEA sulfate**로 측정한다. 코트티솔, 프로그네놀론, DHEA-S는 혈청이나 침으로 간단하게 측정할 수 있으며, 이상이 발견되면 24시간에 걸쳐 소변을 수집해 정밀 검사를 한다. 하지만 인지기능에 문제를 일으킬 정도인지를 확인하기 위해서는 대부분 혈액 검사로 충분하다.

> 목표: 코르티솔(아침)=10~18mcg/dL
>
> 프로그네놀론=5~100ng/dL
>
> DHEA=350~430mcg/dL(여성) 혹은 400~500mcg/dL(남성)

혈액 속 금속의 양

1. 구리와 아연의 비율

구리가 너무 많고 아연이 너무 적으면, 치매에 걸릴 가능성이 커진다. 미시간 대학교의 조지 브루어**George Brewer** 교수는 평생 구리와 아연이 인지기능에 미치는 영향을 연구했고, 사람들 대부분의 신체 속에 아연은 부족하고 구리는 너무 많다는 사실을 발견했다. 특히 선진국에서 많이 나타나는데 아연이 부족한 식단, 아연의 흡수 부족(나이가 들수록 위산이 부족하거나, 위산 역류 치료를 위해서 프로톤 펌프 억제제를 먹기 때문이다)이 원인인 것으로 보인다. 무엇보다 중요한 것은 브루어 박사가 지적한 것처럼 노화가 아연 수치 저하와 연관되며, 알츠하이머는 아연 수치를 더욱 낮춘다는 사실이다.

독성물질로 인한 알츠하이머 환자는 특히 아연 수치가 건강한 사람의 절반 수준으로 낮으며 이는 수은과 진독균 등의 독성에 대한 민감도를 높인다. 한편 브루어 박사가 확인한 것처럼 아연 보완제를 섭취하면 인지기능이 개선되는 것으로 확인되었다.

구리와 아연은 여러모로 경쟁적인 관계에 있다. 예를 들어서 두 가지 분자는 서로 장에 흡수되는 것을 막는다. 구리가 너무 많으면 아연은 줄어든다. 구리와 아연은 모두 금속이지만, 중요한 차이가 있다. 아연은 고대 그리스 신화에 나오는 거인 아틀라스Atlas와 같다. 한편 구리는 불의 신인 불카누스Vulcanus와 같다. 아연 이온이 안정적인 3D 원자 궤도를 가지고 있다면 구리는 불완전한 3D 원자 궤도를 가지고 있다. 따라서 구리는 단백질에서 전자를 손쉽게 추가하거나 뺄 수 있어서, 유리기의 원천이 된다(유리기란 전자의 짝이 많지 않은 분자로, 신체와 뇌에 해를 미친다). 하지만 아연은 300개가 넘는 단백질의 일부분으로 구리와 달리 쉽게 전자를 이동시키지 못한다. 그 결과 구리처럼 쉽게 유리기를 만들지 못한다.

현재까지 연구에 따르면 전 세계 인구의 4분의 1이 넘는 20억 인구가 아연 결핍을 겪고 있는 것으로 알려졌다. 아연 결핍은 특히 노년층에서 흔히 발견되며 알츠하이머 발병과 밀접한 관련이 있다. 예를 들어서 아연은 인슐린 합성, 저장, 분비에 필수적이다. 아연 결핍은 인슐린 신호를 줄이기 때문에 알츠하이머에 치명적이다. 여기에 염증의 원인인 자기항체를 늘리고, 산화와 노화를 늘리며, 호르몬과 신경전달물질의 신호를 줄이며, 독성에 대한 민감도를 늘린다. 한마디로 알츠하이머의 원인이 되거나, 병에 걸리지 않더라도 인지기능에 해를 입힌다.

혈액 속에 구리와 아연은 각각 100mcg/dL 정도로 동일한 비율을 유지해야 한다. 비율이 1.4 이상이면 치매 증상을 보일 수 있다. 마찬가지로 구리가 셀룰로플라즈민 같은 단백질과 결합하는 경우가 많지는 않지만, 유리 구리(단백질과 결합하지 않은 구리)를 측정하면 알츠하이머를 판단하는 데 도움이 된다. 구리를 측정해서 3배수를 빼는 방식으로 쉽게 계산할 수 있다. 예를 들어서 구리가 120이고 셀룰로플라즈민이 25라고 가정해보자. 그러면 유리 구리는 120에서 25의 세 배인 75를 빼 45가 된다. 유리 구리는 30 이하가 안전하다.

아연을 측정할 때는 혈청보다 적혈구를 이용하면 더 정확하다. 적혈구의 아연 수치는 12~14mg/L가 되어야 한다.

목표: 구리 대 아연 비율=0.8~1.2

2. 적혈구 내 마그네슘과 아유르베다

마그네슘은 뇌의 기능에 아주 중요하다. 알츠하이머 환자들은 해마와 주변의 내후각피질이 손상을 입기 때문에, 기억을 관리하는 조직의 마그네슘이 수치가 낮을 확률이 높다.

MIT 대학교의 구성 리우Guosong Liu 박사가 증명한 것처럼 뇌 기능에 최적인 수준의 마그네슘을 유지하기 위해서는 식단에 마그네슘을 추가해야 한다. 임상시험에서 리우 박사와 그 연구진은 마그네슘이 뇌에 전달될 때 아미노산 트레오닌 파생물과 짝을 지어서 인지기능을 개선한다는 사실을 확인했다.

리우 박사가 UCLA를 방문했을 때, 우리는 서로의 연구에서 아이러니를 확인하고 즐거워했다. 구성 박사는 중국에서 자라면서 분자 단일유법을 개발하기 위해서 노력했다. 미국에서 성장한 나는 이곳에서 전통 중국 한약이나 아유르베다 치료라고 할 만한 프로그램을 개발했다. 이 얼마나 유쾌한 일인가!

마그네슘은 아연과 함께 혈청보다는 적혈구를 이용해서 측정하도록 한다. 마그네슘이 적혈구에서 가장 오래 머무르기 때문이다. 이 농도를 RBC(적혈구) 마그네슘이라고 부르는데 5.2~6.5mg/dL 사이에 있어야 한다.

목표: RBC 마그네슘=5.2~6.5mg/dL

3. 셀레늄

셀레늄은 금속 중에서 소방관과 같다. 펩타이드 글루타티온과 함께 유리기를 없애는 역할을 하기 때문이다. 유리기는 짝이 없는 전자를 가진 분자로, 세포막과 DNA, 단백질, 전체적인 세포 구조와 기능을 손상시킨다. 글루타티온은 셀레늄이 세포의 건강을 보호하고 재건할 수 있도록 도움을 준다. 소방관에게 계속해서 사용할 수 있는 소방수가 필요한 것과 마찬가지다. 글루타티온 수치가 낮으면 염증이 유발되고, 독성물질이 만들어지며, 시냅스가 사라진다. 즉 알츠하이머의 세 가지 원인 모두를 유발한다. 셀레늄은 유리기를 제거하고, 여기에 필요한 글루타티온을 재생하는 과정에서 중요한 역할을 담당한다. 셀레늄이 감소하면 인지기능이 후퇴하는 것도 당연하다.

캐롤은 69세의 여성으로 4년째 기억력과 집중력 감퇴를 겪고 있었다. 캐롤은 ApoE4와 ApoE3 유전자를 모두 가지고 있어서 알츠하이머 위험이 컸다. 2년 전에 신경심리 검사를 받았을 때는 알츠하이머의 전 단계로 알려진 기억성 경도 인지장애 진단을 받았다. 캐롤의 인지능력은 계속 나빠졌다. MRI 사진에서는 해마가 눈에 띄게 줄어 있었다. 알츠하이머를 나타내는 분명한 증거였다.

소변 검사에서는 진균독이 발견되었고, 그중 어떤 것은 일반 수치의 20배에 달했다. 진균독은 글루타티온에 민감한 경우가 많아서, 우리는 캐롤에게 정맥주사로 글루타티온을 처방하고 리코드 프로그램을 병행했다. 정맥주사를 맞고 나면 캐롤의 인지기능은 개선되었다가 하루 만에 다시 나빠졌다. 하지만 몇 개월이 지난 후, 캐롤의 남편과 의사는 환자의 인지기능이 분명히 개선되었다고 느꼈다. 캐롤의 몬트리올 인지평가 점수는 14에서 21까지 상승했다. 일반 알츠하이머 환자 평균은 16.2로 정상인의 수준인 26~30에는 미치지 못하지만 크게 나아진 것이다.

목표: 혈청 셀레늄=110~150ng/ml

글루타티온=5.0~5.5µM

4. 중금속

중금속은 수은과 마찬가지로 신경에 독성을 띠지만, 사람들은 자신이 중금속에 노출되었는지 잘 모른다.

동화 《이상한 나라의 앨리스》에 나오는 모자 장수를 기억하는가? 이 모자 장수는 역사적 배경을 기반으로 만들어진 인물이다. 18세기부터 20세기까지 모자를 만드는 기술자들은 토끼나 작은 짐승의 털을 벗기기 위해서 수은을 사용했고, 이 과정에서 수은이 공기 중에 노출되었다. 모자 장수의 광기에는 기억력 감퇴, 우울증, 불면증, 손 떨림, 감정의 기복, 극단적인 대인 공포증 등이 포함되었는데, 이 모든 증상은 수은 중독에 의한 것이었다.

지금은 수은에 노출되는 일도 적고, 수은을 사용해서 동물의 털을 벗기지 않는다. 하지만 참치나 황새치, 상어와 같은 몸집이 큰 물고기를 먹을 경우 물고기 체내에 축적된 수은이 우리의 몸속에 들어올 확률이 크다. 이런 종류는 유기 수은으로 분리되며, 일반적으로 메틸 수은이다(하나의 탄소와 세 개의 수소 원자로 만들어지는 메틸 그룹에 속한다). 이들은 미생물의 활동이 관건이다. 다른 수은의 원인은 입속 충치 충전재인 아말감이다. 아말감은 무기 수은이다. 메틸 수은과 무기 수은은 혈액과 소변 검사로 구분할 수 있어서, 체내의 수은이 충치 충전재에 의한 것인지 생선에 의한 것인지 확인할 수 있다.

수은은 알츠하이머의 전형적인 형태인 아밀로이드 베타 플라크와 신경섬유매듭을 유도한다. 여기에 메틸 수은은 충분치 않다는 듯이 유리기를 청소하는 글루타티온의 일부를 파괴한다.

비소, 납, 카드뮴 역시 뇌의 기능에 영향을 미친다. 비소는 오래전에 여성들이 자살에 사용할 만큼 독성이 강하다. 그 외에도 미국 서부, 대만, 중국 일부 지역에서 지하수에 섞여서 사람들에게 노출되었다. 그 외에 닭에게도 비소가 발견되지만, 농도는 매우 낮다. 높은 농도의 비소에 지속적으로 노출되면 수행 기능(문제를 계획, 조직하기 위한 능력이나 높은 수준의 사고력)에 해를 입히고, 생각이 명료하지 못하게 되며, 언어적인 기술이 줄어들고, 우울증에 걸린다(세 번째 알츠하이머에서 흔히 나타나는 병증이다). 또 비소는 시상하부, 뇌하수체, 부신 축에 영향을 미친다. 역시 세 번째 알츠하이머를 일으키는 원인이다. 비소 수치를 확인하는 손쉬운 방법은 3일 이상 생선을 먹지 않고 혈액 검사를 통해서 비소 수치를 측정하는 것이다.

오래전부터 납은 인지기능 장애의 원인으로 알려졌으며, 어린아이들의 지능을 떨어뜨린다고 알려졌다. 낡은 페인트와 도시의 먼지를 통해 납에 노출될 수 있으며 노년에는 아밀로이드의 형성을 늘린다는 사실이 동물 실험을 통해서 확인되었다. 전염병과 독성 연구 모두에서 납은 나이에 의한 인지기능 장애의 위험을 높이는 것으로 나타났다.

카드뮴은 치매보다는 발암물질로 유명하다. 하지만 쥐를 대상으로 하는 실험에서 카드뮴이 납이나 비소와 마찬가지로 뇌 속에 알츠하이머와 같은 변화를 일으킨다는 사실이 확인되었다. 카드뮴은 흡연이나, 화학 공장에서 일하면서 노출된다. 페인트에도 들어 있는데, 특히 노랑이나 빨강 등 밝은색 페인트에서 많이 검출된다. 유명 화가인 모네는 정원 그림을 그릴 때 카드뮴을 사용했다. 다행스럽게도 요즘 판매되는 페인트는 화학적으로 처리해서, 카드뮴 수치를 독성 이하로 낮게 조정했다.

수은은 다양한 방법으로 체내에 축적된다. 하지만 사람들은 수은에 무감각하다. 수은은 뼈, 뇌, 세포에 쌓이기 때문에 혈액만으로는 제대로 확인할 수 없다. 소변 검사가 오히려 민감한 지표다. 수은을 잡아서 세포 밖으로 유도하는 킬레이트를 처방한 후, 여섯 시간 동안 소변을 모아 검사하는 것이 표준적인 방법이다.

퀵실버 사이언티픽Quicksilver Scientific이 개발한 수은 트리 테스트Mercury Tri-Test는 킬레이트 없이 머리카락, 소변, 혈액을 검사한다. 단순히 체내의 수은 정도를 알려주는 데서 그치지 않고, 유기 수은인지(생선이 원인인지), 무기 수은인지(아말감 충전재가 원인인지)도 알려준다. 퀵실버는 또 칼슘, 크롬, 구리, 리튬, 마그네슘, 몰리브덴, 셀레늄, 아연, 알루미늄, 안티몬, 비소, 바륨, 카드뮴, 코발트, 납, 수은, 은, 스트론튬, 티타늄 등 다른 금속도 검사한다.

과연 알루미늄은 알츠하이머의 원인이 될까? 아직은 확답할 수 없다. 몇 년 전만 해도 알루미늄이 알츠하이머를 유발한다는 것이 중론이었지만, 이를 뒷받침하는 연구는 없었다. 하지만 완전히 아니라는 증거도 없다.

목표: 수은=5mg/L 이하

납=2mcg/dL 이하

비소=7mcg/L 이하

카드뮴=2.5mcg/L 이하

수면과 수면 무호흡

수면 중 무호흡증은 아주 흔해서 별것 아닌 것으로 치부되지만, 인지장애를 일으키는 주범이다. 그리스 신화에서 잠의 신 히프노스 **Hypnos**는 밤의 여신 닉스**Nyx**와 암흑의 상징인 꿈의 신 에레보스 **Erebus**의 사이에서 태어났다. 잠은 알츠하이머를 물리치기 위한 가장 중요한 무기다. 무한경쟁의 사회 속에서 사람들은 밤을 새우고 일했다면서 자랑스럽게 말한다.

잠은 여러 근본적인 메커니즘을 통해서 인지기능에 영향을 미친다.

1. 잠은 뇌의 세포 구조를 바꾸고 재생시킨다. 잠을 자면 세포 사이 간격이 확대되면서 칼슘와 마그네슘이 더 원활하게 이동할 수 있게 된다. 이때 해변에 파도가 치듯이 아밀로이드와 같은 세포의 불순물이 제거된다.

2. 잠은 아밀로이드 생성을 줄인다.

3. 잠을 자는 동안 유지되는 공복 상태는 인슐린 저항을 개선한다.

4. 잠을 자는 동안 우리의 뇌세포는 '자기소모'를 활성화한다. 자기소모란 망가진 미토콘드리아나 잘못된 단백질과 같은 구성요소들이 재활용되어, 세포의 건강을 개선하는 작업이다. 자기소모가 없으면, 세포는 제 기능을 하지 못하는 성분까지 끌어안고 있게 된다. 이는 마치 새 기계에 낡은 전지를 끼운 것과 같다.

5. 잠을 자는 동안 성장 호르몬이 더 많이 분비되어 세포를 고치고, 새로운 뇌세포를 만들어낸다.

수면 부족이 인지기능을 악화시키는 것은 당연하다. 게다가 비만, 당뇨병, 심혈관 질환의 위험을 높여서 알츠하이머에 걸릴 위험은 더 커진다. 잠을 못 자면, 설탕이나 몸에 좋지 않은 지방과 같은 나쁜 음식을 바라게 되고, 신진대사는 더욱 나빠진다.

하지만 여덟 시간 정도 잠을 자더라도 수면 무호흡증을 겪는다면 계속 잠을 자지 못하고, 반쯤은 깨어 있게 된다. 세포가 재건되기 위해서는 잠의 질이 중요하다. 수면 무호흡이 알츠하이머의 원인이 되는 것은 이 때문이다. 하지만 수면 무호흡 환자의 75%는 한 번도 진단을 받은 적이 없다고 응답했다. 병원 수면 센터에서 잠을 자면서 진단을 받는 것도 번거롭고, 비싼 비용도 감당해야 하기 때문이다. 하지만 인지기능의 장애를 겪는 환자는 무조건 수면 검사를 받는 것이 좋다. 수면 무호흡이나 잠을 제대로 자지 못하는 증상은 쉽게 해결할 수 있기 때문이다. 수면 무호흡은 한 시간에 몇 번이나 호흡이 중단되는지를 검사하는 무호흡-저호흡지수**apnea-hypopnea index, AHI**로 진단한다. 일반적인 사람은 5 이하를 기록하며 우리의 목표는 0이다.

수면 무호흡증 진단을 받지 않았지만, 수면의 질이 떨어진다면 상기도저항증후군**upper airway resistance syndrome, UARS**을 의심해야 한다. 수면 무호흡증과 비슷하지만, AHI로는 측정할 수 없는 경우다. UARS는 수면 중 식도를 모니터하거나 맥박 산소 측정법으로 진단한다.

목표: AHI(무호흡-저호흡지수)가 시간당 5를 넘어서는 안 된다(0이 최선이다).

콜레스테롤과 여타 지질

누구나 콜레스테롤을 걱정한다. 1950년대와 60년대에는 트위스트, 훌라후프, 사각형으로 각진 자동차, 나팔바지와 함께 콜레스테롤 검사가 유행했다. 하지만 히피 스타일의 목걸이와 동안 스타로 유명한 딕 클라크**Dick Clark**가 인기를 끌더니, 콜레스테롤에 관한 관심도 사라졌다. 하지만 콜레스테롤 수치는 아직도 중요하다. 그런데 여기서 재미있는 점은 콜레스테롤을 관리하는 데 있어 콜레스테롤을 검사하는 것보다 훌라후프(운동)가 더 중요하다는 사실이다. 콜레스테롤 수치가 높지만 혈관에 문제가 없는 사람도 있고, 그 반대의 사람도 있는 이유가 이 때문이다. 혈관 관련 질병은 알츠하이머 가능성을 높이며, 심하지 않은 뇌졸중을 동반한다.

예상과는 달리 콜레스테롤이 낮은 경우가 인지기능의 장애와 연관성이 크다. 콜레스테롤 수치가 150 이하로 떨어지면 뇌가 축소할 확률이 높다. 가장 큰 문제는 손상된 콜레스테롤과 관련된 지질의 입자다. 이 두 가지가 원흉이다. 따라서 전체 콜레스테롤을 측정해서 전체 심혈관 질환 위험을 평가하는 것은 집 안에 범죄자가 몇명 있는지 확인하려고 집 안 사람 전체가 몇 명인지를 세어보는 꼴이다. 어떤 집은 사람은 많아도 범죄자는 없고, 다른 집은 사람은 적어도 대다수가 범죄자일 수도 있다. 정확하게 범인의 숫자를 알아내려면 LDL(산화 저밀도지질단백질) 입자의 수, 염증의 정도(앞에서 설명한 산화 LDL과 hs-CRP)를 파악해야 한다.

목표: LDL 입자의 수=700~1,000

총 콜레스테롤=150 이상

비타민 E

비타민 E는 세포막을 보호하는 중요한 분자로, 알츠하이머를 막는 항산화제다. 우리가 '비타민 E'라고 부르는 것은 실은 토코페롤 **tocopherol**과 토코트리에놀**tocotrienol**을 합친 말이다. 이 두 가지는 지방세포의 손상을 막는다.

비타민 E는 알츠하이머 연구에서 단독으로 사용되어 비록 소폭이긴 하지만 인지기능의 하락을 막는 유일한 분자다. 비타민 E에는 다양한 토코페롤과 토코트리에놀이 들어 있지만, 알파-토코페롤 테스트로 대략적인 상황을 확인할 수 있다.

목표: 비타민 E=12~20mcg/ml

티아민

티아민(비타민 B1)은 기억 형성에 매우 중요하다. 티아민 결핍은 '베르니케-코르사고프 증후군**Wernicke Korsakoff syndrome**'이라고 불리는 알코올 남용과 영양 부족으로 인한 기억력 손실과 연관된다. 티아민 수치는 차, 커피, 알코올 등 티아민을 낮추는 효소가 들어 있는 음식을 먹으면 감소한다. 티아민과 알츠하이머의 관계는 확실히 증명되지 않았다. 하지만 건강한 수준의 인지력을 유지하기 위해서는 티아민을 충분히 섭취해야 한다. 티아민 수치를 측정하는 방법은 적혈구에 들어 있는 티아민 피로인산**thiamine pyrophosphate, TPP**을 측정하는 것이 최선이다.

목표: 혈청 티아민=20~30nmol/l

장 누수 증후군

장 누수 증후군이 의학적인 문제로 인식된 것은 몇 년 전부터며, 지금은 염증을 일으키는 주요 원인으로 꼽힌다. 사람들은 집에 도둑이나 동물이 들어오지 않도록 보안을 철저하게 한다. 집에 갔는데 너구리가 음식을 훔쳐 먹고 있다거나, 뱀이 안방에서 똬리를 틀고 있다면 얼마나 놀라겠는가? 몸도 마찬가지로 문단속이 필요한데, 장부터 시작해야 한다.

원래는 위장관의 세포가 단단하게 닫혀 있어야 음식이 장 안에서 유지된다. 단백질이 소화되어 만들어진 아미노산과 같은 분자는 위장관 세포를 따라서 혈관으로 유입되고, 모든 영양 성분이 이런 과정을 거쳐 몸 전체에 퍼진다.

하지만 장에 구멍이 났다고 가정해보자. 장에 누수가 발생하는 이유는 글루텐에 민감하거나 살충제, 청량음료나 알코올, 설탕, 가공식품, 보존제와 같은 화학물질에 노출되거나, 염증, 계속되는 스트레스, 아스피린이나 아세트아미노펜과 같은 약물 때문이다. 몸속 혈관으로 유입되는 영양 성분으로는 아미노산 외에도 포도당이나 과당 같은 단순한 형태의 설탕 분자, 비타민 등이 있다. 그런데 간혹 약간 더 큰 분자도 유입된다. 면역체계는 약간 더 큰 분자를 외부물질로 간주하고, 염증 반응으로 대응한다. 염증은 알츠하이머에 치명적이기 때문에(특히 첫 번째 종류의 알츠하이머에서 그렇다), 약간 큰 단백질 분자가 장에서 빠져나와 혈관으로 들어가지 않도록 막아야 한다.

장에서 누수가 발생해서 안 되는 또 다른 이유는 박테리아나 이스트 같은 물질이 혈관으로 침입하기 때문이다. 이때도 역시 면역체계가 대응한다. 이때 면역 세포에는 몸속 조직이 침입한 물질과 비슷해 보이기 때문에 조직이 공격을 받는 일도 생긴다. 그 결과 계속 낮은 수준의 염증이 일어나는 자가 면역 상태가 되며, 최악의 경우 다발성 경화증, 류머티즘성 관절염, 홍반성 낭창과 같은 자가 면역질환에 걸린다. 물론 만성 염증은 알츠하이머의 원인 중 하나다.

비키는 늘 건강했다. 하지만 열여섯 살 때 계속 발진이 생겼고, 관절통을 앓았으며, 뼈마디가 부어올랐다. 날이 추울 때는 증상이 더 심했다. 갑자기 살이 쪘고, 생리가 멎었으며, 대화에 집중할 수도 없었고, 학교 공부를 따라갈 수도 없었다. 세계적으로 유명한 류머티즘 분야의 전문가 두 명이 비키의 손에 난 발진으로 생체 검사를 했다. 결과는 맥관염, 즉 혈관에 염증이 생겼기 때문이었다. 비키는 낭창 진단을 받았다. 앞으로 낭창이 더 심각해질 수도 있으며, 현재 치료법은 없다는 말을 들었다. 비키는 종합검진을 받았고, 검진에서 장 누수 증후군에 걸렸다는 사실을 알게 되었다. 또 글루텐과 유제품을 비롯해 다양한 식품에 민감하며, 갑상선 기능이 악화되었고, 에스트라디올이 줄었고, 인슐린 저항을 앓고 있다는 것도 찾아냈다. 비키는 몇 달 동안 식단을 조절하고, 장을 치료하고, 호르몬을 조절했다. 그러자 모든 증상은 사라졌다. 발진도 없어졌고, 체중은 정상으로 돌아갔으며, 에스트라디올 수치는 회복되었다. 생리도 다시 시작했고, 집중력도 개선되었다. 이후 검사에서 낭창은 음성으로 확인되었다. 하지만 조금이라도 글루텐을 먹으면 다시 신경통이 재발했다. 이제 9년이 지났지만 비키는 아직 낭창이 재발하지 않은 상태로 건강을 유지하고 있다.

이 젊은 여성 환자는 혈관염과 관절통에 걸렸고, 호르몬 기능이 악화된 경우였다. 장 누수로 시작된 자가 면역이 모든 질환의 원인이었다. 그렇다면 이런 증상이 알츠하이머와 관계가 있을까? 앞에서 알츠하이머의 첫 번째 원인이 염증이라고 설명했다. 우리 몸속에서 염증을 유발하는 가장 일반적인 원인이 바로 장 누수다.

따라서 장 누수를 점검하는 것은 상당히 중요하다. 일단 진단 방법에는 여러 가지가 있다. 첫째는 설탕의 일종인 락툴로오스lactulose와 마니톨mannitol을 이용해 검사를 받는 것이다. 마니톨은 장의 벽을 쉽게 통과하지만 락툴로오스는 그렇지 못하다. 소변에 마니톨만 있다면 장이 흡수에 성공했다는 뜻이다. 하지만 락툴로오스도 발견된다면, 장에 누수가 발생했기 때문이다. 두 번째 방법은 장을 통과할 수 없는 물질이 장으로 들어갔을 때 벌어지는 면역 반응을 검사하는 것이다. 몸은 혈관 속으로 들어온 박테리아를 막기 위해서 항체를 만들어낸다. 더 정확하게는 박테리아 세포벽의 지질다당류lipopolysaccharide, LPS에 대한 항체다. 마찬가지로 조눌린Zonulin과 오클루딘Occludin과 같은 단백질을 막기 위한 항체가 발견되면, 장 누수 증후군에 걸린 것이다. 이때는 시렉스 어레이Cyrex Array라는 자가 면역 반응 검사로 측정할 수 있다. 음식에 민감하게 반응할 때 장 누수 증후군에 걸리기 때문에, 시렉스 어레이 3이나 4, 혹은 식단에서 의심되는 성분을 제거해서 검사하고, 이렇게 찾아낸 원인을 더 늘려서 관절통이나 복통을 느끼거나, 배가 부어오르는지 확인한다.

목표: 시렉스 어레이로 음성 판정을 받는다.

혈액-뇌장벽 누수

알츠하이머 환자의 머릿속에서 발견되는 병원성 박테리아, 바이러스, 곰팡이, 그 외의 미생물이 계속 늘고 있다. 잠깐, 뇌 속에 미생물이 들어갔다는 것은 수막염이나 뇌염에 걸렸다는 뜻이 아닐까? 실상은 그렇게 간단치가 않다. 수막염과 뇌염은 염증이 한창 전쟁을 벌이고 있는 중이다. 뇌 속에 병원균이 조금 밖에 없을 때는 일종의 대치 상태라고 할 수 있다. 그래서 뇌는 가장 최선의 기능을 하지 못하지만, 전면전으로 발전하지는 않는다.

알츠하이머 같은 감염이 아니라고 생각했던 질병에서 병원균을 발견하는 것은 놀라우면서도 걱정거리가 된다. 포르피로모나스 진지발리스라는 박테리아는 알츠하이머 환자의 뇌에서 계속 발견되는데, 미생물이 만들어낸 단백질의 일종이다. 놀랍게도 p. 진지발리스는 입 안에서 발견된다. 얼굴과 입술을 지탱하는 3차 신경절 세포 속에 몇 년이나 숨어 있으면서 스트레스를 받거나 햇빛을 받으면 부어오르는 단순헤르페스바이러스HSV 역시 구강 박테리아의 일종이다. HSV는 같은 신경과 뇌로 이전되고 알츠하이머를 유발할 수 있는 고질적이면서도 약한 염증(일종의 대치 상태와 같은 염증) 반응을 계속해서 발생시킨다.

여러분은 혹시 매독을 알고 있는가? 이제는 잊힌 질병이지만, 페니실린 치료법이 발견되기 전 치매의 흔한 원인이었다. 매독은 트레포네마treponema라는 나선 형태의 박테리아 때문에 감염된다. 트레포네마는 감염 후 몇십 년 동안 몸속에 있다가 기어이 뇌를 감염시키고 치매를 유발하기도 한다. 어떻게 보면 알츠하이머는 21세기의 매독이다. 뇌에서 만성적인 염증을 유발하기 때문이다. 매독은 단일한 유기 물질이 유발하는 반면 알츠하이머는 다양한 유기물질이 원인이 되며 감염 없이 적절하지 않은 식단 때문에 염증이 유발되기도 한다는 점이 다르다.

라임병을 일으키는 보렐리아 역시 알츠하이머 환자의 머릿속에서 발견되는데, 미국 서부, 유럽, 중앙아시아, 북아프리카에 서식하는 진드기가 사람을 물었을 때 진드기 침과 함께 인체에 침투한다. 라임병 환자 중 절반 이상은 역시 진드기가 옮기는 에를리히증, 바베시아(적혈구를 감염시키는 말라리아 기생충의 일종), 바르토넬라(혈관을 감염시키는 균)에 감염된 것을 확인할 수 있다. 알츠하이머 환자의 뇌에서는 또 곰팡이도 흔히 발견된다.

지금까지 설명한 것처럼 알츠하이머에 걸린 뇌는 다양한 유기 물질이 서식하는 동물원과 같다. 보렐리아가 라임병을 감염시키고, 트레포네마가 매독을 감염시키는 것과 달리, 알츠하이머의 원인이 되는 병원균은 하나가 아니라 다양한 감염, 염증, 독성에 대한 방어다.

그렇다면 이 유기 물질은 어떻게 뇌에 들어갔을까? 일반적으로 뇌는 혈액-뇌장벽에 의해서 보호를 받지만, 이 방어벽은 언제든지 무너질 수 있다. 장 누수 증후군처럼, 혈액-뇌장벽에도 누수가 생긴다. 미생물은 또 코를 통해서 뇌에 침입하기도 하고(코카인 마약을 코로 흡입하는 중독자들은 너무나 잘 알고 있는 사실이다), 장이나 눈을 통해서 침투하기도 한다. 치매의 원인이 되는 미생물은 온갖 경로를 통해서 뇌에 접근할 수 있다. 알츠하이머 환자에게서는 초기부터 혈액-뇌장벽 문제를 확인할 수 있다. 그뿐만 아니라, 코와 부비강과 뇌로 연결되는 통로는 세 번째 종류의 알츠하이머의 결정적인 원인이 된다는 사실이 여러 연구를 통해서 밝혀졌다.

따라서 혈액-뇌장벽 상태에 대해서 알아야 한다. 시렉스 어레이 20은 단백질이 혈액-뇌장벽을 통과했을 때의 반응을 평가한다.

목표: 시렉스 어레이 20으로 음성 판정을 받아야 한다.

민감성 반응

장과 뇌의 연결 관계는 인지기능에 상당한 영향을 미친다. 글루텐을 전혀 섭취할 수 없는 소아 지방변증을 앓고 있는 사람은 전체 인구 중 5%밖에 되지 않는다. 하지만 글루텐이 위장벽을 망가뜨리고, 특히 세포 사이의 단단한 결합을 와해시켜 건강에 해를 미치는 사람은 거의 대부분이다. 나의 친구이자 동료인 데이비드 펄머터 박사는 자신의 베스트셀러 《그레인 브레인Grain Brain》에서 여기에 대해 자세히 설명했다.

글루텐 민감성에 걸리면 장에 누수가 생긴다. 그러면 앞에서 설명했던 것처럼 다양한 염증을 유발해 알츠하이머의 위험이 커진다. 이를 확인하기 위해서 혈청에 들어 있는 트랜스글루나미나아제 항체를 측정하는 방법이 있는데, 일반 혈액 검사에도 포함되어 있다. 또 다른 방법으로는 시렉스 어레이 3가 있다. 글루텐을 구성하는 분자 두 가지를 몸속 여러 곳에 주입하고 항체 반응을 검사하는 방법이다. 호밀, 보리, 참깨, 오트밀, 쌀과 같은 장 누수를 일으키는 식품에 대한 민감성을 검사하는 시렉스 어레이 4를 사용해 측정할 수도 있다.

슬림은 74세의 남성으로 67세부터 기억력 감퇴가 시작되었다. 가장 유명한 병원 두 곳에서 검사를 받은 결과 알츠하이머의 가능성이 있다는 진단을 받았다. MRI 사진에서는 전체 뇌의 크기가 줄어 있었고, 해마의 부피는 같은 연령대 중 백분위의 다섯 번째밖에 되지 않았다. 시렉스 어레이 2로 장 누수를 확인했고, 어레이 20 역시 양성으로 혈액-뇌장벽 누수를 확인했다. 어레이 5 검사에 의하면 자가 면역도 확인되었다. 슬림은 1년 동안 리코드 프로그램에 참여하면서, 글루텐 섭취를 중단했다. 이후 검사에서는 장 누수와 혈액-뇌장벽 누수가 발견되지 않았고, 인지기능도 회복되었다.

목표: 트랜스글루나미나아제 항체가 음성이거나, 시렉스 3과 시렉스 어레이 4 검사가 음성이어야 한다.

자가 면역

슬림의 경우처럼 몸속 면역체계가 뇌와 전투를 벌이고 있는지를 확인해야 한다. 자가 면역, 그중에서도 특히 뇌의 단백질에 대한 자가 면역은 인지기능의 장애를 유발하기 때문이다. 시렉스 어레이 5 검사로 자가 면역을 진단할 수 있다.

민디는 50세에 자궁절제술을 받은 후 우울증을 겪게 되었다. 호르몬 대체요법을 사용했지만 우울증은 나아지지 않았다. 4년 후에는 단어를 생각해내고, 운전하고, 조리법에 따라 요리를 하기가 버거워졌다. 방향 감각이 사라졌고, 아들이 독립한 후에는 우울증이 더 심해졌다. 민디의 남편은 아내가 며칠 정도 휴식을 취한 다음에는 기분과 인지기능이 눈에 띄게 좋아졌지만, 잠을 못 잔 다음 날이나, 바이러스성 병에 걸리거나, 스트레스 요인이 있으면 나빠진다는 사실을 알게 되었다.

민디의 몬트리올 인지기능 검사 결과는 19로(정상은 26~30이다), 알츠하이머에 해당하는 심각한 수준이었다. 신경심리 검사 결과 민디가 가까운 친지들을 제대로 기억하지 못하고(친척이 가족력은 없다고 알려주었다), 언어 구사가 어려우며, 의미를 제대로 이해하지 못한다는 것을 알게 되었다. 기억력 검사에서는 기억나지 않는다는 사실을 들키지 않으려고 거짓말을 했고, 냄새도 맡지 못했다. 전두엽, 측두엽, 두정엽 모두 제 기능을 하지 못하고 있었다. MRI는 정상이었지만, 뇌의 부피를 측정하는 검사는 하지 않았다. PET는 측두엽피질과 전두엽에서 포도당 활용이 감소했다는 것을 보여주었다. 알츠하이머 환자들이 보이는 전형적 특징이었다.

자가 면역 검사에서 민디의 갑상선 단백질(티로글로불린)은 정상수치의 무려 2,000배로 확인되었다. 또 C4a와 TGF-β1 수치가 높아서 자가 면역에 해당했다. 알츠하이머 3번의 전형적인 상황이었다. 민디에게는 리코드와 함께 CIRS(만성 염증 반응 증후군, 진균독, 라임병, 그 외 병원체에 의해서 걸린다) 치료, 항동맥경화학(장의 독성을 치료하기 위해서였다), 비강을 이용한 VIP(뉴런을 위한 혈관작동성장펩티드)가 병행되었다. 단 몇 개월 만에 민디의 상태는 크게 호전되었다. 다시 글을 읽을 수 있게 되었고, 기억이 되살아났으며, 방향 감각도 돌아왔다. 무엇보다 기본적인 활동을 할 수 있게 되었다.

목표: 시렉스 어레이 5가 음성이어야 한다.

독성

놀랍지만 독성물질이 알츠하이머의 중요한 원인 중 하나인 것으로 확인되었다. 내가 의대에 다닐 때 배웠던 관련 과목으로는 매일 목격하는 수많은 독성물질을 이해할 수 없었다. 우리는 일상생활에서 음식을 통해, 호흡을 통해 독성물질을 흡수하고 있다. 더욱이 TV나 스마트폰, 컴퓨터 등을 사용할 때 노출되는 전자파 역시 대표적인 독성물질이다. 독성물질은 체감할 수 없는 형태가 대부분이며 그래서 피하지도 못한다. 하지만 수많은 연구가 독성물질이 치매를 유발하는 증거를 제시하고 있다.

7년 전에 우리 연구진은 시냅스를 만들라는 신호와 파괴하라는 신호 사이의 균형을 찾아내고, 화학물질이 어떻게 이 균형을 무너뜨리는지를 연구했다. 한마디로 시냅스 형성을 막아서 치매를 일으키는 물질과 시냅스를 만들어내서 치매를 막는 물질을 가려내기 위해서 노력했다. 우리는 FDA의 승인을 받은 모든 의약품과 의약품으로 사용될 가능성이 있는 화학물질을 모두 검사해서 긍정적인 방향으로 나아가려고 했다. 부정적인 신호 대신 긍정적인 신호를 발생시켜 기억에 도움이 되는 쪽을 찾기 위해서였다.

놀랍게도 콜레스테롤 수치를 낮추는 강하제 일부가 신호의 균형을 잘못된 방향으로 이끌고 있었다. 이들은 APP가 세포의 자살을 유도하는 네 개 분자를 만들도록 명령하는 원인이었다. 더욱 흥미로운 사실은 개중 가장 강력한 콜레스테롤 강하제인 세리바스타틴(전에는 바이콜이라는 이름으로 판매되었다)이 세계적으로 50명 이상의 사망과 연관되었고, 근육세포를 죽이는 등의 다양한 부작용 때문에 2001년에 시장에서 퇴출당했다는 것이다.

세 번째 종류의 알츠하이머 환자에게 계속해서 발견되는 또 다른 원인은 스타키보트리스**Stachybotrys**, 아스페르길루스**Aspergillus**, 카에토미움**Chaetomium** 등의 진균독이었다. 그러니까 곰팡이 역시 알츠하이머의 원인이라는 뜻이다. 곰팡이가 알츠하이머를 유발한다는 증거는 계속 확인되고 있으며, 미국에서만 최소 50만 명 이상이 곰팡이로 인한 알츠하이머에 걸린 것으로 추정되고 있다. 뒤에서 설명하겠지만, 가족력이 있을 때는 특히 진균독에 노출되지 않도록 조심해야 한다.

지난 20년 동안 리치 슈메이커Ritchie Shoemaker 박사는 수천 명의 환자를 대상으로 진균독의 영향을 연구했고, 2010년에 출판된 자신의 저서 《곰팡이균 속에서의 생존Surviving Mold》에서 상세하게 설명했다. 슈메이커 박사는 CIRS(만성 염증 반응) 증후군을 설명했다. CIRS는 천식, 만성 피로, 섬유근육통(근육, 조직, 뼈 등 여러 부분에 통증을 유발하고 유연성을 떨어뜨린다), 코피, 발진, 가쁜 호흡, 인지 기능 장애, 두통과 같은 다양한 증상으로 나타나며, 모두 자가 면역 체계와 연관된 것으로 추정된다.

그 과정을 상세히 설명해보겠다. 근처 건물에서 폭탄이 터졌다고 가정해보자. 범인을 확인하기 전에 일단 응급조치가 시행된다. 응급구조 인력을 파견하고, 통행금지를 내리며, 시민들에게 일단 밖으로 나오지 말라고 경고한다. 그다음에 감시 카메라로 범인을 찾는다. 자가 면역 체계가 바로 이런 작업이다. 일단 감염을 막기 위해 모든 세포에 신호를 보낸다. 그다음에 후천성면역계라고 불리는 또 다른 면역체계가 발동되어, 감염의 원인에 맞는 맞춤형 항체가 분비된다. 일반적으로는 감염이 해결되면 두 가지 면역체계 모두 통제된다.

그런데 감시 카메라로 범인을 찾지 못한다면 어떨까? 계속 통행을 금지하고, 경계태세를 유지해야 한다. CIRS가 바로 이런 경우다. 진균독이나 다른 침입자 때문에 최악의 경우 몇 년 동안이나 면역체계가 발동했지만 후천성면역계가 침입자를 확인하지도 못하고, 파괴하지도 못하는 것이다. 그렇다면 감시 카메라가 제대로 작동하는지 어떻게 확인할 수 있을까? 바로 유전자를 확인해야 한다. 전체 인구의 75%는 제대로 감시 카메라가 작동한다. 하지만 25%는 진균독을 감시하기 위한 카메라가 작동하지 않는다(라임병의 원인인 보렐리아를 확인하지 못하는 사람도 있다). 그렇게 되면 면역체계만 계속 남아서 염증을 일으키고, 뇌는 결국 알츠하이머에 걸린다. 다행히 가장 위험한 진균독인 토리코텐신, 오크라톡신 A, 아플라톡신, 글리오톡신은 간단한 소변 검사로 확인할 수 있다.

목표: 소변 진균독 검사에서 토리코텐신, 오크라톡신 A, 아플라톡신, 글리오톡신이 발견되어서는 안 된다.

미토콘드리아의 기능

미토콘드리아는 전자기기 속 작은 배터리처럼 세포가 기능을 하는 데 필요한 에너지를 공급한다. 미토콘드리아는 섭취한 음식 속의 에너지와 호흡을 통해 얻어낸 산소를 ATP라는 분자로 바꾸고, 이 분자가 다시 세포를 위한 에너지가 된다. 미토콘드리아라는 이름은 그리스어로 '작고 오돌토돌한 실'이라는 뜻이다. 이 놀라운 배터리는 사실 수십억 년 전에 인간의 신체에 침입한 박테리아의 후손이다. 하지만 오랫동안 인간의 몸속에 살다가, 오히려 몸에 도움을 주게 되었다.

미토콘드리아를 망가뜨리는 화학물질은 꽤 많다. 그래서 이런 파괴적인 물질에 노출이 되었는지 확인해야 한다. 특히 얼마나 오랜 시간 동안 얼마나 많은 양에 노출되었는지를 파악하는 것이 중요하다. 미토콘드리아를 파괴하는 화학물질로는 항생제(항생제는 박테리아를 죽인다. 따라서 박테리아의 조상인 미토콘드리아에 독성을 갖는다), 콜레스테롤 강하제, 알코올, L-DOPA(파킨슨 환자에게 처방하는 약이다), 아세타미노펜(타이레놀), NSAID부류(아스피린, 이브푸로펜, 그 외 관련 치료약), 코카인, 메탐페타민 혹은 AZT(에이즈를 포함한 바이러스 감염에 쓰이는 항바이러스제)가 있다. 또 ApoE4도 미토콘드리아 파괴와 연관이 있을 수 있다.

미토콘드리아의 기능을 확인하기 위한 직접적인 혈액 검사는 없고, 유기산을 검사하는 것처럼 간접적인 방법을 사용해야 한다. 미토콘드리아 검사는 지금까지 인지기능 장애보다, 어린아이들의 미토콘드리아 이상을 확인하기 위해서 사용되었다. 따라서 당장 검사 방법부터 개선해야 한다. 일단 지금으로는 호흡 검사, 핵의 자성 검사, 미토콘드리아 DNA 확인, 근육 생체 검사가 인지기능 장애로 인한 미토콘드리아 기능 변화를 진단하기 위한 최선이다. 또 앞에서 설명한 미토콘드리아를 망가뜨리는 물질에 노출되었는지를 확인하는 것도 중요하다.

목표: 미토콘드리아를 손상시키는 물질에 노출되지 않는다.

BMI(체질량 지수)

BMI가 높아지면 인지기능 장애의 위험도 높아진다. BMI는 인터넷에서 간단한 공식을 찾아 직접 계산할 수 있다. 자신의 키(미터로 환산한다)를 두 번 곱한 뒤, 몸무게로 나누면 된다. 예를 들어 키가 170cm고 몸무게가 65kg이라고 가정해보자. 이때 BMI는 65 나누기 2.89(1.7X1.7)로 약 22.49가 된다. 이 정도면 최적의 인지기능에 맞는 건강한 수준이다. BMI는 18~25 사이가 되어야 한다. 만약 BMI가 26을 넘으면 알츠하이머에 걸릴 위험도 커진다.

하지만 BMI가 신진대사의 상태를 보여주는 완벽한 척도는 아니다. 내장지방은 초음파나 MRI를 통해서 검사하는 게 훨씬 확실하다. 특히 지방간이 있는 경우에는 꼭 필요하다. 체지방을 검사하는 것도 좋은 방법이다. 체지방 지수인 타니타**Tanita** 수치가 1~12 사이에 있어야 한다. 신진대사가 양호한지를 보여주는 또 다른 척도는 허리둘레다. 여성은 35인치, 남성은 40인치 미만이어야 한다.

목표: BMI(체질량 지수)=18~25

허리둘레=35인치(여성) 혹은 40인치(남성) 이하

유전

유전은 알츠하이머 발병에 강력한 영향을 미친다. 병을 통제하기 위해서는 자신의 유전력을 알아야 한다. 예를 들어서 ApoE4 유전자를 가지고 있는지 그렇지 않은지에 따라서 최적의 식단은 완전히 달라진다.

　사람들은 대부분 유전자 검사를 꺼린다. 내 몸속에 있는 DNA가 가지고 있는 정보를 확인하기 두려운 것은 사실이다. 하지만 앞에서 설명한 ApoE4와 식단의 예에서처럼 유전자 검사는 효율적으로 병을 통제하기 위해서 꼭 필요하다. 유전자를 검사하는 방법에는 엑솜exome, 23앤드미23andME 등이 있으며 2017년 4월에 FDA가 23앤드미의 DNA 검사 열 가지를 승인했다. 그중 하나가 ApoE4 유전자를 평가해 이후 알츠하이머에 걸릴 가능성을 평가하는 검사다.

　목표: 자신의 유전자에 대해서 알아야 한다.

기타 검사들

당신의 뇌는 어떻게 생겼을까? 뇌의 이미지 사진을 찍어보면 어느 부분이 필요 이상으로 줄어들었고, 어느 부분이 에너지를 적게 사용하는지(활동이 적은지)를 확인할 수 있다. MRI로 뇌의 부피를 가늠할 수 있는데, 나이를 막론하고 인지기능의 장애를 겪는 사람은 반드시 점검해야 한다. 가족력이나 유전을 고려했을 때, 인지기능의 장애를 겪을 가능성이 큰 사람도 마찬가지다. 증상이 없고, 위험도 낮은 사람들에게는 선택 사항이다.

　PET는 진단이 확실하지 않을 때 흔히 사용된다. 예를 들어서 전두엽성 치매인지, 알츠하이머인지를 가릴 때 사용할 수 있다. 알츠하이머라면, 전두엽과 측두엽의 포도당 신진대사가 감소한 형태를 확인할 수 있으며, 여기에는 알츠하이머에서 흔히 손상되는 후측대상피질과 설전부에 대한 검사도 포함된다.

아밀로이드 PET 사진은 뇌에 아밀로이드가 얼마나 쌓여 있는지를 보여준다. 하지만 아밀로이드가 쌓여도 알츠하이머에 걸리지 않을 수도 있고, 아밀로이드 때문이 아닌 알츠하이머도 있기 때문에, 이 진단 방법이 도움이 되는지는 아직 확실치 않다. 만약 증상이 없는데 PET 사진에서 아밀로이드가 확인되었다면, 진지하게 병을 예방하기 위한 노력을 해야 한다. 또한 아밀로이드가 축적된 형태와 알츠하이머 증상을 보이는 뇌의 부분 사이에 직접적인 상관관계는 없다. 예를 들어서 행동과 실행 능력을 통제하는 전두엽에 아밀로이드가 쌓였는데, 측두엽과 관련된 기억력 상실이 나타날 수 있다. 하지만 새롭게 개발된 타우 PET 이미지 사진은 좀 더 증상과 관련이 있는 뇌의 이상을 확인할 수 있도록 도움을 준다.

뇌척수액 검사는 꼭 필요하진 않지만, 역시 진단이 확실치 않을 때 도움이 된다. 알츠하이머에 걸리면, 뇌척수액 속의 아밀로이드 베타 42가 줄고, 전체 타우는 증가한다.

EEG 심전도 검사는 발작의 징후를 판단하는 데 유용하게 사용된다. 알츠하이머 환자 중에서 발작을 겪는 환자는 단 5%뿐이지만, EEG를 이용하면 분명하지 않은 발작(흔히 말하는 비경련 발작)도 확인할 수 있다. 이 경우에는 경련 진정제(발작을 막는 약)를 복용해야 한다.

망막 이미지는 초기에 알츠하이머를 진단하거나, 알츠하이머 위험 정도를 평가할 수 있는 또 다른 방법이다.

PET 사진은 뇌 속에 아밀로이드를 확인할 수 있고, 아밀로이드가 상당히 쌓였을 때 확인이 가능하다. 하지만 혈관에 아밀로이드가 있는지는 알 수 없고, 아밀로이드 플라크의 빠른 변화를 좇기에는 역부족이다.

눈의 뒤편에 있는 망막은 뇌의 연장선에 있어서, 뇌에서 벌어지고 있는 일이 반영된다. 그래서 망막을 이용해 아밀로이드 플라크를 검사하는 방법은 상당한 가능성이 있다. 작은 플라크를 수백 개나 확인할 수 있고, 각 플라크의 위치를 확인할 수 있다. 따라서 치료 후에 아밀로이드 플라크가 줄어들었는지도 알 수 있다. 또 크기가 작은 플라크도 확인할 수 있어서 더 정확한 치료가 가능하고, 아밀로이드가 뉴런과 시냅스뿐 아니라 망막의 혈관, 나아가서 뇌의 혈관에도 영향을 미치는지 알아낼 수도 있다. 혈관에 대한 영향이 중요한 이유는 드물긴 하지만 출혈이 있을 수 있고, 이 경우에 생선오일이나 아스피린처럼 피를 묽게 만드는 요소는 섭취하지 않아야 하기 때문이다.

망막 이미지 검사는 현재 알츠하이머 초기를 진단하고 치료에 효과가 있는지를 확인하기 위한 임상시험이 진행 중이다.

목표: 뇌의 부피를 측정하는 MRI를 찍었을 때 뇌가 축소된 부분이 없어야 한다.

생활 습관

검사를 통해서 유전과 생화학적 요소를 확인하는 것도 중요하지만, 인지기능 장애의 원인이 되는 생활 습관을 파악하는 것도 중요하다. 아래 제시된 항목에 직접 체크하면서 자신의 생활 습관을 점검해보자.

머리에 충격을 받은 적이 있다. 물리적인 충격 때문에 기억을 잃은 적이 있는가? 자동차 사고를 당한 적이 있는가? 몸싸움을 하는 스포츠를 한 적이 있는가?	☐
마취를 한 적이 있다. 마취를 위해서는 여러 가지 독성 마취제가 섞어서 사용된다. 이들 중에는 뇌의 기능에 영향을 미치는 불완전한 산화제가 흔히 포함된다.	☐
아말감을 치아 충전제로 사용했다.	☐
수은 함량이 높은 생선을 먹는다.	☐
늘 복용하는 약이 있다. 특히 뇌의 기능에 영향을 미치는 발륨과 같은 신경안정제, 항우울제, 혈압약, 콜레스테롤 강하제, 양성자펌프 억제제, 항히스타민 등	☐
마약을 복용한다.	☐
담배를 피운다.	☐
하루에 2회 이하 양치한다. 구강 청결 상태가 나쁘면 염증을 유발할 수 있다.	☐
변비가 있다. 장의 활동은 독성물질을 배출하는 방법이다.	☐
정수를 많이 마시지 않는다. 소변 또한 독성물질을 배출한다.	☐

외과용 임플란트를 가지고 있다. 인공 엉덩이나 유방 삽입물 등.	☐
심장병이 있다.	☐
코를 곤다. 특히 수면 무호흡증이 있다.	☐
가열가압된 기름을 섭취한다. 기름을 가열하고 압력을 주는 와중에 비타민 E가 소실되며, 따라서 뇌를 손상시킬 수 있다.	☐
트랜스 지방 혹은 단순 탄수화물이 든 음식을 섭취한다. 이런 식품은 혈관을 손상시키고, 인슐린 저항을 늘린다.	☐
부비강에 만성적인 문제가 있다. 부비강에 문제가 있으면 곰팡이와 진균독에 취약해진다.	☐
장이 자주 더부룩하거나, 설사가 잦다. 이런 증상이 있을 때는 장 누수 증후군을 의심할 수 있다.	☐
집, 자동차, 일터에 곰팡이가 있다. 사람들은 대부분 곰팡이가 인지기능 장애를 일으킨다는 사실을 알지 못한다.	☐
가공식품과 비유기농식품의 섭취가 많다. 이들 식품은 인슐린 저항과 독성물질에 대한 노출을 늘린다.	☐
진드기에 물린 적이 있다. 진드기는 라임병의 원인인 보렐리아균을 비롯해 만성 감염을 일으키는 수십 가지의 병원균을 가지고 있다.	☐
위산의 역류를 막기 위해 양성자펌프 억제제를 복용한다. 양성자펌프 억제제를 먹으면 소화에 필요한 위산이 줄어들고, 아연과 비타민 B12를 비롯한 다양한 영양소 섭취가 줄어든다.	☐
화장품, 헤어스프레이, 데오도란트를 사용한다. 이들 물건에는 독성물질이 들어 있을 가능성이 높다.	☐
땀을 많이 흘리지 않는다. 땀은 독성물질을 배출하는 중요한 방법이다.	☐

이 모두는 인지기능 장애의 원인이 된다. 인간의 뇌에는 36가지 구멍이 뚫릴 수 있다. 이들이 시냅스를 만들지, 파괴할지를 결정하는 핵심 요소다. 어떤 것이 문제인지를 확인하고, 해결해야 한다. 앞에서 설명한 환자들의 사례처럼, 생활 습관과 건강 상태를 파악하면 도움이 된다.

08 인지기능 장애를 되돌리는 방법

변화는 기다리는 사람에게는 오지 않는다.
변화를 기다려온 사람은 나 자신이다.
우리가 그토록 갈구하던 변화의 주인공이다.

버락 오바마Barack Obama

알츠하이머를 유발하는 다양한 요소를 검사한 다음에는, 각 문제의 원인을 해결하기 위한 리코드 프로그램을 시작해야 한다.

에드워드는 동부와 서부에서 기업을 경영한 기업인이었다. 세금을 계산할 때는 회계사가 계산기를 두드리기도 전에 암산으로 끝낼 정도로 총기가 넘쳤다. 그러던 어느 날 피트니스 클럽에서 사물함 자물쇠 비밀번호가 기억나지 않아서 자물쇠를 잘라내야 하는 일이 생기고 말았다. 에드워드는 별일 아니라고 위안했지만 그 이후로도 기억력은 계속 나빠졌다. 곧 암산을 할 수도 없었고, 지인을 기억하지도 못했다.

PET 사진을 찍은 결과 전형적인 알츠하이머였다. 폭넓은 양적 신경심리 검사를 받았고, 결과는 PET 사진과 일치했다. 에드워드는 자신에게

ApoE4 유전자가 있다는 사실을 알게 되었고, 알츠하이머 때문에 치매에 걸렸다는 다양한 증거를 확인할 수 있었다. 에드워드의 상태는 계속 나빠졌다. 기억력 감퇴와 인지기능 장애의 진행 속도가 너무 빨라서 검사를 받고 2년 후인 67세 때에는 의사가 회사 문을 닫고, 치료에 집중해야 한다고 제안했다.

에드워드의 아내는 남편을 데리고 날 찾았다. 우리는 2013년 12월에 리코드 프로그램을 시작했다. 6개월 후 아내가 내게 전화를 걸어 격양된 목소리로 "남편은 조금 호전된 정도가 아니에요"라고 말했다. 프로그램을 시작하기 전 18개월 동안 눈에 띄게 상태가 나빠지던 에드워드였지만, 프로그램을 시작하고 나자 더 이상 인지기능은 나빠지지 않았다. 몇 개월 후에는 오히려 나아지기 시작했다.

동료이기도 했던 그의 아내뿐 아니라 에드워드 자신도 눈에 띄게 상태가 호전되고 있다는 것을 알게 되었다. 그는 일을 그만두기는커녕 세 번째 회사를 설립했다. 나는 에드워드에게 신경심리 검사를 받아보길 권했다. 2003년, 2007년, 2013년에 검사를 받으면서 나쁜 소식만 들었던 그는 망설였다. 검사 결과는 늘 부정적이었다. 어쨌거나 그는 알츠하이머를 앓고 있었고, 의사는 언제나 병을 고치기 위해 할 수 있는 게 없다는 우울한 소식만을 전했다.

의사는 에드워드의 상태가 호전된 후, 30년 경력에서 이런 적은 처음이라고 했다. 하지만 에드워드는 "내가 나아진 건 알아요. 아내와 동료들도 내가 차도가 있다고 해요. 하지만 검사를 받았는데, 그게 아니면요? 근거 없는 희망이었다면요?"라고 말하며 걱정을 떨치지 못했다.

에드워드는 측정 결과가 현실에 영향을 미치는 '관찰자 효과observer effect'를 걱정하고 있었다. 검사 결과가 좋지 않으면, 다시 상태가 나빠질지 모른다는 생각이었다. 그런데 왜 양적 검사를 받아야 할까? 꼭 위험을 감수해야 할까?

우리는 알츠하이머 환자였던 그가 호전되었다는 객관적인 증거를 얻게 된다면 다른 많은 이들에게 도움이 될 것이라며 설득하기 시작했다. 결국 에드워드는 검사를 받겠다고 동의했고, 2003년, 2007년, 2013년에 그를 검사했던 의사가 같은 방법으로 검사를 했다(같은 사람이 검사하면 정확도와 신뢰도가 높다). 에드워드가 리코드를 시작한 지 22개월 만이었다.

내가 아내와 함께 로스앤젤레스에서 샌프란시스코까지 차로 이동하고 있을 때, 휴대전화가 울렸다. 에드워드의 신경심리 검사를 진행했던 의사가 결과를 말해주기 위해서 전화를 한 것이었다. 그는 떨리는 목소리로 알츠하이머 환자 대부분이 이상 점수를 기록하는 캘리포니아 언어 학습 능력 검사California Verbal Learning Test, CVLT의 결과가 크게 개선되었다고 말했다. 실제로 백분위 중 3에 해당했던 에드워드의 점수는 84로 높아졌다. 지연 기억력은 백분위에서 13이었지만 이제는 79를 기록했고, 숫자를 역으로 정렬하는 능력은 24에서 73으로 개선되었다. 다른 검사에서도 확실히 상태가 호전된 것을 확인할 수 있었다. 하지만 검사를 담당한 의사가 가장 관심을 보인 것은 백분위 93에서 98로 호전된 에드워드의 처리 속도였다. 나는 담당 의사에게 가장 호전 정도가 적은 능력에 관심을 보이는 이유를 물었다. 그는 뇌의 처리 능력은 알츠하이머가 아닌 트라우마 환자나 단순한 고령의 영향 중 하나로 한계가 있다고 대답했다. 그래서 알츠하이머가 아닌 환자들에게도 도움이 될 것 같다는 설명이었다.

내가 책을 쓸 때, 에드워드는 리코드를 3년째 따르고 있었다. 그는 여전히 활발하게 일을 하고 있으며, 또 다른 사무실을 열었다. 에드워드는 내게 "미래를 꿈꿀 수 있게 되었습니다"라고 말했다.

앞에서 설명했듯이 증상이 나타난 환자들은 혈액 검사를 했을 때 25개 정도의 수치가 이상 반응으로 확인된다. 중요한 것은 이상 수준을 보인 수치가 건강하게 회복될 수 있고, 심지어 최적의 수준으로 개선될 수 있다는 것이다. 그 방법을 자세하게 설명하기 전에, 치료의 개념부터 설명하겠다.

1. **우리의 목표는 정상 수준을 회복하는 게 아니라 최적의 수준으로 개선하는 것이다.**

시냅스의 균형을 바로잡기 위해서 최선을 다해야 하기 때문이다. 시냅스 신호의 균형은 인지기능 장애의 원인이며, 이후 알츠하이머로 이어진다. 예를 들어서 혈청의 호모시스테인 수치가 $12\mu M/L$이라고 가정해보자. 일반적으로 말하는 정상수치다. 하지만 우리가 생각하는 최적의 수준은 아니다. 마찬가지로 비타민 B_{12}가 300pg/ml이면 정상수치지만, 비타민 B_{12} 결핍 증상이 나타나는 경우가 흔히 확인된다. 우리가 목표로 하는 호모시스테인 수치는 $6 \mu M/L$ 이하이며, 비타민 B_{12}는 500pg/L 이상이다.

2. 비정상적인 기능을 최대한 정상으로 되돌린다.

앞에서 설명한 36개의 구멍을 많이 메울수록 인지기능의 장애를 되돌릴 가능성이 크다. 한 가지 치료에 집중하는 것보다 훨씬 회복 가능성이 높아진다.

3. 각 치료의 목적은 문제의 원인을 공략하는 것이다.

예를 들어서 염증이 계속되면 원인을 찾아 해결해야 한다. 염증을 억누르기만 하는 것은 근본적인 해결책이 아니다.

4. 리코드 프로그램은 맞춤형으로 적용되어야 한다.

사람마다 문제가 다르며, 같은 방식으로는 해결할 수 없다.

5. 골다공증, 암, 심혈관 질환과 마찬가지로, 알츠하이머에도 '문지방 효과 threshold effect'가 있다.

다양한 요소가 최적화되면, 병의 진행이 중단되거나 회복된다. 그래서 모든 부분에서 나아지지는 않더라도, 일정 부분이 개선되면 충분히 시냅스를 생성할 수 있다.

6. 프로그램을 반복해야 한다.

그저 처방만 받는다고 해결되지 않는다. 프로그램을 몇 단계로 나누어 자신에게 최적화하고, 결과를 확인하면서 반복해야 한다.

7. 약은 전채요리가 아니라 디저트다.

리코드는 특정한 약을 얻기 위한 기반이다. 프로그램 없이 약만 먹는다면 복잡한 알츠하이머의 과정을 최적화할 수 없고, 병을 예방하거나 중단시킬 수 없다. 개선은 당연히 꿈도 꿀 수 없다. 약은 치료를 위한 강력한 병기다. 하지만 가장 우선시되어서는 안 된다. 프로그램을 일찍 시작하면 약이 필요 없을 수도 있다.

8. 치료를 일찍 시작할수록, 효과도 크다.

암을 생각해보자. 고통스러운 투병 생활을 겪지만, 상대적으로 빨리 죽음에 이른다. 반대로 알츠하이머는 교활하고 음흉스러운 놈이다. 환자들은 오랫동안 작은 신호들을 무시하며 지낸다. 문제의 심각성을 깨달았을 때는 이미 알츠하이머에 걸린 뒤다. 알츠하이머의 늪에 빠지지 않기 위해서는 심각한 증상이 시작되기 몇 년 전부터 리코드 프로그램을 시작해야 한다. 그러기 위해서는 가능한 한 빨리 자신의 상태를 확인해야 한다. 증상이 시작되기 전에, 혹은 주관적 인지장애가 시작되기 전에(주관적 인지장애는 10년에서 20년 정도 지속된다) 프로그램을 시작하도록 한다. ApoE4 유전자를 가지고 있다면 누구보다 미리 준비해야 한다. 빨리 문제를 파악하고, 치료를 시작한다면, 알츠하이머를 피할 수 있다.

9. 리코드가 단번에 가시적인 효과를 가져오는 것은 아니다.

노력이 필요하다. 누군가의 도움을 받거나 쉬운 것부터 해보자. 서두르지 않으면, 알츠하이머에 가까워진다는 사실을 잊어서는 안 된다.

호모시스테인

호모시스테인이 6μM/L 이상일 때는 비타민 B6, B12, 엽산으로 수치를 낮추도록 한다. 한 연구 결과를 보면, 환자들이 비타민 B6 20mg, B12 0.5mg, 엽산 0.8mg을 섭취했을 때 호모시스테인이 정상으로 돌아왔다. 하지만 대부분의 사람들이 비타민을 활성화된 상태로 바꾸지 못하므로, 활성화된 형태로 섭취하는 게 좋다. 따라서 비타민 B6는 피리독살-5-인산P5P을 매일 20~50mg 섭취하고, B12는 메틸코발라빈(메틸-B12) 1mg으로, 엽산은 메틸테트라하이드로폴레이트(메틸 엽산)를 0.8mg부터 시작해 최대 5mg까지 복용한다.

3개월 후, 호모시스테인이 6μM/L 이하로 떨어졌는지를 확인한다. 드문 경우지만, 호모시스테인 수치가 떨어지지 않으면 글리신 베타인(트리메틸글리신이라고도 불리며 캡슐로 복용이 가능하다) 500mg을 매일 섭취한다. 또 3개월 후 호모시스테인을 다시 검사한다. 여전히 수치가 정상이 아니면, 견과류, 쇠고기, 양고기, 치즈, 칠면조, 돼지고기, 생선, 조개, 콩, 달걀, 유제품*의 섭취를 제한해서 메티오닌(호모시스테인을 만드는 아미노산)을 줄인다.

---

* 내가 말하는 유제품은 소의 젖으로 만든 것뿐만 아니라, 양과 염소 젖도 포함된다.

인슐린 저항

공복 인슐린이 4.5mIU/L 이상, 헤모글로빈 A1c가 5.5% 이상, 혹은 공복 포도당이 93mg/dL 이상이면, 인슐린 저항을 앓고 있을 가능성이 높다. 논란의 여지가 있기는 하지만 인슐린 저항은 알츠하이머의 가장 큰 원인으로 꼽힌다. 앞에서 설명했던 것처럼 설탕과 같은 단순 탄수화물, 액상과당이 많이 든 가공식품, 운동 부족, 스트레스가 많으면 인슐린 저항의 위험이 커진다.

다행히 인슐린 저항을 해결할 방법은 많다. 가장 효과적인 것은 식단, 운동, 잠, 스트레스 조절이다. 이 네 가지는 인지기능에 더할 나위 없이 중요하다. 여기에 약간의 약을 복용하면 인슐린 저항은 해결할 수 있다.

일단 식단부터 시작하자. 식단은 인지기능 개선을 위한 프로그램에서 깜짝 놀랄 정도로 강한 힘을 가지고 있다. 음식은 왜 인지기능에서 중요한 역할을 할까? 내가 10대일 때는 치즈버거와 프렌치프라이만으로 족했다. 좋아하는 음식을 제한 없이 먹으면 안 되는 이유가 뭘까? 그 이유는 이렇다. 인간의 신체가 가진 가장 놀라운 능력은 상황에 대한 적응력이다. 대표적으로 수면과 각성이 있다. 수면은 몸을 회복하고 재충전하는 데 필수적이다. 각성은 운동을 한다거나, 기능을 수행하는 데 필요하다. 마찬가지로 몸은 에너지원인 탄수화물과 지방을 자유자재로 사용한다. 우리 조상은 사냥을 할 수 있어서 고기를 쉽게 구할 수 있을 때 지방을 태우고, 과일과 곡식이 익는 가을에는 탄수화물을 태웠다. 이처럼 자유자재로 에너지원을 바꿀 수 있는 능력이 신진대사의 유연성이다.

이번에는 잠을 자지 못하고, 각성하지도 못한다고 가정해보자. 두 가지가 주는 혜택을 전혀 누릴 수 없다면 어떨까? 운동도 못하고, 잠을 자지 못해서 에너지를 회복하고 충전하지도 못한다. 신진대사의 유연성도 마찬가지다. 인슐린 저항과 알츠하이머 환자들은 흔히 신진대사가 좋지 못하다. 세포가 탄수화물과 지방을 최적으로 소화해내지 못한다는 뜻이다.

인슐린 저항과 신진대사의 유연성을 회복하는 것은 영양소를 얻는 데 매우 중요하다. 또한 인슐린의 영향을 벗어나고, 염증을 최적화하고, 비만을 줄이고, 지질의 저장을 조절하고, 심혈관을 개선하고, 호르몬과 호르몬 대응을 최적화하는 데도 매우 중요하다. 그래서 치즈버거와 프렌치프라이는 치매를 유발하는 식품이며, 되도록 먹지 않는 게 좋다. 다음은 최적의 식단에 대한 설명이다.

케토플렉스 Ketoflex 12/3

맛없고 지루한 밥을 원하는 사람은 없다. 다행히 인지기능의 장애를 막고 되돌리는 데 도움이 되면서도 맛있고 다양한 식단이 있다. 여기에서는 무엇보다 인지기능과 관련된 식단을 집중적으로 설명하려고 한다. 채식주의자도 충분히 활용할 수 있도록 다양하게 구성되었다.

1. 케토플렉스 12/3의 첫 단추는 간이 지방을 분해해서 케톤체(아세토

아세테이트, 베타하이드록시뷰티레이트, 아세톤)라는 화학물질을 생산하는 과정인 케토시스ketosis다. 이 과정은 몸의 에너지원인 탄수화물이 부족할 때 나타난다. 약한 케토시스 작용은 베타하이드록시뷰티레이트beta-hydroxybutyrate가 뉴런과 시냅스를 만드는 분자인 BDNF(뇌신경성장인자)의 생성을 늘려 최적의 인지기능 상태를 만들어낸다.

케토시스를 촉진하기 위해서는 저탄수화물 식단(설탕, 빵, 감자, 흰쌀, 청량음료, 알코올, 사탕, 케이크, 가공식품과 같은 단순 탄수화물 섭취를 최소화하는 식단)과 적절한 운동을 병행하고, 저녁을 먹은 이후부터 아침을 먹을 때까지의 공복 시간을 열두 시간 이상으로 유지하는 게 중요하다. MCT 오일(중간 사슬 중성 지방)과 올리브 오일, 아보카도, 견과류와 같은 불포화지방도 약한 케토시스를 촉진한다. 이런 음식을 섭취하면 신진대사를 변화시킬 수 있다. 탄수화물을 태우고 인슐린 저항을 유발해서 알츠하이머를 일으키는 게 아니라, 지방을 태우고 인슐린에 내성을 길러서 알츠하이머를 예방하도록 돕는다. 신진대사가 개선되어야 인지기능이 개선된다는 사실을 잊어서는 안 된다.

지방을 태우는 상태로 전환하는 과정에서 탄수화물이 먹고 싶거나 무기력증을 느낄 수도 있다. 이때 MCT 오일을 캡슐이나 액체 상태로 섭취하면 도움이 된다. 대안으로는 코코넛 오일이 있다. 고체 상태의 코코넛 오일을 하루에 한 숟가락씩 세 번 섭취한다. 갑자기 코코넛 오일을 많이 섭취하면 설사를 유발할 수 있으므로, 처음에는 적은 양으로 시작해서 점차 늘리는 게 좋다. MCT나 코코넛 오일을 섭취하면서 공복 시간 유지, 저탄수화물 식단, 운동을 계속하면 케토시스를 최적화할 수 있다. 그런데 ApoE4 유전자를 가진 사람들에게는 MCT 오일이나 코코넛 오일 모두 문제가 될 수 있다. 나중에 더 자세히 설명하겠지만 ApoE4 유전자를 가진 사람은 MCT 오일과 코코넛 오일을 신진대사 개선을 위해 일시적으로 사용한다고 생각해야 한다.

2. 두 번째는 채식 위주의 식단이다. 특히 전분을 섭취하지 않도록 한다. 샐러드와 같은 익히지 않은 채소와 익힌 채소 모두 먹도록 하며, 가능한 한 다양한 색깔의 채소를 먹는다. 생선, 닭, 고기를 약간 먹는 것은 괜찮지만, 고기가 주가 되어서는 안 된다. 만약 몸무게가 70kg이라면 70g의 단백질을 먹도록 한다. 60g짜리 생선에는 약 20g의 단백질이 들어 있다. 몸무게에 비해 너무 많은 단백질을 먹으면 단백질이 탄수화물로 바뀌어서, 인슐린 저항의 원인이 된다. 단백질의 양뿐 아니라 종류도 중요하다. 여기에 대해서는 뒤에서 더 자세히 설명하겠다.

3. 세 번째는 공복 시간이다. 공복은 케토시스를 유도하고, 인슐린 저항을 개선하기 위한 효율적인 방법이다. 따라서 인지기능에 있어서 상당히 중요하다. 케토플렉스 12/3에서 12는 저녁을 먹은 후 다음 날

첫 끼를 먹을 때까지의 공복 시간이 열두 시간이 되어야 한다는 뜻이다. ApoE4 유전자가 있는 사람은 목표를 최대 열여섯 시간으로 잡아야 한다. 저녁 8시에 식사를 하고 잠을 잔 다음, 다음 날 아침은 오전 10시에 먹어야 한다는 뜻이다. 한편 12/3에서 3은 저녁 식사를 하고 나서 적어도 세 시간은 지난 후 잠자리에 들어야 한다는 뜻이다. 앞의 예처럼 8시에 저녁을 먹었다면 잠자리에 드는 시간은 11시가 된다. 저녁 식사는 8시 이전에 마치고, 이후 간식은 먹지 않는다. 잠자기 전에 인슐린 수치가 높아지면 멜라토닌과 성장 호르몬 분비에도 좋지 않다. 즉 수면에도 악영향을 미치고, 면역기능도 떨어뜨리며, 회복에도 좋지 않다.

공복 시간을 최소 열두 시간 이상으로 유지하면 뇌세포를 포함한 모든 세포가 다양한 요소를 재활용하고, 망가진 단백질과 미토콘드리아를 파괴하는 '자기 소모'에도 도움이 된다. 자기 소모는 재생에 도움이 된다. 공복은 또 간에 저장된 포도당인 글리코겐을 고갈시켜서 케토시스를 촉진한다. 그뿐만 아니라, 공복 자체가 케토시스를 촉진한다. 완전히 공복을 유지하기 어렵다면 레몬을 넣은 물을 얼음 없이 마시도록 한다. 레몬은 간을 자극하고, 비타민 C를 제공하는 등 다양한 방식으로 몸의 독소를 제거해준다.

4. 케토플렉스 12/3는 장 누수 증후군을 막고, 미생물군을 최적화하도록 돕는다. 케토플렉스 12/3이 글루텐과 유제품을 포함해서 장 누수

를 일으키는 음식을 먹지 않는 것을 뜻하기 때문이다. 일단 장이 회복되면, 프로바이오틱Probiotic과 프리바이오틱스Probiotics을 이용해서 미생물군을 최적화한다.

지금까지 케토플렉스 12/3의 원칙을 설명했다. 지금부터는 상세한 방법에 대해서 설명하겠다.

1. 당지수Glycemic index가 35 이하인 음식으로 식단을 구성한다. 그래야만 포도당을 높이지 않기 때문에 인슐린을 다량으로 분비할 필요가 없어진다. 당지수가 낮은 대표적인 음식은 시금치, 배, 무, 브로콜리, 토마토, 버섯, 가지, 샐러리, 오이 등의 야채류와 김, 미역, 다시마 등의 해조류, 사과, 자두, 오렌지, 딸기, 귤, 포도, 배 등의 과일류다. 식빵이나 떡, 아이스크림, 도넛, 사탕 등은 금물이다. 식단을 꾸릴 때는 제철 채소, 지역 먹거리, 유전자 조작을 하지 않은 음식으로 구성하는 것이 좋다.

2. 과일은 주스가 아닌 과일 자체로 먹는다(식이섬유 포함). 과일 스무디도 좋다. 하지만 설탕을 넣은 스무디는 좋지 않다. 설탕을 줄이려면 케일과 시금치 같은 채소를 첨가한다. 망고와 파파야 같은 열대 과일은 당지수가 높으므로 피한다. 대신 당지수가 낮은 베리류를 섭취한다. 가장 좋은 과일은 야생에서 자란 다채로운 색깔의 베리, 레몬, 토마토, 아보카도다(영양학적으로 엄격하게 말해서 토마토와 아보

카도는 과일로 포함해야 한다). 과일(주스 제외)은 영양소와 섬유질이 풍부해서 지방 섭취 후에 디저트로 먹기 좋다.

3. '버뮤다 삼각지'를 피하도록 한다. 유치한 표현이지만, 배와 비행기에 위험한 버뮤다 삼각지가 음식에도 존재한다. 단순 탄수화물, 포화지방, 식이섬유 부족(수용성과 비수용성 모두)이 바로 인체에 해를 입히는 음식의 버뮤다 삼각지다. 치즈버거, 프렌치프라이, 청량음료를 생각해보자. 이런 음식들은 식이섬유가 부족해서 탄수화물의 섭취를 높이고, 염증을 유발하며, 인슐린 수치를 높인다. 따라서 탄수화물을 먹을 생각이라면, 일단 케일(혹은 다른 식이섬유)을 먼저 섭취하도록 한다. 식이섬유를 먹으면 혈당이 감소한다. 그 결과 탄수화물 섭취가 줄고, 최적의 미생물군을 지원한다. 앞에서도 설명했지만, 포화지방은 케토시스를 유도한다. 하지만 여기에 단순 탄수화물을 함께 섭취하고 식이섬유를 먹지 않으면 심혈관 질환, 인슐린 저항, 치매를 유발하는 끔찍한 사태가 발생한다.

4. 가능한 글루텐과 유제품을 피한다. 미국 인구 중에서 소아 지방변증과 같은 글루텐 민감성을 보이는 사람은 전체 인구 중 5%에 불과하다. 하지만 글루텐은 장 누수 증후군을 유발하며, 염증을 일으킨다. 장 누수와 염증은 우리가 막아야 할 36개의 구멍에 속하며 시냅스를 파괴하는 신호를 발생시키는 원인이다.

5. 디톡스 음식을 섭취해서 독성을 줄인다. 인간은 매일 수백 가지의 독성물질에 노출된다. 중금속부터 내분비계를 망가뜨리는 BpA(비스페놀 A), 트리코테신과 같은 생물 독성물질까지 종류도 다양하다. 독성물질을 제거하는 음식을 먹으면 소변, 땀, 대변으로 독성물질이 배출된다. 이런 종류의 채소로는 십자화과 채소(콜리플라워, 브로콜리, 양배추, 케일, 양배추, 순무, 콜라비, 무, 청경채 등), 아보카도, 근대, 민들레, 마늘, 생강, 그레이프프루트, 레몬, 올리브 오일, 다시마, 김과 같은 해조류가 있다.

6. 좋은 지방을 먹는다. 아보카도, 견과류, 올리브 오일, MCT 오일이 여기에 해당한다. 일단 어느 정도 인슐린 저항이 해결되면, ApoE4 유전자를 가진 사람들은 섭취를 줄여야 한다. MCT 오일이 포화지방이기 때문이다. 이후에는 올리브 오일이나 차갑게 압축한 고도불포화지방산이나 땅콩에 든 단불포화지방산으로 바꿔야 한다.

7. 가공식품 대신에 원래의 식품을 먹는다. 방법은 간단하다. 재료가 표시된 음식은 모두 가공식품이다. 음식 칼럼니스트인 마이클 폴란 **Michael Pollan**의 말처럼 당신의 할머니가 모르는 음식은 먹지 않도록 한다. 가공식품은 분자를 파괴한다. 과당이 많이 함유된 시럽부터 암을 유발하는 식용색소, 신경독소인 아크릴라마이드**Acrylamide** 같은 좋지 않은 첨가제가 상당수 포함된다. 신선한 유기농 채소를 먹고, 독성물질은 피한다.

8. 생선은 선택이다. 케토플렉스 12/3는 채식 위주의 식단을 유지하면서 가끔 생선을 섭취하도록 권한다. 다만 생선의 장점과 단점을 모두 기억하도록 하자. 생선의 긍정적인 면은 오메가-3와 단백질이 풍부하다는 것이다. 단점은 수은과 여타 독성물질을 가진다는 것이다. 지나치게 많이 먹지 않도록 주의하고 상어, 황새치, 참치 등 몸집이 크고 오래 사는 생선은 피한다. 오래 사는 생선에는 수은이 많이 들어 있기 때문이다. 연어, 고등어, 멸치, 정어리, 청어는 비교적 안전하다. 또 가능하면 양식이 아닌 자연산을 먹는 것이 좋다. 오메가-3와 오메가-6의 비율이 좋고, 독성물질은 적기 때문이다.

9. 고기는 첨가물과 같다. 남성은 매일 50~70g, 여성은 40~60g의 단백질을 먹어야 한다 그 이상 섭취하면 '아미노 교환 반응'을 통해 탄수화물 섭취가 늘어난다. 가능하면 콩, 달걀, 견과류를 통해 단백질을 섭취하는 것이 좋다. 고기를 먹을 때는 목초지에서 키운 닭이나 쇠고기를 먹도록 한다. 이런 고기는 염증을 줄이는 데 도움이 되는 오메가-3가 많이 함유되어 있기 때문이다.

10. 프로바이오틱스와 프리바이오틱스를 포함해야 한다. 장을 치료한 다음에는 장의 박테리아를 최적화해야 한다. 그래서 좋은 박테리아(프로바이오틱스)과 좋은 박테리아 음식(프리바이오틱스)을 섭취해야 한다. 약으로 먹을 수도 있지만, 식단을 통해 섭취하는 편이 더 좋다. 프로바이오틱스는 김치, 사우어크라우트(독일 발효식품), 피

클 조림, 된장국, 버섯과 같은 발효식품에 들어 있다. 요거트 역시 프로바이오틱스 식품이지만 설탕도 많이 들어 있는 데다가(락토오스와 설탕 첨가물의 형태), 유제품이기 때문에 피하는 것이 좋다.

'사카로미세스 보울라디Saccharomyces boulardii'라는 낯선 이름의 이스트(효모)를 식단에 포함하면 도움이 될 때가 많다. 특히 설사가 잦을 때 그렇다. 항생제를 먹어서 미생물을 없애기보다는 장, 피부, 부비강, 그 외 신체의 미생물군을 최적화하는 것이 좋다. 사카로미세스 보울라디는 캡슐과 파우더의 형태로 구입할 수 있으며, 몸속에 또 다른 이스트인 '캔디다Candida'가 있을 때 특히 도움이 된다. 캔디다는 장내 불균형을 일으켜 배를 더부룩하고 불편하게 만든다.

프리바이오틱스 사용의 원리는 매우 간단하다. 원하는 박테리아가 먹는 음식을 선택하고(예를 들어서 젖산간균과 비피더스균), 장에서 없애길 바라는 박테리아가 먹는 음식은 피하는 것이다(비만세균인 피르미테쿠스를 예로 들 수 있다. 박테리아는 당뇨병, 염증, 장과 관련된 질병, 신진대사 증후군 등 만성 질병과 관련이 있다). 프리바이오틱스 음식으로는 양파, 마늘, 익히지 않은 돼지감자, 민들레 줄기가 있다.

11. 소화 효소가 도움이 된다. 케토플렉스 12/3 프로그램을 적용하고 채소 위주의 식단을 유지하면, 위산 역류의 가능성을 줄일 수 있다. 하지만 그래도 위산 역류를 겪고 있다면 염증이 있는지 검사해야 한다. 또 만성 스트레스를 겪지는 않는지 위산이 적은지를 확인

한다. 50세 이상이라면 위산 역류를 겪을 가능성이 크다. 그렇다면 식사를 할 때 소화 효소를(캡슐로 복용이 가능하다) 함께 섭취하면 도움이 된다. 또한 탄수화물이 풍부한 식단에서 좋은 지방이 풍부한 음식으로 바꾸는 것도 좋다. 효소가 지방의 신진대사를 돕기 때문이다.

12. 보충제로 영양 성분과 인지기능을 최적화한다. 인지기능의 장애가 있거나, 인지기능이 악화할 위험이 있는 모든 사람에게, 다음의 식단을 권한다.

- 비타민 B₁ 50mg

  앞에서도 설명했지만, 비타민 B1은 기억을 생성하는 데 도움이 된다.

- 판토세닉산(B₅) 100~200mg

  특히 집중력이 약하거나, 각성하지 못할 때

- 호모시스테인이 6 이상일 때 B₆, B₁₂, 엽산을 혼합해서 복용

- 비타민 C 1g

  비타민 C 수치가 이상적이지 않거나, 구리와 아연의 비율이 1:2 이상인 경우

- 비타민 D

  하루 2,500IU부터 시작해서, 혈청 수치가 80이 될 때까지 늘린다.

- 비타민 E

비타민 E 수치가 13 미만인 경우에 토코페롤과 토코트리페놀을 섞어서 400~800IU만큼 섭취한다.

- **비타민 K2**

비타민 D를 섭취하는 사람들에게 필요하며 100mcg 섭취한다.

- **레스베라트롤resveratrol 100mg**

누구나 섭취하면 좋다.

- **시티콜린citicoline 매일 두 번 250mg**

시냅스의 성장과 유지에 도움이 된다.

- **ALCAR(아세틸-L- 카르니틴) 500mg**

신경 성장 요소를 증가시키기 위해서다. 특히 두 번째 종류의 알츠하이머 환자들이 복용해야 한다.

- **유비퀴놀ubiquinol 100mg**

누구에게나 좋으며, 미토콘드리아 기능을 돕는다.

- **폴리퀴놀린 퀴논poliquinoline quinone, PQQ 10~20mg**

미토콘드리아 수치를 높이기 때문에 모두에게 좋다.

- **오메가-3 지방산**

- **커피추출물whole coffee fruit extract**

3개월 동안 하루에 한 번 혹은 두 번을 100mg씩 섭취하다가 한 달 동안 천천히 양을 줄인다. 특히 알츠하이머 2번 환자들에게 효과가 있다.

13. 어떤 허브는 시냅스의 기능을 돕는다. 다음은 캡슐과 허브 자체로

섭취할 수 있으며, 별다른 특별한 용례가 없으면 다음 방식을 따르도록 한다.

- **아슈와간다Ashwagandha, 500mg**

  매일 식사와 함께 두 번씩 섭취한다. 인도 인삼인 아슈와간다는 아밀로이드를 줄여줄 뿐 아니라 스트레스에 강하게 만들어준다.

- **바코파 모니에리Bacopa monnieri, 250mg**

  하루에 두 번 식사와 함께 섭취하면 부교감신경의 기능을 개선해준다. 아슈와간다와 바코파 모니에리도 나스야 카르마Nasya Karma라는 코에 넣는 형태의 시럽으로 섭취할 수 있다. 캡슐보다 시럽을 선호한다면 하루 세 번 코에 넣도록 한다.

- **고투 콜라gotu kola**

  집중력과 각성 효과를 위해서 하루 두 번 500mg씩 식사와 함께 섭취한다.

- **노루궁뎅이 버섯**

  하루에 한 번 혹은 두 번 500mg씩 섭취한다. 신경 성장 요소에 좋으며, 특히 두 번째 유형의 알츠하이머 환자에게 도움이 된다.

- **로디올라rhodiola**

  하루에 200mg씩 한 번, 혹은 두 번 섭취한다. 걱정과 스트레스를 덜어준다.

- **상카푸스피Shankhpushpi**

  하루에 2~3 티스푼 혹은 캡슐로 복용한다. 해마의 뉴런 연결을 개선한다.

- **티노스포라 코르디폴리아**thinospora cordifolia

  세 번째 알츠하이머, 주관적 인지장애, 경도 인지장애 환자의 면역기능을 강화한다. 하루에 식사와 함께 300mg씩 두세 번 섭취한다. 세 번째 알츠하이머 환자는 구굴guggul을 함께 섭취하는 것도 좋다. 구굴은 숯과 같은 기능을 해서, 장의 독성물질을 제거한다. 구굴 추출물은 캡슐로 섭취하며, 하루 350~750mg 복용하도록 한다.

- **트라이팔라**triphala

  1번 종류의 알츠하이머(염증으로 인한 알츠하이머), 경도 인지장애, 주관적 인지장애 환자거나, 장 기능에 문제가 있을 때는 트라이팔라를 복용하면 염증을 가라앉힐 수 있다. 트라이팔라는 공복에 섭취했을 때 가장 효과가 좋으며, 캡슐이나 가루로 차를 만들어서 섭취한다.

14. 음식을 조리할 때 식품 손상을 피한다. 맛을 유지하면서도 영양소 손실과 AGE(최종당산화물)을 생성은 최소화한다. AGE는 당독이라고 불리는 글리코톡신으로, 설탕과 단백질 혹은 지방질 사이의 반응 때문에 만들어진다. AGE 수치가 높아지면 산화 스트레스와 염증을 유발하고, 당뇨병이나 다른 만성 질병의 원인인 병원체 다수를 만든다.

음식을 만들 때는 수분을 많이 넣고 가열하며, 조리 시간을 줄이고, 낮은 온도에서 조리한다. 레몬, 라임, 식초와 같은 산을 사용해서 조리하면 AGE 생성을 줄일 수 있다(조리하지 않은 채소는 AGE가 없지만, 조리하지 않은 육류는 AGE가 있다). 그릴에 굽거나, 데치거나, 직화하거나, 기름을 넣고 굽는 조리법은 모두 AGE를 생성한다.

케토플렉스 12/3 식단을 선택하고 활용하는 도중, 공복 인슐린이 4.5 이상이거나, 헤모글로빈 A1c가 여전히 5.5%가 넘거나, 공복 포도당이 90에서 떨어지지 않는다면 어떻게 해야 할까? 걱정할 것 없다. 각 수치를 공략하는 보충제를 쉽게 약국에서 구매할 수 있다. 다만 한 번에 한 가지씩 섭취하고, 포도당이나 인슐린 저항에 미치는 영향을 확인한 다음에 계속 섭취해야 한다. 예를 들면 다음과 같다.

- 인슐린 저항은 아연 수치에 영향을 받는다. 따라서 아연 수치가 100 이하일 때는 징크 피콜리네이트를 매일 20mg에서 50mg까지 섭취한다. 2개월 후 포도당 수치를 다시 검사한다.

- 헤모글로빈 A1c가 높은 이유는 포도당 조절에 실패했기 때문이며, 낮은 마그네슘이 원인이다. 마그네슘 수치가 낮다면 마그네슘 그라이시네이트를 매일 500mg씩 혹은 마그네슘 쓰레오네이트를 매일 2g씩 섭취한다.

- 시나몬은 혈당 관리에 놀라울 정도로 좋은 음식이다. 매일 소량씩 음

식에 뿌려 먹거나, 1g짜리 캡슐을 하나씩 복용하면 된다. 시나몬은 또 2형 당뇨병 환자의 지방질 상태를 개선한다.

• 알파리포산은 항산화제다. 누구나 매일 60~100mg씩 섭취하면 도움이 된다.

• 크롬 피콜리네이트 역시 혈당을 낮추는 데 도움이 된다. 하루 한 번 400㎍ ~1mg을 복용한다.

• 병원에서 혈당을 낮추기 위해 메토르민을 처방할 수 있다.

규칙적인 운동의 장점

흔히 '앉아서 생활하는 건 흡연만큼이나 위험하다'고 한다. 우리는 앉아서 컴퓨터를 하고, 소파에 앉아서 TV를 보고, 앉아서 휴대전화로 게임을 한다. 늘 앉아 있기 때문에 명을 재촉한다! 연구에 따르면 운동은 인지기능과 신체 건강(특히 심혈관 질병)에 그저 도움이 되는 정도가 아니라 매우 중요하다. 인지기능 면에서 운동이 가져다주는 직접적인 혜택은 다음과 같다.

1. 인슐린 저항을 낮춘다. 앞에서도 설명했듯이 인슐린 저항은 알츠하이머에 중요한 역할을 한다.

2. 케토시스를 늘린다. 케토시스는 다양한 기능이 있지만, 뉴런에 도움이 되는 분자인 BDNF의 생성을 돕는다.

3. 기억에 중요한 역할을 하는 해마의 크기를 늘린다. 알츠하이머 환자는 해마의 크기가 줄어들기 때문이다.

4. 심혈관 기능을 개선한다. 심혈관 기능은 뉴런과 시냅스 건강에 중요한 영향을 미친다.

5. 염증을 일으켜서 알츠하이머를 유발하는 스트레스를 줄여준다.

6. 인지기능 건강의 또 다른 필수요소인 수면을 개선한다.

7. '신경발생neurogenesis'이라고 불리는 과정에서 만들어진 새로운 뉴런이 생존하도록 돕는다.

8. 기분이 나아진다.

인지기능에 특히 좋은 운동은 어떤 것일까? 조깅, 걷기, 스피닝, 댄스와 같은 유산소 운동과 근력 운동을 병행해야 한다. 일주일에 최소 세 번, 하루에 한 시간 정도가 좋다. 각자에게 맞는 종목을 선택한 뒤 스트레칭을 병행하고, 관절에 무리가 가지 않도록 한다. 물론 염증을 줄이기 위한 방법을 병행하기 때문에 관절에 큰 무리는 없을 것이다.

개인 트레이너를 선호하는 사람도 있고, 단체 활동을 원하는 사람도 있다. 반면 혼자 운동하기를 좋아하는 사람도 있다. 어느 쪽이건 좋다. 시작하기 어렵다면 트레이너, 가족, 친구의 도움을 받자.

수면의 질

밤늦게까지 일하는 건 용기가 필요한 일이다. 수년 전 나는 인턴과 레지던트 생활을 하면서 5년 동안 잠이 부족한 생활을 했다. 40시간이 넘게 깨어 있는 일이 흔했다. 정신은 늘 몽롱했고, 판단력은 하락했으며, 학습과 기억 능력은 엉망이 되었다. 아드레날린이 상승하고, 스트레스는 줄지 않았으며, 틈만 나면 잠이 들었다. 가끔은 환자를 검사하다가 잠이 들기도 했다. 레지던트 생활이 끝나면서 일반적인 생활로 돌아오자 단 몇 주 만에 정신은 맑아졌다. 한마디로 잠이 부족해서 인지기능이 후퇴했었다. 이를 피하려면 무조건 잠을 자야 한다.

몇 년 전에 나는 행동 신경학자이면서 알츠하이머 검사와 임상 연구의 전문가인 동료와 이야기를 나눈 적이 있다. 그 동료는 경도 인지장애 환자 중에서 일부만 알츠하이머로 병이 진행되는 이유를 모르겠다고 했다. 내가 병이 진행되지 않는 환자와 진행되는 환자 사이의 차이를 묻자, 동료는 한동안 생각하더니 "잠을 잘 잔 환자는 병이 진행되지 않아요"라고 답했다.

뇌의 기능을 개선하기 위해서 잠을 최적화하는 방법은 다음과 같다.

1. 수면 무호흡증은 치료해야 한다.

어떤 사람들은 간단한 치과용 기기로 치료할 수 있지만, 지속기도양 압기continuous positive airway pressure, CPAP를 사용해야 하는 사람도 있다. 두 가지 모두 잠을 자는 동안 적절한 산소를 공급하고 기도를 확보하는 것이 목적이다. 수면 무호흡증은 인지기능뿐 아니라, 심혈관 질환에도 좋고, 위와 식도의 역류 질환을 예방하며, 비만과 폐 질환의 가능성을 줄인다.

2. 가능하면 수면제 없이 여덟 시간 가까이 자도록 노력한다.

인간의 뇌는 밤에 멜라토닌을 생성한다. 하지만 한 가지 조건이 있다. 어두워야 한다. 빛에 노출되면 멜라토닌은 만들어지지 않는다. 사람은 나이가 들면 멜라토닌이 줄어든다. 잠을 자기 전에 멜라토닌을 충분히 복용하면(뇌가 생성해야 하는 만큼), 잠을 편하게 자고 깨어나서도 훨씬 개운한 것으로 나타났다. 일반적으로 이 양은 0.3~0.5mg이며, 필요한 경우는 20mg까지 복용해도 좋다. 너무 많이 먹으면, 수면 중에 잠이 깨서 다시 잠을 이루기 어려울 수도 있다.

수면 장애로 고생하면서 인지기능의 장애를 겪는 사람들은 대부분 한밤중에 잠을 자다가 깬다면서 고통을 호소한다. 폐경이나 호르몬 불균형(특히 낮은 프로게스테론), 우울증, 스트레스, 위산 역류가 원인일 수도 있다.

잠자리에서 생각이 많은 사람이라면, 자기 전에 트립토판Trp을 500mg 복용하면 도움이 된다. 트립토판 대신에 약간은 더 강한 5-하이드록시트립토판5-HTP을 섭취하는 방법도 있다. 이미 SSRI(선택적 세로토닌 재흡수 억제제) 항우울제인 프로작Prozac이나 조로프트Zoloft, 비슷한 복제약을 복용하고 있다면, Trp와 5-HTP를 복용해서는 안 된다. 두 가지를 함께 복용하면, 세로토닌 증후군으로 열, 불안, 땀, 설사와 같은 증상을 겪을 가능성이 있다. 항우울제가 신경 전달물질인 세로토닌이 뇌의 시냅스로 전달되는 것을 막아서, 뇌의 세포를 자극하기 때문에 벌어지는 현상이다. 세로토닌은 전구물질인 트립토판이 늘면서 함께 증가한다. 그러면 마치 폭풍우가 치기 전 먹구름이 모이는 것과 같은 상황이 머릿속에서 벌어진다. 두 가지는 머릿속에 홍수를 유발하는 위험한 조합이다. 세로토닌은 홍수처럼 시냅스를 위협하게 된다.

밤에 잠에서 자주 깨는 또 다른 이유는 프로게스테론의 감소 때문이다. 남성과 여성 모두 마찬가지다. 폐경 전에는 에스트라디올 대비 프로게스테론 양이 감소해서 에스트라디올의 비율이 높아진다. 프로게스테론은 긴장을 완화하는 효과가 있다. 따라서 프로게스테론이 줄면 긴장감이 높아지고, 잠을 제대로 자지 못하며, 머리가 멍해진다. 검사 결과 프로게스테론 수치가 정상이 아니라면, 의사와 상담해 경구용 프로게스테론을 처방받도록 하자. 잠자리에 들기 전 100mg씩 복용하면 된다.

남성의 경우, 프로게스테론의 감소는 테스토스테론의 감소와 관련이 있다. 프로게스테론이 테스토스테론의 전구물질이기 때문이다. 테스토스테론 수치가 낮으면, 인지기능 하락의 위험이 있으므로, 의사와 상담해서 테스토스테론 수치를 최적화해야 한다.

스트레스 때문에 잠을 이루지 못하는 사람은 명상용 프로그램을 이용하는 것도 좋다. 명상 프로그램을 듣고 있으면 긴장이 완화되고 새로운 기억의 형성을 위한 뇌파가 활발해져 시냅스 형성에 도움이 된다.

명상 프로그램을 활용하는 방법은 매일 저녁 불빛을 낮추고, 긴장을 푼 상태로 누워서 휴대전화, 컴퓨터와 같은 기계를 사용해 프로그램을 30분 동안 재생시키는 것이다. 처음에는 카페인을 섭취한 것처럼 자극을 받는 사람도 있다. 하지만 곧 긴장 완화 효과를 확인할수 있다. 10년 전만 해도, 나 역시 의사가 명상을 권했다면 비웃었을 것이다. 하지만 정기적으로 명상을 하면, 해마의 양이 늘어나고 스트레스가 줄어든다는 연구 결과가 다수 확인되었다.

다음에 제시된 항목을 실천하면 숙면에 도움이 될 것이다.

- 방은 가능한 한 어둡게 한다(조명은 수면 중에 뇌에서 분비되는 멜라토닌을 감소시킨다). 필요하다면 안대를 사용한다.

- 조용한 환경을 만든다. 전자파를 내뿜는 TV와 휴대전화를 비롯한 전

자기기는 가까이 두지 않는다.

- 잠을 자기 전에 업무를 정리한다. 일로 스트레스를 받은 직후에 잠자리에 들면 수면의 질이 떨어진다.

- 가능하면 자정 이전에 잠자리에 든다.

- 잠자기 직전에는 운동을 피한다. 운동은 아드레날린 분비를 늘려서 수면을 방해한다.

- 블루라이트를 피한다. 블루라이트는 우리가 흔히 밤에 켜는 조명이다(특히 요즘 많이 쓰이는 LED 조명이 여기에 속한다). 밤에 잠자리에 들기 전에 책을 읽거나 컴퓨터를 해야 한다면, 필터를 활용한다.

- 오후 늦게부터는 카페인과 같은 자극제를 섭취하지 않는다.

- 저녁 때 과식을 피한다.

- 적당한 양의 수분을 섭취한다.

놀라운 스트레스의 영향력

스트레스는 의도된 수준 이상으로 몸을 혹사하기 때문에 생긴다. 인간은 현재의 생활 습관에 맞게 진화하지 않았다. 지금처럼 설탕을 많이 먹고, 조명을 켜고 밤늦게까지 깨어 있으며, 계속 일 때문에 걱정하고, 잠을 제대로 자지 못하고, 형편없는 영양분을 섭취하고, 독성물질에 노출되도록 만들어진 게 아니다. 하지만 이들 이외에도 우리의 몸과 뇌가 받는 스트레스는 무수히 많다. 인간은 간헐적인 스트레스는 감당할 수 있지만, 지속적인 스트레스는 받아들일 수 없다.

스트레스는 코르티솔의 수치를 높이며, 코르티솔이 상승하면 뇌에 독성물질로 작용한다. 특히 기억 형성에 중요한 해마가 큰 타격을 받는다. 해마는 앞에서 설명했듯이 알츠하이머가 가장 먼저 공격하는 부분이다. 그래서 스트레스가 높아지면 인지기능이 하락하고, 알츠하이머에 걸릴 확률이 높아진다.

스트레스는 혈당 증가, 몸의 지방 증가, 비만, 탄수화물 중독, 장누수와 그로 인한 염증, 혈관-뇌장벽 누수, 칼슘 분비와 뉴런에 대한 과도한 자극, 심혈관 질환과 함께 알츠하이머의 원인으로 꼽힌다. 그뿐만이 아니다. 알츠하이머를 막는 요소, 그러니까 신경조직을 만들고 기억과 관련된 가지돌기 가시를 성장하고 유지해서 시냅스를 건강하게 만드는 요소를 망가뜨린다.

스트레스는 인지기능 장애 환자들에게 흔히 발견되지만, 특히 세 번째 부류의 알츠하이머 환자에게 강하게 나타난다.

56세의 변호사인 환자 A는 지독한 워커홀릭이었다. 까다로운 사건에서 승소하기 위해 2년 동안 잠도 줄인 채 일에 매달렸다. 그전에는 우울증을 앓은 적도 있었다. 그는 소송에서 이겼지만 말을 하거나 글을 쓰는 도중에 단어를 잊어버리는 일이 자주 생겼다. 곧 계산도 어려워졌다. 그는 수동적으로 변했고, 느려졌다. PET 사진 결과 알츠하이머였다. 하지만 ApoE4가 아니라 ApoE2/3 유전자를 가지고 있었다. 검사 결과 3번 알츠하이머였다. TGF-β1와 C4a가 모두 증가했으며, 코와 목에서 진균 독이 발견되었다.

앞에서 설명한 환자의 사례는 인지기능을 개선하기 위해서 스트레스를 줄여야 하는 이유를 분명하게 보여준다. 어떤 게 최선인지는 환자마다 다르지만, 명상과 요가가 다수에게 효과가 있었다. 명상과 요가를 통해서 스트레스를 줄이고, 코르티솔 수치를 낮추고, 해마를 보호하고, 대뇌 피질을 두껍게 만들 수 있다.

가장 간단하면서도 놀라울 정도로 간과되고 있는 방법은 복식호흡이다. 천천히 깊게 복식으로 호흡하면서 긴장을 풀어보도록 한다.

운동 후 흥분된다면 운동의 강도를 줄인다. 트레드밀에서 45분 달렸다면, 30분으로 줄이도록 하자. 심장박동 횟수를 더 높이고 싶다면 근력 운동을 병행하도록 한다. 운동하고 난 뒤 피곤함을 느낀다면, 강도를 줄이는 편이 코르티솔을 낮추는 데 도움이 된다.

카페인을 지나치게 많이 섭취하는 사람이라면 카페인을 줄이는 것도 고려해야 한다. 특히 오후에 카페인을 섭취하면 숙면에도 방해를 받게 된다. 알코올도 마찬가지다. 음악을 듣거나 가벼운 운동을 하면서 스트레스를 관리하는 것이 좋다.

염증

염증은 인지기능을 떨어뜨리는 주범으로 손꼽힌다. 무엇보다 알츠하이머를 직접 유발한다. 따라서 염증을 해결하면, 인지기능이 개선된다. 일단 검사를 통해 왜 염증이 있는지 알아낸 다음, 다음 세 가지 접근 방식을 적용한다.

1. 염증을 해결한다.

염증을 해결하는 효율적인 방법으로 'SPM**specialized pro-resolving mediator**'이라고 부르는 보충제가 있다. 'SPM액티브**SPM Active**'라는 이름으로도 불린다. SPM은 감염이나 염증에 대응해 면역 반응을 돕고, 원래의 건강하고 염증이 없는 상태로 되돌린다. 만약 몸이 독립적으로 대응하지 못하면, SPM액티브가 대신 그 역할을 한다. 하루에 6캡슐씩 한 달간 복용하도록 한다.

2. 새로운 염증의 유발을 억제한다.

오메가-3나 구르구민**curcumin** 같은 반염증제는 새로운 염증을 예방한다. 매일 생선 기름, 크릴, 조류에서 추출한 오메가-3 DHA(도코사헥사에노익산)를 1g씩 섭취하거나, 같은 양의 구르구민을 섭취한다. 공복에 먹거나, 지방과 함께 섭취하도록 한다. 그 외에도 염증을 줄이는 음식에는 생강, 시나몬, 프로그네놀론, 정향, 타임 등이 있다. 비트나 브로콜리 같은 잎이 달린 채소 중에서도 염증을 가라앉히는 음식을 찾을 수 있다. 리코드 프로그램은 장이나 신장을 손상시킬 수 있는 이부로펜과 같은 비스테로이드계 항염증제는 포함하지 않는다.

3. 염증의 원인을 모두 제거한다.

계속 염증이 발행하는데, 염증을 치료만 한다면 근본적인 해결책이라 말할 수 없다. 염증의 원인은 장 누수 증후군, 단순 탄수화물이나 트랜스 지방이 많은 식단, 라임병와 같은 만성 감염, 헤르페스 등의 바이러스, 누룩곰팡이나 푸른곰팡이와 같은 곰팡이를 꼽을 수 있다. 앞에서 설명한 것처럼 P.진지발리스균을 비롯한 입속 박테리아가 알츠하이머 환자에게 흔히 발견된다.

만약 분명히 염증의 원인을 제거했는데도 염증 수치가 높게 나타난다면, 더 확실한 검사를 받아야 한다. 류머티즘성 관절염, 만성 라임병, 바베시아 혹은 바트로넬라 같은 진드기가 옮기는 감염, 혹은 모르고 지나친 원인은 없는지 확인해야 한다.

장 치료

장을 치료하는 방법은 여러 가지다. 그 방법에 관한 자료는 많지만, 여기에서는 간략하게 중요한 점만 짚어보려고 한다.

장 누수는 매우 흔한 질병이어서, 누구에게나 중요하다. 만약 시렉스 어레이 2에서 양성 반응이 나왔거나, 음식에 민감하거나, 배가 더부룩하거나, 변비가 있거나, 대변을 통제하지 못한다면 장 누수 증후군을 앓고 있을 가능성이 크다. 즉 장의 벽에 문제가 생겼다는 뜻이다.

장을 치료하면 염증을 줄이고, 영양 섭취를 개선하고, 면역 반응을 높이며, 최적의 생물군을 만들고 늘려서, 호르몬과 신경전달물질 생성을 도울 수 있다. 이 모두는 인지기능 장애를 예방하고 되돌리기 위한 중요한 전술이다.

위장벽을 치료하기 위한 첫 번째 방법은 원인을 찾아내고, 제거하거나 최소화하는 것이다. 다음 중에서 잠재적인 원인을 파악할 수 있다.

- 설탕
- 글루텐(혹은 다른 알레르기 유발원), 유제품, 그 외 식품에 대한 알레르기 반응이나 민감성
- 가공식품에 들어 있는 화학물질(청량음료, 인공 감미료, 보존제, 염색제, 고형제 등)에 대한 알레르기 반응이나 민감성
- 제초제
- 살충제
- 유전자변형 식품
- 알코올
- 먹는 항생제나 공장식 사육 농장에서 기른 동물로 만들어진 식품
- 아스피린이나 이부로펜 같은 비스테로이드계 항염증제 혹은 스테로이드
- 스트레스

장을 치료하기 위해서 위와 같은 위협을 제거하거나 최소화하는 한편, 보완적인 방법도 사용할 수 있다. 그중 하나가 안전하면서도 몸에 도움이 되는 육수를 먹는 것이다. 육류 소비가 적은 동양권 국가에서는 동물의 뼈를 적극적으로 활용해왔다. 콜라겐, 글루타민이나 글리신 같은 아미노산, 미네랄, 비타민이 들어 있는 물렁뼈, 힘줄, 골수를 이용해서 위장벽을 단단하게 만들었다.

이들 문화에서는 온종일 뼈를 고아서 육수를 만들어, 수프와 찌개를 비롯한 다양한 메뉴에 사용한다. 어떤 사람들은 3주 동안 육수만 마시는 방법을 권하기도 한다. 한편 어떤 환자들은 케토플렉스 12/3 식단과 함께 육수를 병행해서 섭취하고 있다(9장에서 설명될 줄리의 사례가 여기에 속한다).

육수는 풀을 먹인 동물이나 생선으로 만든 제품을 구매할 수도 있고, 직접 만들 수도 있다.

육수를 먹지 못하겠다면 리코드가 대부분 그렇듯이 대안이 있다. 콜로스트럼clostrum 캡슐, L-글루타민glutamine 캡슐, 아연 카노신carnosine을 섭취하도록 한다. 모두 장을 치료하는 요소들이다.

장을 치료하는 데 도움이 되는 특정한 탄수화물만 먹는 SCD 식단을 적용하는 것도 한 가지 방법이다. SCD 식단은 단당류 탄수화물, 발효된 음식, 가공이 안 된 동물성 단백질, 야채 등을 섭취하는 반면 소화 흡수 기관에서 악성 박테리아와 이스트의 먹이가 되는 복합 탄수화물, 유당, 설탕 등의 섭취를 제한하는 식이요법이다.

육수를 먹든, 콜로스트럼이나 L-글루타민을 섭취하든, SCD 식단을 적용하든, 3~4개월이 지나면 장은 호전되어 있을 것이다. 이때 식단에 프로바이오틱스와 프리바이오틱스를 포함시킨다(장에 누수가 있는 상태로 프로바이오틱스를 섭취하면, 박테리아가 혈관으로 들어가 염증을 일으킬 수 있다).

어항에 구멍이 뚫렸다고 상상해보자. 일단 어항에 난 구멍을 메우고, 어항에 물고기를 넣은 다음에, 물고기 밥을 줘야 한다. 장에 구멍이 뚫렸을 때도 구멍을 메우고, 장에 도움이 되는 프로바이오틱스를 넣고, 프리바이오틱스를 줘야 한다.

앞에서 설명한 것처럼 영양소는 음식으로 섭취하는 것이 최선이다. 기본적으로 프로바이오틱스는 김치 같은 발효식품으로 충당한다. 프리바이오틱스는 양파, 마늘 등 식이섬유가 많은 음식에

표2 장 건강을 위한 주요 박테리아 5가지

종	효과	포함된 음식
락토바실러스 플란타룸	면역 기능 조절, 장의 염증 감소, 영양소 유지	김치, 사우어크라우트, 여타 발효 음식
락토바실러스 애시도필러스	면역체계 개선, 이스트 염증 감소, 콜레스테롤 개선	발효 유제품
락토바실러스 브레비스	BDNF 증가, 면역 기능 개선	사우어크라우트, 피클
비피도박테리움 락티스	음식으로 인한 병원균 감소, 면역 기능 개선, 소화 개선	발효 유제품
비피도박테리움 롱검	병원균 감소, 콜레스테롤 개선	발효 채소 및 유제품

서 얻는다. 여기에 프로바이오틱스 캡슐을 복용하려면, 300~500억 cfu(유산균을 세는 단위)가 들어 있는 것을 선택한다.

신경학자이자 《장내세균 혁명》을 쓴 데이비드 펄머터 박사는 다음 표에 포함된 다섯 가지를 섭취하도록 권한다.

미생물군을 최적화하면, 배가 더부룩하거나, 변비를 겪거나, 설사부터 해결해야 한다. 그래서 염증의 원인을 해결하는 것이 중요하다. 또 독성물질을 더 효율적으로 제거하고, 인지기능 개선에 도움을 얻을 수 있다.

호르몬 균형

호르몬의 균형을 최적화하는 것은 리코드 프로그램에서 가장 중요한 부분이다. 하지만 여러 이유로 논란이 많고, 최적화가 어렵다. 일단 폐경 여성들의 호르몬 대체요법은 여전히 뜨거운 감자다. 어떤 전문가들은 모든 여성이 호르몬 대체요법을 사용해서는 안 된다고 주장한다. 일부에서는 폐경 후 5년까지만 적용을 고려해야 한다고 말한다. 한편 알츠하이머 환자, 경도 인지장애, 주관적 인지장애 환자는 70대, 80대, 90대이더라도 호르몬 대체요법을 사용해야 한다는 주장이 있다.

나는 몸에서 만들어진 것과 똑같은 분자구조를 가진 인체 친화형 호르몬 사용을 권한다. 인체 친화형 호르몬은 실제와 같은 효과를 내면서, 부작용이 없을 가능성이 크다. 인체 친화형 에스트로겐은 17베타 에스트라디올, 에스트론, 에스트리올이다. 인체 친화형이 아닌 에스트로겐의 예로는 암말의 소변에서 추출한 원료를 사용하는 프레마린Premarin이 있다.

앞에서도 설명했고, 비타민이나 다른 요소에서도 그렇듯이, 정상 수치와 최적의 수치는 다르다. 특히 인지기능을 최적화하고, 인지기능의 후퇴를 되돌리려고 할 때는 더욱 그렇다. 따라서 호르몬 수치 역시 정상 수준이 아니라, 최적의 수준으로 회복해야 한다.

또 하나의 문제는 호르몬 수치를 검사해도 그중 호르몬이 몸에서 어떤 기능을 하는지, 호르몬이 얼마나 몸속에 남아 있는지는 알 수 없다는 데 있다. 호르몬이 제 기능을 하려면 수용체에 닿아서 수용체와 결합하고, 핵까지 이동해서 신진대사의 조화를 위한 단백질을 생산하는 다양한 유전자를 자극해야 한다. 이처럼 측정된 호르몬과 실제 사용되는 호르몬 사이에는 상당한 괴리가 있다. 그래서 두 가지의 호르몬 수치를 모두 검사해야 한다.

예를 들어서 갑상선 상태를 평가한다면 아침에 기초 체온을 검사해서 실제 갑상선의 기능을 분석할 수 있다. 체온이 36.5도에 미치지 못한다면 갑상선 기능에 문제가 있을 가능성이 있다. 여기에 체중 증가, 무기력증, 변비, 탈모와 같은 증상도 있다면, 그 가능성은 더 커진다.

마지막으로 호르몬의 기능은 전체로 평가해야 한다. 호르몬이 서로 영향을 주기 때문이다. 그래서 갑상선 기능 하나만 볼 게 아니라, 부신이나 성 스테로이드 등 다른 호르몬과의 상호작용을 확인해야 한다. 모든 호르몬이 최적일 때, 인지기능도 최적이 된다.

1. 갑상선

인지기능에 문제가 있는 환자들은 갑상선 수치가 최적이 아닌 경우가 많다. 가장 중요한 활동을 하는 갑상선 호르몬은 T3이다. 하지만 치료는 T4 호르몬(레보티록신levothyroxine, 신스로이드Synthroid)이 일반적이며, T4는 T3로 전환되지 않을 수도 있다. 따라서 아머 티로이드Armor Thyroid, 네이처 스로이드Nature-Throid처럼 T3와 T4를 혼합한 치료제를 사용하는 것이 좋다. 합성물질을 선호한다면, 레보티록신levothyroxine과 리오티로닌liothyronine을 혼합한다. 그다음에는 증상을 확인하면서 검사를 병행해, 복용량을 최적화한다. 또한 갑상선 호르몬을 만들려면 요오드가 필요하다는 사실도 간과해서는 안 된다. 갑상선 수치와 기능에 문제가 있을 때는 요오드 수치도 확인하도록 한다. 요오드 수치가 낮으면 하루 한 번 약을 먹거나 미역, 다시마처럼 요오드가 들어 있는 음식을 섭취한다.

2. 에스트라디올과 프로게스테론(여성의 경우)

에스트라디올(그보다는 덜하지만, 에스트로겐, 에스트론, 에스트리올도 관련이 있다)과 프로게스테론은 뇌를 비롯해 몸 전체에 강력한 영향을 미친다. 그래서 에스트라디올과 프로게스테론을 이용한 치료는 논란의 대상이 된다. 일단 에스트라디올과 프로게스테론은 뇌를 보호하며, 인지기능에 도움을 주고, 알츠하이머를 유발하는 분자의 균형에 직접 효과를 미친다. 그래서 에스트로겐은 앞으로 알츠하이머 치료를 위한 핵심 성분이 될 것으로 추정되고 있다(물론 에스트로겐

만으로는 도움이 되지 않는다). 또한 에스트라디올은 자궁암과 유방암의 위험을 높인다. 특히 프로게스테론과 균형이 맞지 않을 때 암의 위험은 커진다. 따라서 호르몬 수치가 낮으면 인지기능 관련 질병을 치료한 경험이 있는 의사와 상담하는 게 좋다. 이때 다음 사항을 고려해야 한다.

- 프레마린Premarin과 같은 합성제보다는 신체의 호르몬과 비슷한 인체 친화형 호르몬을 사용하는 게 좋다.

- 인지기능에 장애가 있는 여성이나 위험이 있는 여성이 폐경 후 언제까지 치료해야 하는지에 관해서는 밝혀지지 않았다.

- 의사마다 목표로 생각하는 에스트로겐 수치가 다르다. 리코드 프로그램 내에서도 인지기능을 개선하는 데 필요한 최적의 수치는 확인되지 않았다. 일각에서는 80~200pg/ml는 되어야 한다고 하고(80은 골다공증을 예방하는 기준이다), 다른 쪽에서는 30pg/ml면 충분하다고 한다. 침, 24시간 동안 채취한 소변 샘플, 여타 방법을 이용해서 에스트라디올을 측정하는 방법에 대해서도 의견이 다르다.

- 프로게스테론은 잠자리에 들 때 프로메트리움Prometrium과 같은 인체 친화형 치료제를 복용하며, 100mg이나 200mg부터 시작한

다. 목표는 1~20ng/ml이다. 하지만 증상을 확인하고(감정 변화와 무기력), 프로게스테론이 너무 높으면, 에스트라디올과의 비율이 최적화되도록 조절한다.

인체 친화형 에스트라디올(혹은 에스트라디올과 에스트리올의 조합)은 피부나 질을 통해서 투여한다. 복용할 경우에는 간을 망가뜨릴 수 있기 때문이다. 인지기능을 확인하면서, 호르몬 수치와 부작용도 고려해서 투여한다. 호르몬 대체요법은 유방암의 확률을 높이기 때문에 유방암 검사와 부인과 검사를 정기적으로 받는다.

이유가 아직 확실히 밝혀지지 않았지만, 세 번째 이유(독성물질)로 주관적 인지장애, 경도 인지장애, 알츠하이머를 앓는 여성에게는 호르몬 수치가 특히 중요하다. 실제 여성 중에서 세 번째 종류의 알츠하이머를 앓는 환자들은 폐경이나 조기 폐경 후부터 인지기능의 장애를 겪은 사례가 많다. 따라서 3번 알츠하이머를 앓고 있다면 의사에게 꼭 호르몬 대체요법을 상의하길 바란다.

3. 테스토스테론

시냅스 생성과 유지에 필요한 또 다른 요소다. 남성의 경우 테스토스테론 수치가 300ng/dL이거나 유리 테스토스테론이 6pg/ml 이하면 특히 그렇다(여성은 물론 목표 수치가 더 낮다. 여성의 경우 총 테스토스테론이 30~70 사이여야 한다).

다른 호르몬도 마찬가지지만, 테스토스테론은 뇌와 몸 전체에 상당한 영향을 미치는 강력한 분자다. 따라서 첫째, 의사와 상의해서 최적의 수치를 유지한다. 수치가 너무 낮으면 테스토스테론 크림을 이용하거나 다른 보충제를 활용한다. 둘째, 부작용을 검사한다. 전립선암의 위험을 예방하기 위해서 PSA(전립선 특이항원) 수치를 검사하고, 칼슘 수치를 확인하며, 운동으로 심혈관 질환을 예방한다. 셋째, 인지기능을 자주 확인하고, 효과가 있는 양을 최소한으로 줄여서 투여한다. 넷째, 갑자기 약을 끊지 않는다. 호르몬 투여를 중단하고 싶다면 수개월에 걸쳐서 천천히 양을 줄인다. 갑자기 호르몬을 끊으면 테스토스테론 수용체가 손상되어 시냅스가 손실되고 인지기능이 악화한다.

여성의 경우에도 테스토스테론 수치를 최적화하면 도움이 된다. 다만 목표 수치가 남성보다 낮을 뿐이다.

4. 부신의 기능

스트레스를 받으면 부신이 활동을 시작한다. 그런데 이때 부신의 활동은 양날의 검이다. 긍정적인 효과는 스트레스에 대한 대응으로 병원균과 다른 위협으로부터 보호를 받는다는 것이다. 하지만 코르티솔 수치가 높아지면 해마의 뉴런이 손상된다. 그래서 부신 호르몬 수치가 너무 높지도, 낮지도 않은 황금률이 필요하다. 프레그네놀론은 에스트로겐, 테스토스테론, 코르티솔을 만드는(그 외에 다른 호르몬도 많다) 가장 중요한 호르몬이다. 그런데 스트레스가 늘면, 프레그네놀론은 코르티솔을 분비하고, 에스트라디올이나 테스토스테론을 생성할 능력은 줄어든다. 약국에서 프레그네놀론 보충제를 쉽게 구매할 수 있다. 하루 10mg부터 시작해 25mg까지 복용량을 늘리면서, 프레그네놀론 수치를 50~100ng/dL까지 높인다.

아침에 코르티솔 수치가 너무 낮으면(8mcg/dL 이하), 스트레스 반응이 좋지 않다는 뜻이므로 추가 검사를 받아야 한다. 아침 코르티솔 수치가 높으면(18mcg/dL 이상) 지속적인 감염이나 다른 스트레스 요인이 있는지 확인하기 위해서 추가 검사를 받는다.

52세의 리사는 2년째 기억력 감퇴를 겪고 있었다. 한번은 깜빡 잊고 가스 불을 켜놓아 불이 나고 말았다. 말을 하다가 단어가 생각이 나지 않는 일도 잦았다. 리사는 알츠하이머 가족력이 심각했다. 신경심리학 검사 결과 기억상실성 경도 인지장애였다. 몬트리올 인지능력 평가 점수는 25로, 역시 경도 인지장애 수준이었다. 리사는 여러 호르몬 수치에 문제가 있었고, 의사는 리사를 내분비 전문의에게 보냈다. 하지만 불행하게도 그는 몇 가지 사실을 간과했다.

첫째, 그는 리사의 기본 체온을 재지 않았고, 묻지도 않았다. 그래서 실제 갑상선 기능이 어떤지는 알지 못했다.

둘째, 리사의 유리 T3는 1.8로 매우 낮았지만, 유리 T4는 1.3으로 양호했다. TSH는 5로 매우 높았다. 수치로 미루어 보았을 때, 리사는 T4(T3의 전구물질)를 T3로 효과적으로 바꾸지 못하고 있었다. 환자들에게 흔히 나타나는 문제였다. 한편 TSH의 증가는 갑상선 기능이 낮다는 뜻이었다. 의사는 단순하게 T4를 늘리고 T3는 그대로 방치했다. 하지만 T3는 역동적인 갑상선 호르몬의 역할을 하기 때문에, 단순히 T4를 늘리는 것은 해결책이 아니었다.

셋째, 리사의 프레그네놀론 수치는 매우 낮았다. 하지만 의사는 프레그네놀론이 단순한 호르몬이라고 생각하고, 중요치 않다고 간과했다. 사실 프레그네놀론은 뇌의 기능에 매우 중요하다.

넷째, 의사는 에스트라디올과 프로게스테론을 최적화하지 않았다. 인지기능에 대해 두 호르몬이 미치는 영향을 전혀 모르기 때문이었다.

금속 항상성

의학계에서는 현재 수은을 비롯한 금속, 감염, 갑상선 기능 저하증, 비타민 D 부족이 알츠하이머의 원인이라고 생각하지 않는다. 하지만 4장에서 설명한 것처럼 알츠하이머를 비롯해서 인지기능의 장애는 시냅스를 보존하는 과정과 파괴하는 과정 사이의 균형이 깨어졌기 때문에 발생한다는 증거를 분명하게 확인할 수 있다. 그뿐만이 아니라 시냅스의 보존을 줄이고, 파괴를 늘리는 수많은 요소가 있으며, 대개 APP(아밀로이드 전구체 단백질)와 직접 혹은 간접적으로 연결된다는 사실을 보여주는 증거도 많았다. APP가 철, 구리, 아연 등의 금속에 반응한다는 사실은 분명하게 증거로 확인된다.

70세인 베스는 기억을 잃고 있었다. 단기 기억력이 나빠졌고, 대화 중

단어가 잘 생각나지 않았으며, 이해력도 떨어졌다. 휴대전화와 같은 디지털 기기를 사용하기 어려웠으며, 늘 다니던 장소에서 길을 잃기도 했다. 그녀는 ApoE3/4 유전자를 가지고 있었고, FDG-PET 사진을 촬영한 결과 전두엽과 측두엽에서 알츠하이머의 특성을 분명하게 확인할 수 있었다. 아밀로이드 PET는 양성이었고(역시 알츠하이머라는 뜻이다), MRI 사진에서는 해마의 부피가 같은 나이의 백분위 중에서 18을 기록했다. 비유기성과 유기성 수은 수치는 매우 높아서, 수은 중독이 알츠하이머의 원인일지 모른다는 가능성을 보여주었다.

의과대학에서는 알츠하이머와 돌이킬 수 있는 치매의 원인을 구분하도록 가르친다. 하지만 이 개념은 근본적으로 문제가 있다. 소위 말하는 '돌이킬 수 있는 치매의 원인'은 잠재적으로 알츠하이머를 유발할 수 있기 때문이다.

앞에서 설명한 베스나, 6장에서 설명한 칼, 그 외에 많은 환자가 알츠하이머의 증상을 보였고, 사진을 찍었을 때도 알츠하이머로 확인되었지만, 근본적인 원인은 수은 때문이었다. 물론 대부분의 환자들이 수은 중독 때문에 알츠하이머에 걸린 것은 아니다. 하지만 수은이 분명한 영향을 미치고 있다. 수은 중독을 쉽게 치료할 수 있다는 점을 고려했을 때, 수은이 원인인지 반드시 확인해야 한다.

수은 수치가 높으면(특히 비유기성 수은의 수치가 높으면), 일단 치과 충전제로 사용된 아말감을 제거한다. 노련한 치과의사라면 환자를 수은에 노출시키지 않으면서 아말감을 제거할 수 있다. 천천히 제거하는 것이 최선이기 때문에, 한 번에 하나 혹은 두 개씩 제거하도록 한다. 또 체내에 쌓여 있는 수은을 제거하는 것도 중요하다. 퀵실버가 개발한 방법은 Nrf2라는 유전자를 활용해서 신체가 수은, 납, 비소, 철을 비롯한 독성 중금속을 제거하도록 만든다.

구리 대 아연의 비율이 높을 때는(두 가지 금속 모두 100mcg/dL가 되어야 하며, 따라서 비율은 1이 되어야 한다) 단계적으로 아연 수치를 높이고 구리 수치를 낮추어서 1.3:1 이하가 되도록 한다. 7장에서 언급한 조지 브루어 교수는 아연 부족과 구리 과다를 치료하면 인지 기능이 개선된다는 것을 보여주었다. 브루어 교수는 다음과 같은 방식을 제안한다.

1. 아연 피콜리네이트picolinate를 매일 25~50mg 섭취해서(50mg을 넘어서는 안 된다), 아연 수치를 높인다.

2. 구리 증가로 인한 산화를 예방하기 위해 항산화제인 알파리포익에시드ALA를 매일 30~60mg 섭취한다.

3. 구리를 제거하기 위해 매일 비타민 C를 1~3g 섭취한다.

4. 피리독신(비타민 B6)을 매일 100mg씩 섭취한다.

5. 항산화요소 효과를 돕기 위해 매일 망간을 15~30mg 섭취한다.

6. 스트레스를 줄인다.

7. 구리 함량이 높은 비타민은 피한다.

독성

디톡스는 리코드에 있어서 가장 중요하다. 인지기능을 악화시키는 독성물질이 너무 많기 때문이다. 다행히 음식부터 시작해, 독성을 제거하기 위한 다양한 치료법이 개발되어 있다.

캐롤은 59세의 간호사로, 첫 번째 신경심리 검사에서 경도 인지장애 진단을 받았다. MRI 사진은 해마의 부피가 백분위 중 1 이하로 줄어든 모습을 보여주었다. 유전자 형질은 ApoE3/4였다. 메만틴으로 치료를 시작했지만 상태는 계속 나빠졌고, 결국에는 알츠하이머로 발전했다. 당연히 캐롤은 말수가 적어졌고, 반응도 느려졌다. 읽기와 대화에도 관심을 보이지 않았다.

캐롤의 남편이 아내와 함께 나를 찾았을 때, 나는 캐롤이 세 번째 유형의 알츠하이머를 앓고 있다고 설명했다(알츠하이머가 시작된 나이, 복잡한 증상, 검사 결과를 바탕으로 판단했다). 따라서 독성물질에 노출되었을 가능성이 컸다. 검사 결과 소변에서 진균독이 확인되었고, 라임병도 찾아냈다(이후 추가적인 검사를 통해 일반적인 라임병인 바베시아로 인한 감염인 것을 알아냈다). 면역글로불린 G 수치도 높았고, 클라도스포리움(애완동물의 비듬이나 털에 서식하는 곰팡이의 일종), 새싹곰팡이, 페니실리움 노타툼(푸른곰팡이의 일종), 비둘기 배설물에 매우 민감했다. MARCoNS(바이오필름이라는 코팅으로 보호되어서 항생제에 내성을 가진 박테리아) 검사 결과 양성이었고, 살고 있는 집의 ERMI 점수(곰팡이가 어느 정도인지를 나타내는 점수로 일반 가정은 0인 경우가 다반사다)가

6.7로 독성 곰팡이 수치가 높았다.

캐롤은 리코드 프로그램을 시작했다. 진균독을 해결하기 위해서 매주 두 번씩 정맥주사로 글루타티온을 맞았다. 주사를 맞을 때마다 캐롤은 눈에 띄게 상태가 좋아졌지만, 다음 날 아침에 다시 나빠졌다. 동시에 슈마커 프로그램의 일부분으로 항동맥경화약과 비강으로 주입하는 혈관작동성장관폴리펩티드를 투여했다. 새집으로 이사했지만, ERMI는 여전히 7이었다. 캐롤은 실외와 이동식 주택에서 많은 시간을 보내게 되었다. 또 집 안에 있을 때는 이동식 헤파 필터를 이용했다. 드디어 캐롤의 상태가 나아지기 시작했다. 6개월 후 남편은 내게 편지를 보내 "아내는 훨씬 나아졌습니다. 대화도 하고, 적절한 반응도 합니다. 가장 눈에 띄는 건 원래의 성격을 되찾았고, 사람들과 교류를 한다는 것입니다. 다시 의학 공부를 시작했고, 글을 이해하고, 오랫동안 잊었던 단어를 사용합니다. 몇 시간이나 계속 인지능력을 유지할 수 있어서 아내가 정말 좋아해요"라고 알려왔다.

만약 여러분이 검사 결과 곰팡이와 같은 병원균을 가지고 있다면, 독소를 제거해야 한다. 병원균과 관련된 생물독소를 제거하고, 3번 부류의 알츠하이머, 경도 인지장애, 주관적 인지장애 환자의 인지능력을 개선하는 방법에는 다음과 같이 크게 세 가지가 있다.

1. 정맥주사로 글루타티온을 주입한다.

글루타티온은 강한 항산화제이자 해독제로, 빠르게 인지능력을 개선할 수 있다. 하지만 효과가 오래 지속되지 않는다. 하지만 일주일에 두 번 주입하면 인지능력이 개선된 상태로 유지될 수도 있다. 글루타티온 섭취 방법으로는 리포솜 글루타티온, 분무 형태의 글루타티온, 앤아세틸시스테인**N-acetyl-cysteine, NLC** 캡슐이 있다.

2. 디톡스에 강한 음식을 섭취한다.

고수, 십자화과 채소(콜리플라워, 브로콜리, 배추, 케일, 양배추, 순무, 콜라비, 서양 고추냉이, 무, 와사비, 청경채), 아보카도, 근대, 민들레, 마늘, 생강, 그레이프프루트, 레몬, 올리브 오일, 해조류가 있다.

3. 독성물질 제거의 속도를 높인다.

항동맥경화약, 웰콜**Welchol** 혹은 구굴(혹은 중금속을 공략하기 위한 클로렐라)을 이용해서 장의 독성물질을 제거하거나, 화학성분이 들어가지 않은 비누(캐스틸**Castile**을 예로 들 수 있다)를 이용해 샤워한 후 사우나에서 배출을 촉진하거나, 정수를 충분히 마신 후 소변으로 배출할 수도 있다.

09 생활 습관의 힘

성공은 바닥을 친 후 얼마나 다시 높이 뛰느냐에 달려 있다.

조지 S. 패튼 George S. Patton

줄리는 리코드 프로그램을 훌륭하게 적용한 환자다. 그는 다른 환자들을 위해서 자신의 일상을 공유해주었다. 벌써 5년 차인 줄리는 다양한 위험요소에 대응하고 있고 광범위하게 프로그램을 적용하고 있다. 다음 내용을 읽고 너무 복잡하다고 낙담해서는 안 된다. 앞에서 설명한 것처럼 환자마다 프로그램은 다르게 적용되고, 최적화된다. 처음에는 하나씩 시작해도 된다.

줄리는 자신에게 ApoE4 유전자가 있다는 사실을 알고는 경악했다. 겨우 49세의 나이였지만 병은 상당히 진행된 뒤였다. 친숙한 장소에서 길을 잃었고, 지인의 얼굴을 잊었으며, 기억을 잃고 있었다. 유전자 검사를 받기 전까지 줄리는 자신이 아직 알츠하이머에 걸릴 나이는 아니라고 생각했다. 하지만 불행하게도 줄리의 사촌은 더 어린 나이에 병이 시작되었고, 지금은 상태가 심각했다. 줄리는 알츠하이머 전문의를 예약하고 몇 개월이나 대기한 후에 겨우 진찰을 받을 수 있었다. 의사에게 현재의 상태를 설명하고, 상태가 더 악화하지 않도록 막을 방법이 있는지를 물었다. 가능하면 기억과 인지기능을 되찾고 싶다고 했다. 의사는 안타깝게도 어떤 희망도 주지 못했다.

줄리는 곧 비슷한 처지의 많은 환자를 알게 되었다. 미국에만 한 쌍의 ApoE4를 가진 사람들이 700만 명에 달하며, 그중 99%는 그 사실조차 모른다. 그 외에도 ApoE4 유전자 하나를 가진 사람은 7,500만 명에 이른다. 짐작이 가겠지만 인지기능이 악화하기 시작한 다음에 검사를 받고 자신의 유전자에 대해서 알았을 때, 환자들은 큰 충격을 받는다.

치료를 시작했을 때 줄리의 검사 결과를 보면 같은 나이의 백분위 중 35에 속한다. 하지만 프로그램을 시작하고 몇 개월 후 줄리의 상태는 크게 개선되었다. 인지기능을 검사해보니, 백분위 중 98을 기록했다. 현재 5년이 지났지만, 줄리는 호전된 상태를 계속 유지하고 있다. 줄리는 기억력의 변화를 꼼꼼하게 확인하고, 어떤 부분은 도움이 되었고, 어떤 부분은 힘들었는지를 기록했다. 그 내용은 상태가 호전된 다른 환자에게서도 흔히 들은 것이었다.

다음은 줄리의 일상이다. 줄리는 자신의 이야기를 공개해도 좋다고 허락했다.

- 아침에 알람 없이 일어나려고 노력 중이에요(안 될 때도 있어요). 평균 여덟 시간 정도 잠을 잡니다.

- 아침은 거르고, 대신 유기농 커피를 마셔요. 크림은 넣지 않고, 100% 순수 스테비아를 소량만 넣어서 마십니다. 커피는 꼭 마셔야 해요. 정신도 맑아지고, 기분도 좋아져요.

- 너무 배가 고프면(하지만 이런 경우는 거의 없어요), 아침에 1000mg MCT(중쇄중성지방) 캡슐을 복용해서 케토시스를 돕습니다.

- 전 오일풀링을 하고 있어요. 코코넛 오일을 5분간 머금고 있다가 뱉어낸 뒤 불소가 함유되지 않은 치약으로 양치를 해요. 오일풀링은 수백 년 동안 충치를 유발하는 박테리아를 막고, 치아를 하얗게 만들고, 구강 미생물군을 개선하기 위해서 사용했던 방법이에요.

- 독성물질이 든 화장품은 무조건 피하고 있어요. 알루미늄이 들어 있지 않은 자외선 차단제와 데오도란트를 사용하고 있어요. 매니큐어 대신 코코넛 오일을 바릅니다.

- 운동 전에는 생선 오일과(DHA가 1000mg 든 것이요) 구르구민을 섭취해요. BDNF를 늘리기 위해서예요(BDNF는 뉴런의 생성을 돕고 알츠하이머를 막거든요).

- 매일 한 시간 정도 걷거나 달립니다. 날씨가 궂어도 빼먹지 않아요. 오히려 날씨가 너무 덥거나, 춥거나, 비가 오거나, 바람이 불면 더 운동할 기분이 나요. 그렇게 운동하다 보니, 전보다 체력이 좋아졌습니다. 자연 속에서 시간을 보내는 것도 좋아요.

- 걸을 때는 명상에 도움이 되는 음악을 듣습니다.

- 가끔은 걸으면서 인지기능에 도움이 되도록 뇌를 훈련합니다. 알파벳을 거꾸로 외우거나, 숫자를 100부터 거꾸로 외웁니다.

- 공복 이후 처음 음식을 먹기 전에, 레몬이나 생강을 넣은 실온 상태의 물을 한 잔 마셔요. 디톡스를 위해서예요.

- 정오가 넘어서 첫 식사를 해요. 공복 시간이 열여섯 시간 정도 되는 거죠.

- 첫 식사는 목초지에서 기른 닭이 낳은(오메가-3가 풍부한) 달걀 두 개와 다채로운 색깔의 유기농 채소입니다. 우리 땅에서 난 먹거리요. 브로콜리, 시금치, 케일, 발효 음식을 주로 먹습니다. 고구마와 익히지 않은 당근을 먹어서 비타민 A를 보충해요. 요오드 섭취를 위해서 미역이나 다시마에 핑크 히말라야 소금을 넣고, 신선한 허브를 추가해 먹습니다.

- 다시 치실을 사용해 양치를 합니다(끼니 때마다 치실을 사용해요).

- 아침에 다 먹지 못한 보충제를 먹어요. 비타민 D3와 K2도 포함됩니다. 또 아세틸-L-카르니틴, 시티콜린citicoline, 유비퀴놀ubiquinol, 폴리퀴놀린 퀴오닌polyquinoline quinone, 생강, 소량으로 나눈 N-아세틸시스테인, 알파리포익산을 먹어요. 그 외에 포도당 항상성을 위해서 비타민 B1을 먹고, 메틸코발라민methylcobalamin과 메틸엽산, 피리독살-5-인산을 섭취해서 호모시스테인을 낮게 유지합니다.

- 일할 때는 한 시간마다 책상에서 일어나 10~15분 정도 걸어요. 집에서 일할 때는 이때를 이용해서 빨래도 하고, 청소도 하고, 설거지도 해요. 잡초를 뽑기도 하고요. 집안일을 긍정적으로 활용해서 활동성을 유지하고 있어요. 일 덕분에 긍정적인 태도를 보이게 된 것 같아 고맙게 생각하고 있어요.

- 일주일에 두 번 요가 수업을 들어요. 몸도 건강해지고, 균형 감각도 좋아지고, 집중력에도 좋아요. 집에서 매일 요가를 하려고 노력하고 있어요.

- 종일 녹차와 육수를 마셔요(지방을 제거한 것으로요). 군것질은 하지 않으려고 해요.

- 오후에는 잠깐 쉬면서 20분 동안 뇌를 훈련해요. 낱말퀴즈를 풀거나 스도쿠 같은 숫자 게임을 즐겨요. 스트레스를 받지 않고 재미있게 하려고 노력하고 있어요. 전날 성적보다 더 잘 나오는 게 목표예요.

- 뇌를 훈련한 다음에는 명상해요. 15분 정도 생각을 비우는 데 정말 중요한 시간이에요.

- 오후 다섯 시와 여섯 시 사이에 두 번째 식사를 합니다. 저녁은 야생에서 잡은 생선을 먹어요(알래스카 연어를 제일 좋아해요). 각종 채소와 적양배추, 아보카도, 견과류, 씨앗, 전분이 들어가지 않은 채소로 구성된 샐러드를 함께 즐깁니다. 핑크 히말라야 소금, 신선한 허브, 엑스트라 버진 올리브 오일로 양념합니다. 가끔은 적포도주를 약간 곁들일 때도 있습니다.

- 저녁을 먹은 다음에는 친구나 남편과 산책하기를 좋아해요. 산책 중에 이웃도 만나고요. 카약을 하는 것도 좋아합니다.

- 일주일에 한두 번은 디저트를 먹습니다. 유기농 호두나 슬라이스 아몬드에 코코넛 플레이크와 무가당 케피어(A2 베타카제인 유전 형질을 가진 젖소에게서 얻은 것)에 유기농 베리를 함께 먹어요. 감미료는 100% 스테비아를 소량으로 사용합니다. 가끔 86% 이상 카카오가 함유된 다크 초콜릿을 먹기도 해요.

- 오후 일곱 시 이후부터 잠자리에 들기 전까지는 아무것도 먹지 않아요. 잠자기 몇 시간 전부터 블루라이트를 막아주는 안경을 씁니다. 잠을 잘 때는 조명을 낮추고, 운동을 삼갑니다. 일이나 대화도 줄여요. 노트북이나 휴대폰, 태블릿을 사용할 때도 블루라이트 차단기를 사용합니다.

- 잠자리에 들기 한 시간 정도 전에 저녁 보충제를 먹어요. 마그네슘과 아슈와간다(인도 인삼), 멜라토닌을 먹습니다. 알파리포익산과 다양한 프로바이오틱(메가스포어바이오틱MegaSporeBiotic)도 함께 섭취합니다.

- 저는 저녁 때 테스토스테론과 에스트로겐을 먹어요(2주일에 한 번씩은 피부로 투여하는 에스트로겐 패치를 붙입니다). 그리고 프로게스테론도 복용하고요.

- 우리 남편은 비행기 조종사여서 일하는 시간이 일정치 않아요. 남편이 너무 일찍 일어날 때도 있고, 한밤중에 집에 올 때도 있어서 우리는 다른 방에서 잡니다.

- 자기 전에는 방에 불을 완전히 꺼요. 조금이라도 불을 켜두면 멜라토닌 생성이 방해를 받거든요. 방에 있는 모든 전자기기는 전자파 차단기를 사용하고, 자기 전에는 모두 비행기 모드로 전환합니다. 잠자리

는 시원하고, 침대보에 라벤다와 로즈마리 오일을 몇 방울 떨어뜨려서 긴장을 늦추고, 편안한 수면을 유도합니다.

줄리의 방법을 모두 기억하고 따라 할 필요는 없다. 줄리의 방법이 다른 사람에게는 맞지 않을 수도 있다. 각자에게 맞는 프로그램을 최적화해야 한다. 프로그램의 처음부터 완벽하게 따르지 않아도 된다. 하지만 최대한 빨리 시작해야 한다. 증상이 나타나면 바로, 혹은 인지기능이 위험하다는 사실을 알면 곧바로 시작해야 한다. 유전자 검사, 가족력, 혈액 검사, 뇌 사진에서 인지기능에 문제가 있다는 사실을 발견하면, 즉시 리코드를 시작하길 권한다.

이제부터 또 다른 환자의 프로그램을 예로 설명하겠다. 켈리는 늘 길을 잃고, 기억하는 것이 어려웠고, 일하기도 힘들었지만, 이제는 상태가 크게 호전되었다. 하지만 켈리의 경우 일부 요소가 최적화되지 않았으며, 우리가 권한 부분을 모두 적용하지도 못했다. 프로그램으로 상당한 덕을 봤는데도 불구하고, 아직 프로그램을 철저하게 따르지 않는 것을 보면 고집이 센 편인 것 같다. 하지만 중요한 것은 프로그램을 모두 최적화하지 않아도, 충분히 효과가 있다는 사실이다. 앞으로 켈리가 더 노력하면 더욱 호전될 수 있을 것이다. 하지만 이미 만족할 만한 성과를 얻었기 때문에 설득할 수 있을지 모르겠다.

켈리의 방법은 다음과 같다.

- 매일 밤 여덟 시간 정도 수면을 취한다. 잠자리에 들기 전에 멜라토닌 3mg과 트리토판 500mg을 섭취한다. 켈리는 휴대폰으로 수면 상태를 모니터한다.

- 최소 열두 시간 공복 상태를 유지한다.

- 일주일에 여섯 번, 30~45분 동안 유산소 운동을 한다.

- 일주일에 다섯 번, 60~90분 요가를 한다.

- 매일 두 번씩 20~30분 정도 명상을 한다.

- 글루텐을 섭취하지 않는다. 혈당강하제는 소량만 먹으며, 채소 위주의 식단을 한다. 커피를 마시고, 가끔 적포도주를 마신다.

- 호르몬 대체요법을 사용하는데, 매일 메드록시프로게스테론 2.5mg과 에스트라디올 2mg을 복용한다(에스트라디올은 간에 독성을 띨 수 있기 때문에 피부나 질로 투여해야 한다).

- 매일 레보티록신 88mcg(T4)을 섭취한다. 토요일에는 한 번 더 먹는다(T4가 T3로 효율적으로 바뀐다면 이 방법에 문제는 없다. 하지만 대부분 비활성화 상태의 T4를 복용하는 것은 이상적이지 않다).

- 매일 3,000IU의 생선 오일을 섭취한다.

- 매일 멀티 비타민을 섭취한다.

- 매일 시티콜린 500mg을 섭취한다.

- 매일 커큐민 2,100mg을 섭취한다(커큐민은 공복에 복용해야 흡수가 잘 된다).

- 매일 바코파 모니에리를 250mg 섭취한다.

- 아슈와간다를 매일 1,000mg씩 먹는다.

- 프로바이오틱스와 영양 이스트를 소량 먹는다.

켈리는 뇌 훈련과 근력 운동은 하지 않고 있으며, 호르몬 대체요법에도 문제가 있다(에스트라디올을 복용하고 있는데, 원래는 피부나 질로 투여해야 한다. 또한 인체 친화형 에스트라디올을 이용하지 않고 있다). 갑상선 치료도 제대로 하지 않고 있고, 요오드도 섭취하지 않는다. 면역체계를 검사하지도 않았기 때문에 인지기능과 관계가 있는지도 알 수 없다. 케토시스 상태를 확인하지도 않았고, MCT 오일을 섭취하지도 않는다. 하지만 프로그램은 충분히 성과를 보인다. 갑자기 상태가 나빠진다면 프로그램을 더욱 최적화해서 개선할 수 있을 것 같다.

켈리의 사례에서 볼 수 있는 것처럼 리코드를 완벽하게 따르지 않아도 된다. 어떤 환자들은 더 효과가 좋고, 어떤 환자들은 반대다.

4부

놀라운 리코드의 효과

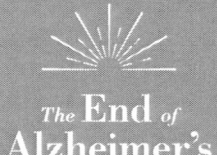

The End *of*
Alzheimer's

10 리코드 쉽게 따라 하기

앞서 나가기 위한 비결은 먼저 시작하는 것이다.

마크 트웨인Mark Twain

이번 장에서는 리코드를 기본적인 내용으로 간략하게 줄이고, 언제든지 참고할 수 있는 표로 정리하고자 한다. 여러분도 읽으면서 알게 되겠지만, 정말 간단하다. 앞에서 설명했던 과학적 원리, 검사 결과, 상세한 방식을 인지기능이 후퇴하고 있는 모든 사람을 위한 다섯 가지로 간단하게 정리하겠다. 다섯 가지 모두 효율적으로 쉽게 해결할 수 있다.

1. 인슐린 저항
2. 염증과 감염
3. 호르몬, 영양소, 그 외 영양 성분 최적화
4. 독성물질(화학, 생물, 물리적 독성)

5. 손실된(혹은 기능을 하지 못하는) 시냅스의 재건과 보호

리코드 기본 계획표

방법	설명
케토플렉스 12/3 식단	케토시스 목표 0.5~4mmol/L
유산소 운동과 근력 운동, 30~60분, 하루 5~6회	천천히 운동 시간을 늘리고, 심장을 보호한다.
여덟 시간 이상 수면, 잠을 제대로 자지 못할 경우 Trp섭취	수면 무호흡증을 해결한다.
명상이나 요가, 음악, 복식호흡으로 스트레스 관리	
하루 30분씩 일주일에 3회 혹은 10~20분씩 하루 5~6회 뇌 훈련	
MCT 오일 1~3g, 매일 1회	인슐린 저항이 치료되면, MCT를 줄이고 엑스트라 버진 올리브 오일, 단일불포화지방산, 고도 불포화지방산을 먹는다.
커큐민 1g, 매일 2회	빈속에 먹거나, 좋은 지방과 함께 섭취한다.
아슈와간다 500g, 매일 2회	식사와 함께 섭취한다.
바코파 모니에리 250~500mg, 매일 2회	식사와 함께 섭취한다.
고투 콜라 500mg, 매일 1~2회	각성과 집중력에 도움을 준다.
허브	들꽃속, 노루궁뎅이, 상카푸스피, 트라이팔라, 구두치, 구굴 등
마그네슘 쓰레오네이트, 매일 2g	졸릴 수 있으므로, 밤에 섭취한다.

방법	설명
유비퀴놀 100mg	
PQQ 10~20mg	
레스베라트롤 100mg	
니코민아미드 리보하이드 100mg	
오메가-3: DHA 1g, EPA 0.5~1g	
리포솜 글루타티온 250mg, 매일 2회	
프로바이오틱스와 프리바이오틱스	장 누수 증후군이 있으면, 먼저 치료한다.
비타민 D와 비타민 K$_2$ (MK7)	비타민 D 목표치 50~80
토코페롤과 토코 트리에놀 혼합 800IU	비타민 E 목표치 12~20
인체 친화형 HRT	갑상선, 부신, 성 호르몬 모두 최적화
SPM(염증해소를 위해 특화된 물질) X 1개월	hs-CRP이 1.0 이상일 때
메틸콜말라민 1mg, 메틸엽산 0.8~5mg, P5P 20~25mg	호모시스테인이 6 이상, B$_{12}$이 500 이하일 때
알파리포익산 100mg, N-아세틸시스테인 500mg, 시나몬 조금, 베르베린 300~500mg을 하루 3번 섭취하거나 메트포르민 섭취	공복 인슐린이 4.5 이상 혹은 공복 혈당이 90 이상, 헤모글로빈 A1c가 5.5 이상일 때
아연 피콜리네이트 25~50mg, 알파리포익산 100mg, N-아세틸시스테인 500mg, P5P 50mg, Mn 15mg, 비타민 C 1~4g	아연이 80 이하 혹은 구리 대 아연의 비율이 1:3 이상일 때
엽산 5mg	우울증이 있을 때

방법	설명
후퍼바인 A 200mcg 섭취 고려	프로그램을 시작하고 3개월 후에 기억이 여전히 문제가 되면 도네페질(아리셉트)을 복용한다.
CIRS 검사 및 치료 (항동맥경화약, 부비강 VIP 등)	검사 결과 3번 부류인 경우(C4a가 높고, TGF-β1이 높으며, MSH가 낮게 나올 때)
디톡스 프로그램	금속이나 생물독성이 확인된 경우
특정 항생제 혹은 항바이러스제 투여	감염이 있을 때

위의 표는 간략하게 리코드를 정리한 것이다. 무엇보다 중요한 것은 실행이다. 누구나 따라 할 수 있다!

리코드를 적용하는 사람들이 늘어날수록, 차이는 있었지만 어떤 방법이 효과적인지 확인할 수 있었다.

1. 일찍 시작할수록 성공 가능성이 커진다.

언젠가 어떤 여성이 증상 초기라면서, 더 심각해지면 내게 다시 연락하겠다고 했다. 천만에, 절대 안 된다. 빨리 시작할수록 좋다. 알츠하이머의 원인이 되는 병리학적 과정은 수십 년이 걸린다. 증상으로 보았을 때 이르다고 생각해도, 실제 병의 진행은 그렇지 않을지도 모른다. 예방을 위해서는 프로그램을 빨리 시작하는 것이 좋다. 50세가 되면 인지능력 평가를 받아야 한다는 건 누구나 알고 있다. 하지만 나는 45세가 되었을 때 검사를 받으라고 권한다. 유전자를 확인하고, 몸속 생화학 정보를 얻고, 인지기능을 평가해야 한다. 지금도 별로 어렵지 않은 검사고, 앞으로는 더욱 쉬워질 것이다. 병을 예방하고 싶다면 반드시 검사를 받고, 가능한 한 치료를 서둘러야 한다. 지금까지 연구 결과로 보았을 때 주관적 인지장애를 앓고 있는 사람들은 리코드 덕분에 모두 상태가 호전되었다. 당장 시작해야 한다.

2. 프로그램은 적어도 6개월은 유지해야 한다.

행동을 바꾸기는 쉽지 않다. 당장 식단, 수면, 운동 방식을 앞에서 설명한 것처럼 바꿀 수 없다고 해도 자책해서는 안 된다. 1~2개월이 지나면 더 좋아질 것이다. 계속 노력하자. 긍정적인 효과를 보기 위해서는 프로그램을 6개월 이상 유지해야 한다. 최대한 다양한 항목을 적용해본 뒤 효과가 없는 것은 과감하게 무시하자.

로라는 70대 중반부터 기억력이 떨어지기 시작했다. 로라의 어머니 역시 70대에 심각한 치매를 앓기 시작했다. 검사 결과 로라는 신진대사에 문제가 많았다. 호르몬 수치가 정상이 아니었고, 호모시스테인 수치가 높았으며, 비타민 B_{12} 수치도 낮았다. 로라는 적극적으로 노력했다. 몇 개월 후 훨씬 상태가 좋아졌고, 반응도 빨라졌다. 하지만 갑자기 상태가 악화되었다. 알고 보니 리코드의 상당 부분을 중단했기 때문이었다. 로라를 비롯해 그 가족과 대화를 나누었다. 그러자 로라는 단 음식을 도무지 포기할 수 없다고 변명했다. 운동하기도 싫고, 식단을 바꾸기도 싫다고 했다. 담당 헬스코치가 몇 시간이나 설득했지만, 로라는 변화를 거부했다. 가족도 로라의 마음을 돌릴 수 없었고, 결국 환자는 상태가 계속 악화되었다.

식단을 바꾸기는 쉽지 않다. 연구 결과로 확인할 수 있는데도 불구하고 식단이 인지기능과 치매에 미치는 영향을 믿기 어렵기 때문이다. 헬스코치가 프로그램을 진행 중인 환자들을 방문해서 확인하면, 대부분이 식단을 그대로 따르지 않고 있었다.

인지기능을 개선하기 위해서는 여러 행동의 변화가 필요하다. 각 변화는 저마다의 이유가 있다. 따라서 인내심을 가져야 한다. 헬스코치, 배우자, 가족, 프로그램을 돕는 전문가의 도움을 받도록 하자.

3. 무조건 따라 하지 말고, 어디에 문제가 있는지 확인하자.

리코드에서 무엇이 가장 중요한지를 묻는 환자들이 많다. 영양소인지, 호르몬인지, 염증인지, 아니면 더 중요한 게 있는지 궁금해한다. 그 답은 앞에서 설명한 것처럼 검사를 받아보면 안다는 것이다. 환자와 담당 의사만이 인지기능의 정확한 원인을 찾아낼 수 있다. 리코드를 시작하고 몇 개월이 지나도 효과가 없다면, 그 이유를 스스로 찾아보자. 원인을 알아내고 집중해야 한다. 자신을 다독이면서 계속 노력하자. 자신을 속여서는 안 된다.

4. 계속 최적화한다.

리코드와 기존 알츠하이머 치료의 가장 중요한 차이는 최적화다. 리코드는 검사 결과와 신체의 반응에 맞게 계속 변화한다. 상태가 호전된 다음에도 병원에서 검사를 받아 여러 요소가 최적의 상태를 벗어나지 않았는지 점검해야 한다. 4~6개월에 한 번씩 검사를 받도록 하자. 인지기능을 개선하는 과정은 단거리가 아니라 장거리 경주다. 시간이 지날수록 놀라운 결과를 얻게 될 것이다.

5. 검사를 자주 받는다.

시냅스를 생성하는 신호가 시냅스를 파괴하는 신호를 초과하려면 일정 수준에 도달해야 한다. 36개 중 구멍을 몇 개나 막아야 다시 상태가 호전될지 누구도 알 수 없다. 어느 정도까지 각종 요소를 개선해야 하는지를 정확하게 확인할 방법은 아직 없으며, 또 사람마다 다르다. 일단 다양한 요소를 가능한 한 많이 최적화해야 한다.

다이앤은 폐경 직전부터 기억력을 잃기 시작했다. 실제 폐경이 된 다음에는 상태가 상당히 심각해졌다. 리코드를 시작했고, 프로그램에 대한 반응도 좋았다. 하지만 1년 후 갑자기 기억력이 다시 감퇴하기 시작했다. 다이앤은 언제 기억을 하지 못했는지를 적기 시작했다. 하지만 바로 검사를 받지 않았다. 나중에 검사를 다시 받았을 때는 에스트라디올 수치가 밀리미터당 100에서 0까지 떨어졌다는 사실을 확인할 수 있었다. 의사는 에스트라디올 호르몬을 질을 통한 투여가 아닌(원래 이 방식이 더 흡수율이 높다) 피부를 통한 투여로 변경했다(가끔 흡수율이 떨어질 때가 있다). 한 달도 안 되어 다이앤의 기억력은 다시 좋아졌다.

호르몬과 수면 상태를 최적화하고, 정맥주사로 글루타티온을 추가하며, 스트레스를 줄이고, 케토시스를 개선하면, 인지기능 개선을 위한 수준을 넘어설 때도 있다. 꼼꼼하게 확인해야 한다. 제대로 프로그램을 적용했는지는 신진대사 검사 결과가 알려줄 것이다. 그러면 인지기능을 되돌릴 가능성이 커진다.

6. 할 수 있는 것부터 하자.

프로그램을 모두 다 지켜야 인지기능이 개선되는 것은 아니다. 좋은 소식이 있다. 일단 시냅스를 파괴하는 것보다 보호하기 위한 신호를 더 많이 만들게 되면, 뇌는 건강해진다. 리코드의 첫 번째 환자는 36개 제안 중에서 열두 개를 따랐고, 훌륭한 성과를 얻어냈다. 그렇다고 누구나 구멍을 열두 개만 막으면 된다는 뜻은 아니다. 원인이 있을 때는 늘 위험도 있는 것이다. 따라서 모든 부분에서 노력이 필요하다. 하지만 중요한 원인을 해결하면 개선되는 경우가 많다.

7. 프로그램을 조정할 때는 이후 며칠 혹은 몇 주 동안 상태가 더 나아졌는지, 나빠졌는지 혹은 변화가 없는지 확인한다.

일시적으로 결과가 달라지는 것은 프로그램을 조정한 것과 관련이 없을 수도 있다. 하지만 장기적으로 신진대사와 검사 결과가 개선되고 다른 수치도 반응을 보인다면, 확실히 호전된 것으로 판단할 수 있다. 인지기능의 퇴행은 계속된다. 다시 말해서 시간이 지나면 인지기능이 나빠진다는 뜻이다. 만약 인지기능의 퇴행이 더뎌진다면, 다시 말해서 나아지지는 않더라도 더 나빠지지 않는다면, 일단 노력이 효과가 있는 것이다. 여기에, 아주 조금이라도 전보다 나아졌다면, 퇴행하던 인지기능이 방향을 틀어서 올바른 목표를 위해서 나아가고 있다는 반가운 신호다.

8. 완벽을 위해서 일을 그르쳐서는 안 된다.

공복 인슐린과 인슐린 저항이 높고, 염증이 만성적으로 발생하고, 호르몬이 고갈되고, 병원균에 노출되면, 인지기능이 나아질 가능성은 적다. 뇌는 위협에 대응하기 위해서 계속 아밀로이드를 만들고, 아밀로이드는 시냅스를 파괴하라는 신호를 보낼 것이다. 하지만 이 모든 신진대사와 독성 요소가 개선되면, 뇌는 더 이상 아밀로이드를 만들 이유가 없어진다. 그러면 인지기능은 병원의 검사 결과가 최적이 아니더라도 개선되어야 한다. 지금부터 어떤 환자의 예를 들어보겠다. 이 환자는 신진대사 문제와 독성 노출이 24개 발견되었고, 리코드를 10개월 동안 진행했다.

이 환자는 인지기능이 개선되었고, MRI 결과 분명한 개선의 증거를 확인할 수 있었다. 표에서 보는 것처럼 신진대사는 최적의 수치에 도달하지는 못했지만, 전반적으로 개선되었다. 예를 들어서 공복 인슐린은 32에서 8로 줄었다. 최적의 수치는 4.5 이하다. 비슷하게 염증을 나타내는 중요한 요소인 hs-CRP는 9.9에서 3으로 떨어졌다. 최적의 수치가 되려면 1.0 이하여야 한다. 호모시스테인은 15에서 8로 떨어졌지만, 실제 목표는 7 이하다. 이처럼 최적의 수치를 목표로 하되, 목표에 도달하지 못했다고 낙담해서는 안 된다. 최적은 아니더라도 신진대사가 개선되면, 인지기능도 개선된다.

9. 인지기능의 상태를 기록한다.

자신의 상태를 파악하고, 나아지고 있는지 점검하고, 어느 부분에서 조정이 필요한지 확인하기 위해서다. 치료 과정이 제대로 적용되고 있는지 확인하기 위해서 검사 결과가 필요한 것처럼, 실제 신체 기능이 개선되고 있는지를 확인해야 한다. 만약 몇 개월이 지나도 호전되지 않는다면, 프로그램을 바꾸거나 다른 중요한 원인이 있는지 확인한다.

표3 66세 남성의 인지기능 개선 결과

검사 항목	리코드 프로그램 시작 전	리코드 프로그램 10개월 적용 후
공복 인슐린	32	8
Hs-CRP	9.9	3
호모시스테인	15	8
비타민 D_3	21	40

10. 소셜네트워크를 활용한다.

사람들과 증상, 문제, 걱정거리를 공유하면 도움을 받을 수 있다. 직접 만나서 교류하는 것도 좋고, 인터넷을 이용할 수도 있다.

11. 치료를 섣불리 중단하지 않는다.

몸은 수도꼭지처럼 쉽게 틀었다가 잠글 수 있는 게 아니다. 호르몬 대체요법이나 아리셉트, 갑상선 호르몬 등 어떤 치료를 하든, 천천히 줄여야 한다. 예를 들어서 아리셉트는 갑자기 중단하면 인지기능 장애가 가속화될 수도 있다.

12. 프로그램을 유지한다.

리코드는 인지기능뿐 아니라 신진대사, 혈당 관리, 체중, 디톡스 등 다양한 장점이 있다. 나는 인지기능이 개선되는 데 오랜 시간이 걸리는 것만큼이나, 다시 나빠지는 데도 오랜 시간이 걸리기를 바란다. 다시 말해서 상태가 호전되는 과정이 오래 걸리듯, 프로그램을 중단한 뒤 다시 나빠지기 시작하는 데도 오랜 시간이 걸렸으면 좋겠다. 하지만 불행하게도 실상은 그렇지가 않다. 노력을 중단하면, 단 2주 만에 환자의 상태는 나빠진다. 다시 프로그램을 시작하더라도 회복에 오랜 시간이 걸린다.

왜 프로그램을 중단하면 인지기능이 갑자기 나빠지는지는 알 수 없다. 다만 이유를 추측할 뿐이다. 문제가 발생한 지역에 병력을 보냈다고 가정해보자. 병력은 전투가 끝난 다음에도 남아서, 문제가 재발하지 않도록 감시한다. 면역체계도 마찬가지다. 리코드를 시작한 다음에도 아밀로이드 병력은 계속 남아서 미생물군, 금속, 독성과 싸울 준비를 한다. 리코드가 문제를 해결했지만, 아밀로이드도 여전히 상황을 주시한다. 몸속의 면역체계는 아밀로이드를 방어벽으로 삼는다(정확하게는 아밀로이드 플라크다). 문제가 해결되면 뇌 세포를 파괴하지 않지만, 리코드가 중단되면 곧바로 필요성을 인식하고 다시 아밀로이드 방어벽을 쌓는다. 그 결과 아밀로이드 플라크는 다시 위협에 대항에서 시냅스를 파괴한다.

우리가 추론한 원인이 정확한지 여부보다는 프로그램을 계속 유지해야 한다는 사실이 중요하다. 프로그램을 절대 중단해서는 안 된다.

13. 프로그램을 한꺼번에 모두 시작할 필요는 없다.

프로그램이 방대해서 엄두가 안 날지도 모른다. 전혀 걱정할 필요 없다! 헬스코치, 담당 의사, 가족들이 한 단계씩 프로그램을 추가하는 데 도움을 줄 것이다. 수면을 최적화하고, 신체 활동을 늘리는 것부터 시작하자. 몇 주 동안 식단 관리를 미루고 싶다면, 그렇게 하라. 열두 시간 공복을 유지하는 것부터 실천하고, 호르몬 최적화는 잠시 미뤄도 좋다. 다만 3~6개월 사이에 가능한 한 많은 요소를 적용하는 것을 목표로 삼는다. 한꺼번에 시작하는 것보다 하나씩 요소를 추가하는 편이 더 쉽다.

지금까지 리코드의 성공을 위한 요소를 설명했다. 이제부터는 리코드를 활용해서 최선의 성과를 얻은 환자들의 공통점을 소개하려고 한다.

- ApoE4 유전자를 가지고 있어서 가장 위험한 경우에 속하지만, 아직 증상을 보이지 않고 있다. 이들이 리코드로 병을 예방하고 있는지를 확인하는 데는 몇 년이 걸린다. 지금까지 미리 리코드를 시작한 사람 중에 인지기능 장애 증상을 보인 경우는 단 한 건도 없다.

- 주관적 인지장애를 보이는 사람들이다. 마찬가지로 이들 중에서 병이 진행된 사람은 없다.

- 경도 인지장애를 보이는 사람들이다. 증상 초기며, 몬트리올 인지평가에서 24 이상을 기록하는 사람들은 개선 가능성이 크다. 하지만 점수가 1 이하를 기록했으며 알츠하이머로 발전한 환자도 상태가 호전된 적이 있다.

- 알츠하이머 초기 환자다. 비록 초기라고 표현했지만, 실제로는 병이 20년 이상 진행된 사람들이다. 따라서 병이 진행된 과정으로만 보면 상당히 늦은 정도다. 하지만 초기 알츠하이머를 진단받고, 몬트리올 인지평가 점수가 10 이하거나 미니멘탈 스테이트 검사가 20 이하인 환자도 호전되었다.

일찍 시작할수록 결과도 좋다. 하지만 중증의 알츠하이머 환자 역시 리코드를 제대로 적용한다면 놀라운 개선 효과를 볼 수 있다. 다음은 2015년에 내가 받은 편지다.

브레드슨 박사님께

얼마 전 캘리포니아에서 오리건으로 이사했습니다. 아내와 나는 여기에서 여든두 살이 된 장인을 모시고 살고 있습니다. 장인어른은 우울증과 치매를 앓고 있어요. 병이 꽤 진행됐고요. 컨디션이 좋은 날도 있고, 나쁜 날도 있습니다. 리코드가 복잡해서 불만이셨는데, 우울증과 치매 증세가 나아졌습니다. 이제는 전보다 더 잘 따라오고 계세요. 게다가 늘 혼란스러워하고, 갈피를 잡지 못해서 흐느끼며 울부짖곤 하셨는데, 이제는 젊은 시절의 좋았던 기억을 몇 번이나 반복해서 이야기하십니다. 리코드로 전과 다름없을 정도로 회복하지는 않으셨어요. 하지만 프로그램을 시작한 후 얼마 되지도 않았는데 환자를 보살피는 가족 처지에서 보면 확실히 변화가 느껴집니다. 앞으로 갈 길이 너무 멀지만 고무적입니다.

• 독성물질로 인한 주관적 인지장애, 경도 인지장애, 알츠하이머 환자들은 치료가 가장 어렵다. 일단 독성물질에 의한 인지기능의 장애라는 사실을 알아낸 다음에는, 어떤 독성물질이 원인인지 파악하고, 관련된 유기물질을 제거하고, 면역체계가 대응하지 못하게 막아야 하기 때문이다. 하지만 리코드는 이 세 번째 종류의 환자에 상당히 높

은 성공률을 기록하고 있다. 특히 원인이 수은일 때는 더욱 확실하다. 일반적인 사례와 달리, 이 경우에는 인지기능이 빠르게 개선된다.

- 당연하게 들릴지도 모르지만, 인지기능 장애 외에 다른 질병이 없는 환자들이 프로그램에 더 효과적으로 반응한다.

- MRI 사진에서 뇌 수축이 확인되지 않거나, 해마만 수축한 환자다. 뇌가 전반적으로 줄어든 환자들은 개념을 이해하고, 조직하고, 단어를 찾는 데 어려움을 느낀다. 이들은 더 수동적이고 어린아이 같은 행동을 보인다.

- 75세 이하의 환자다. 75세 이상 고령자가 호전되지 않는다는 뜻은 아니다. 다만 나이가 적을수록 호전 반응이 빠르다.

- 배우자나 의사가 돕는 환자다. 배우자가 옆에서 프로그램을 돕는 경우에는 혼자 프로그램을 적용하는 것보다 호전되는 속도가 빨랐다. 프로그램을 따르는 것에도 도움을 줄 뿐 아니라, 스트레스를 줄이고, 즐거움을 찾는 데도 도움이 되기 때문이었다. 기능의학이나 통합의학을 연구한 의사도 도움이 된다. 만성 질병의 구조나 접근 방식에 대해서 알고 있기 때문이다. 무엇보다 의사가 유연성을 가져야 한다. 다음은 우리 연구진이 처음 긍정적인 결과를 도출하고 있을 때 받았던 이메일이다.

브레드슨 박사님께

인지기능 장애에 관한 박사님의 글을 읽고, 주치의와 프로그램의 가능성을 이야기했습니다. 우리 주치의는 이야기를 듣더니 얼굴을 찌푸리면서 말도 안 되는 소리라고 일축했습니다. 기사를 복사해서 주려고 했지만 받지 않았어요. 도움을 줄 수 있는 의사를 추천해달라고 했더니 "영양소를 섭취해서 병을 막을 생각은 마세요"라고 쏘아붙이더군요. 주치의가 소개해준 신경과 의사는 아리셉트만이 유일한 해결책이라고 했습니다. 우리가 호모시스테인에 관해 물었더니 의사가 인상을 찌푸렸습니다.

우리가 박사님 프로그램에서 인상 깊었던 점은 처음 여섯 가지 요소입니다. 저는 섬유근육통을 앓고 있는데, 약을 먹지 않고 식단, 운동, 스트레스 조절로 대응해왔어요.

한편 리코드는 리코드를 시작한 뒤 다시 실시한 검사 결과에서 호전 반응을 보이지 않은 사람들에게는 효과가 적다(주로 프로그램을 제대로 따라하지 않기 때문이다). 이런 경우는 프로그램의 세부적인 부분을 간과하고, 열심히 프로그램을 적용하지 않으며, 알츠하이머가 꽤 진행된 후에 프로그램을 시작했고, 최적화를 하지 않거나, 3번 알츠하이머를 심하게 앓고 있거나, 도움을 주는 사람들의 손발이 맞지 않는 경우다.

나의 솔직한 심정으로 이번 장을 마무리하겠다. 신경학자인 내게 누군가 몇 년 전에 명상, 요가, 웃음, 음악, 즐거움, 공복, 운동, 허브,

영양소, 수면으로 알츠하이머를 치료해보라고 권한다면, 비웃었을 것이다. 하지만 결과는 부정할 수 없다. 수년 동안 진행한 연구의 성과도 마찬가지다.

25년 전 뛰어난 가정의학 의사이자, 통합의학을 공부한 내 아내는 우리 연구진의 연구를 보면서 모든 병은 결국 영양소, 스트레스, 독성물질이 원인이라고 했다. 그때 나는 알츠하이머의 원인인 분자를 언젠가는 발견할 것이라고 답했다. 아내 말을 일찍부터 듣지 않은 게 후회된다.

11 위기의 순간이 찾아올 때

사기가 높아질 때까지 태형을 집행한다.

바운티Bounty 호 블라이Bligh 선장

블라이 선장의 역설적인 말은 알츠하이머, 주관적 인지장애, 경도 인지장애를 치료하기 위한 최적화된 프로그램에도 적용할수 있다. 스트레스는 인지장애의 원인으로 지목되었으므로, 줄여야한다. 그런데 스트레스를 줄여야 한다는 게 스트레스 아닌가? 게다가 좋아하는 음식도 포기해야 하고, 복잡한 리코드를 적용해야 한다는 것도 스트레스다.

스티브는 73세 남성으로 유명 병원 두 곳에서 기억력과 주의력에 관한장애 진단을 받았다. 지난 7년 동안 상태는 계속 나빠졌다. 병원에서는알츠하이머일 가능성이 있다고 했다. 척수액 검사는 없었고 PET 사진도 찍지 않았지만, ApoE3(E3/3) 유전자를 가지고 있었고, 장 누수 증후군을 앓고 있었으며, 글루텐에 민감했다. 또 혈관-뇌장벽 누수가 있었고, 자가 면역도 문제였다. 내가 리코드를 설명하자 스티브는 "피자를 못 먹는다고요?"라고 반문했다.

영원히는 아니더라도, 자주 먹지 못하는 게 맞다. 환자마다 어려운 부분이 있다. 노력하는데도 리코드가 효과가 없다고 생각된다면, 프로그램의 가장 중요한 부분을 빼먹고 있기 때문이다. 다행히 나는 오랫동안 환자들과 프로그램을 진행한 덕분에 애로사항을 해결할 수 있는 대안을 몇 가지 알고 있다.

• 아이스크림은 포기 못 하겠어요.

염증을 유발하는 유제품과 설탕은 피하는 게 상책이다. 대신 코코넛으로 만든 아이스크림을 먹도록 하자. 유제품이 들지 않았고, 혈당을 높이지도 않는다.

• 초콜릿을 못 먹으면 비참할 것 같아요.

초콜릿을 포기할 필요는 없다. 다만 카카오가 70% 이상 함유되어 있고, 혈당이 낮은 유기농 다크 초콜릿을 먹도록 한다. 단 너무 많이 먹어서는 안 된다. 코코넛이나 견과류가 포함된 초콜릿은 혈당을 낮추기 때문에 먹어도 좋다. 만약 추운 겨울날에 뜨거운 코코아가 먹고 싶다면, 아주 가끔은 먹어도 좋다.

• 설탕을 끊을 수 없어요.

설탕 때문에 스트레스를 받는 환자들이 많다. 특히 프로그램 초기 단계에서 탄수화물 중심 식단을 몸에 좋은 지방 중심의 식단으로 바꿀 때 힘들어한다. 설탕 중독을 줄이는 방법은 MCT 오일을 1,000mg 복용하는 것이다. 일반적인 감미료인 아스파탐, 사카린, 수크랄로스는 피한다.

• MCT 오일과 코코넛 오일은 포화지방이에요. 케토시스를 위해서 다른 걸 먹으면 안 되나요?

맞는 말이다. MCT 오일과 코코넛 오일은 포화지방이다. 포화지방은 설탕이나 단순 탄수화물과 함께 먹을 때, 혹은 식이섬유가 부족할 때 문제가 된다. 식이섬유를 섭취하고, 탄수화물 섭취를 최소화하면, 문제가 되지 않는다. 그래도 포화지방 섭취를 최소화하고 싶다면, 프로그램을 시작하고 처음 몇 주 동안만 MCT 오일을 복용한다. MCT 오일이 양호한 케토시스를 유도하기 때문이다. 이후에는 엑스트라 버진 올리브 오일, 견과류, 아보카도로 대체하면 된다. 그래야 LDL 수치와 LDL 분포, 산화 LDL을 건강하게 유지할 수 있다. 케토시스를 조절해야 지방 기반의 신진대사와 건강한 지질을 얻을 수 있다.

• 물은 얼마나 마셔야 하나요? 어떤 물을 마셔야 하죠?

정수를 마시면 좋다. 특히 3번 알츠하이머(독성물질)의 경우에 그렇다. 정수는 당뇨병 위험을 낮추고, 독성물질 배출에도 도움이 된다. 매일 2리터씩 마시면 충분하다. 허브차를 마시는 것도 좋은 방법이다.

• 운동할 시간이 없어요.

걷기나 조깅 같은 유산소 운동을 하는 게 최선이다. 하이킹이나 자전거 동호회에 가입하는 것도 좋다. 자신에게 가장 좋은 방법을 찾도록 한다. 따로 시간을 내기 어렵다면 일상생활에서 운동량을 늘린다. 계단을 걸어서 올라가거나, 직장에 자전거로 출퇴근하거나, 집에서 TV를 볼 때 스트레칭을 하는 방법이 있다.

• 스트레스를 못 줄이겠어요.

휴식을 취하고, 목욕이나 명상을 해보자. 명상 프로그램을 이용하는 것도 좋다. 신나는 음악을 듣고, 산책을 즐기고, 좋아하는 예술작품을 감상한다. 속도를 늦추고, 긴장을 풀자.

• 프로그램이 너무 복잡해요. 제대로 못 하겠어요.

언젠가 손쉽게 알츠하이머를 치료하는 날이 오길 바란다. 그때까지는 아무리 복잡해도 리코드를 따라야 한다. 인지기능을 떨어뜨리는 모든 원인을 해결하기 때문이다. 우리 연구진은 리코드를 간단하게 만들기 위해 열심히 노력하고 있다. 하지만 인지기능이 생화학적으로 너무 복잡해서 현재까지는 다른 방법이 없다. 연구를 계속하면, 시냅스의 균형을 위한 간단하고 최적화된 방법을 찾아낼 수 있을 것이다. 하지만 그때까지는 다양한 프로그램을 통해 자신에게 맞는 방법을 찾는 것 외에는 다른 도리가 없다. 지속적으로 프로그램을 적용하고, 검사 결과가 개선되는지 확인한 다음에 괜찮다고 생각되면 일부를 줄여도 좋다. 이때 의사나 헬스코치의 도움을 받는다. 예를 들어서 리코드 프로그램을 적용한 대부분의 환자들이 신진대사가 개선되고 호르몬 수치가 최적화된 다음에는 보충제 섭취를 중단해도 문제가 없었다고 말한다. 마찬가지로 염증이 해결된다면 전처럼 적극적으로 염증을 치료할 필요는 없다. 신진대사가 개선되면 놀라운 효과를 경험하게 될 것이다. 혈압은 자연스럽게 내려가고, 지방은 최적화되며, 당뇨병도 사라진다.

• 그냥 편하게 약 주시면 안 돼요?

물론 약을 처방할 수도 있다. 하지만 약만으로는 근본적인 치료를 할 수 없다. 8장에서 설명한 것처럼 약은 디저트와 같다. 물론 알츠하이머 치료에 있어서 약은 중요하다. 언젠가는 프로그램과 병행할 약이 개발될 것이라고 믿는다. 지붕에 뚫린 36개의 구멍을 메우는 과정에서, 약은 특정한 구멍을 메우는 데 매우 효과적이다. 하지만 하나의 약으로 다른 구멍을 메우지는 못한다. 뇌 속에서 시냅스를 생성하는 것과 파괴하는 것 사이의 균형이 깨어졌고 아밀로이드가 만들어지고 있다면, 분명 원인이 있다(원인이 하나가 아니라 여러 가지일 확률도 높다). 반드시 원인을 찾아 치료해야 한다. 약 하나로 수많은 원인을 제거할 수는 없다. 그래서 각자에게 맞는 프로그램이 필요한 것이다.

• 정크푸드만큼 맛있는 건 없어요!

정크푸드는 달고 열량이 높아서 맛있지만, 영양소는 적다. 게다가 신진대사를 엉망으로 만들고, 인지기능 장애와 같은 만성 질병을 유발하는 가장 빠른 방법이다. 어쩌면 리코드의 가장 어려운 부분이 피자, 청량음료, 햄버거, 치킨과 같은 자극적이고 설탕과 감미료가 다량 함유된 음식을 포기하는 것일지도 모르겠다. 하지만 정크푸드를 다른 대용식품으로 바꿀 수도 있다. 나처럼 청량음료를 좋아하는 사람은 프로바이오틱인 콤부차를 먹어보자. 몸에도 좋지만, 맛도 놀랄 만큼 훌륭하다. 치킨너겟을 좋아한다면, 풀어서 기른 닭이 낳은 달걀과 올리브 오일로 구운 채소를 먹어보자. 내가 개인적으로 가장 좋아하는 메뉴는 양상추, 아보카도, 당근, 강낭콩, 삶은 달걀을 넣고, 비네그레트 드레싱으로 버무린 샐러드다. 신선하고 가공하지 않은, 건강한 메뉴를 자주 접하다 보면 어쩌면 피자만큼 즐기게 될지도 모른다.

• 하지만 전 저녁을 늦게 먹어요.

저녁부터 아침 식사를 먹기 전까지 최소 열두 시간 이상 공복을 유지하기 위한 가장 쉬운 방법은 점심을 늦게 먹고, 저녁을 가볍게 일찍 먹는 것이다.

• 보충제 종류가 너무 많아요.

우리 연구진은 약을 더 적게 먹으면서도, 맞춤형의 유연한 프로그램을 만들기 위해서 노력하고 있다. 또한 비타민과 다른 보충제를 하나로 결합해서 차나 플레인 요거트에 섞어 먹도록 만드는 방법도 연구 중이다. 지금은 오메가-3 지방산이나 비타민 E를 섞은 수베나이드Souvenaid 음료수가 있다. 앞으로 더 많은 성분이 첨가되면, 약의 가짓수를 줄일 수 있을 것이다. 지금은 각각의 보충제를 물이나 플레인 요거트, 식품에 섞어 먹는 게 최선이다.

• 전 고기가 좋아요.

상관없다. 케토플렉스 12/3가 채소 중심이기는 하지만, 약간의 고기나 생선은 허용하고 있다. 특히 목초지에 놓아 먹인 소고기, 유기농 닭, 야생에서 잡은 연어, 고등어, 멸치, 정어리, 청어는 안전하다.

• 술은요? 저녁에 포도주 한 잔은 괜찮아요?

일주일에 두어 번, 포도주 한잔 가볍게 마시는 정도라면 누구에게나 좋다. 하지만 정신을 잃을 정도로 많이 마셔서는 곤란하다. 특히 포도주를 너무 많이 마시면, 혈당이 높아진다. 따라서 최소화하는 게 좋다.

• 담배 이야기는 안 하시네요. 물론 안 되겠죠? 전자담배는 어떤가요?

일반적인 흡연은 알츠하이머에 위협이 된다. 게다가 심혈관 질환을 악화시키고, 다양한 화학물질에 노출되며, 폐를 망가뜨린다. 따라서 피하는 게 좋다. 전자담배에 관한 정보는 아직 부족하다. 하지만 인지기능 장애는 매우 중요한 문제이므로, 알츠하이머와 전자담배 사이의 상관관계가 완전히 밝혀지기 전까지는 일단 피할 것을 권한다.

• 콩에 대해서는 별말이 없군요. 육류 섭취를 줄이기 위해서, 두부나 콩으로 만든 다른 음식을 먹어도 괜찮을까요?

체중 1kg당 1g의 단백질을 섭취하기 위해서 다양한 음식을 선택할 수 있다. 생선이나 목초지에서 키운 닭, 이렇게 자란 닭이 낳은 달걀, 목초지에서 키운 소고기, 유기농 두부 중에서 선택하면 된다.

• 성공적으로 리코드를 적용하는 환자 중에서 아침에 커피를 마시는 환자가 있었는데, 카페인 제한은 없나요?

앞에서 줄리의 일상을 소개할 때, 커피는 괜찮다고 말했다. 커피는 오히려 알츠하이머 위험을 낮춘다. 단 너무 많이 마시면 숙면을 취하기 어렵고, 부신에 무리가 간다. 자신에게 맞는 양을 조절하는 게 좋다.

• 그럼 차는요?

차는 종류가 다양하고 상황, 아슈와간다, 바코파 등 좋은 허브를 넣어서 즐길 수도 있다. 프로그램을 적용하면서 녹차나 홍차를 마셔도 전혀 문제가 되지 않는다.

• 케토플렉스 12/3 식단에 따라 먹으면, B12나 철이 부족해지나요?

그렇지 않다. 검사 결과 B12나 철이 부족하다면, 적절한 보충제를 섭취하면 된다. 또한, 앞에서 설명한 케토플렉스 12/3는 B12나 철을 제공하는 육류를 포함한다(육류 섭취를 원하는 사람들을 위한 제안이었다).

• 높은 온도에서 조리된 음식이 좋아요. 문제가 될까요?

조리법에 대해서는 8장에서 설명했다. 요리에 사용하는 기름은 발화점이 높고, 온도가 높아져도 연기를 만들지 않는 것으로 한다. 아보카도 오일, 코코넛 오일, 버터, 인도 버터인 기ghee, 동물성 지방을 사용한다.

• 알루미늄 프라이팬은 사용하면 안 되나요?

알루미늄이 알츠하이머를 유발한다는 가설은 아직 확인되지 않았다. 만약 몸속 알루미늄 수치가 높다면 검사에서 확인할 수 있다. 알루미늄 프라이팬을 피해야 한다는 증거는 아직 없다.

• 유기농 음식만 먹으면 더 좋을까요?

그렇다. 음식에 들어 있는 살충제를 피할 수 있기 때문이다. 세 번째 부류의 알츠하이머 환자는 유기농 음식을 섭취하는 게 좋다.

• 박사님이 먹지 말라고 한 음식이 먹고 싶습니다. 몸에서 바라는 음식

을 먹는 게 좋지 않나요?

신체가 보내는 신호는 중요하며, 정확하다. 어떤 것은 먹고, 마시라고 명령하고, 호흡하고, 자고, 배설하라고 요구한다. 하지만 물보다 설탕이 들어 있는 주스가 더 마시고 싶고, 건강한 음식보다 정크푸드가 먹고 싶게 만들기도 한다. 한밤중에 맥주와 짭짤한 안주를 먹으라고 시키기도 한다. 어떤 명령은 따르고, 어떤 명령은 무시해야 할까? 간단한 방법이 있다. 인간의 진화에 맞는 것만 선택하면 된다. 여덟 시간 자고, 자연스러운 밤과 낮의 주기에 따라 생활하고, 자주 움직여야 한다. 진화에 거스르는 가공 음식이나 설탕은 피하고, 밤늦게까지 불을 켜놓는 것도 피한다. 오랫동안 의자에 앉아 있어도 안 된다.

나쁜 음식의 유혹을 견디는 방법이 있다. L-글루타민 500mg(특히 설탕과 술을 마시고 싶을 때 좋다)과 MCT 오일(1g 혹은 1티스푼)을 섭취하고, 물을 많이 마시며(밤에 허기를 느낄 때 물을 마셔서 배를 채울 수 있다), 운동을 한다.

• 너무 바빠요.

암이나 알츠하이머 같은 만성질환의 문제점은 증상이 처음에는 약하다가, 병이 심각해진 다음에 분명하게 드러난다는 것이다. 박테리아 감염으로 폐렴에 걸리면 곧바로 심각한 증상이 나타나기 때문에, 바로 치료를 받게 된다. 하지만 만성질환은 중요한 증상을 느껴도 별것 아니라고 생각하고 간과한다.

실제 어떤 환자의 아내는 환자의 기억력이 나빠지는 것을 보면서 누구나 흔히 겪는 건망증으로 치부했다고 한다. 아무리 바빠도 시간을 내어 검사를 받고, 확인해야 한다. 그래야만 앞으로 더 오랫동안 생산적인 삶을 살 수 있다. 몇 달만 인지기능을 개선하는 데 집중하면, 인생에서 더 긴 시간을 벌 수 있다.

환자들이 덕분에 리코드 프로그램을 수월하게 해낼 수 있었다고 입을 모아 말하는 한 가지가 있다. 유제품 아이스크림 대신 먹는 코코넛 오일 아이스크림 같은 대체식품이 아니다. 나는 환자가 힘들어할 때마다 늘 이 사실을 일깨운다. 리코드를 적용하면, 건강이 좋아진다. 인슐린 저항이 개선되고, 헤모글로빈 A1c 수치가 개선되며, 지방질이 건전해지고, 힘도 늘어난다. 기분도 좋아지고, 살도 빠지며, 체지방도 줄어든다. 하지만 리코드가 선사하는 또 하나의 소중한 선물은 인생의 여유, 평화, 기쁨이다.

당신은 언제 즐거운가? 음악을 들을 때인가? 아름다운 경치 속을 즐기면서 산책을 할 때인가? 가족과 시간을 보낼 때인가? 반려동물과 함께 달릴 때나 서핑을 할 때 즐거운가? 스키를 즐기는가? 춤을 좋아하는가? 피아노를 즐겨 연주하는가? 코미디를 즐겨보는가? 맛있는(그러면서도 건강한) 음식을 먹을 때인가? 짜릿한 성생활을 즐길 때인가? 그게 무엇이든, 이제 더 적극적으로 즐겨보자. 새로운 활동을 시도해보자. 무엇을 할 때 가장 즐거운지 생각해보자. 지금까지 카약이나, 춤, 자전거를 즐길 만큼 여유가 없었는지도 모른다. 바로 코앞에 인지기능 장애라는 무시무시한 병이 기다리고 있다는 사실을 떠올리는 것만으로도 당신에게 중요한 것이 무엇이고, 어떤 사람이 중요한지를 깨닫게 될 것이다. 더 큰 삶의 기쁨을 찾아보자. 지금까지 환자들은 병을 이겨내기 위해서 노력할 때, 여기에서 가장 큰 힘을 얻었다고 한다.

12 건강한 노후를 위하여

과학은 매번 한 번의 장례식을 앞서간다.

막스 플랑크Max Planck

지금까지 알츠하이머는 막을 수도 없고, 되돌릴 수도 없다고 알려졌다. 그래서 아무리 성공한 사례를 공유하고 과학적 연구를 증거로 들어도, 여전히 믿을 수 없을지도 모른다.

내가 2014년 처음 인지기능 장애에 관한 논문을 발표했을 때, 알츠하이머 초기 진단을 받은 명석한 의사의 연락을 받았다. 그는 알츠하이머가 희망이 없다고 생각했다면서, 조금이라도 시험에 성공한 사례가 있는지를 물었다. 나는 그에게 리코드 프로그램으로 상태가 호전된 환자들이 있다고 말하면서, 그의 질문에 반색했다.

그 의사는 내 말을 전혀 믿지 않았다. 내가 프로그램의 각 요소를 설명할 때마다 그는 "지금까지 효과가 입증된 알츠하이머 치료법은 없어요"라는 말만 되풀이했다. 나는 왜 한 가지 치료제보다 여러 가지를 결합한 프로그램이 더 좋은지를 설명했다. 또한 한 가지 치료제를 사용하는 방식이 효과가 없다고 해서, 여러 가지를 결합한 방식이 효과가 없다는 뜻은 아니라고 말했다. 하지만 그는 회의적이었다.

20분 동안 부정적인 말을 듣다가 나는 체념한 듯이 "6개월만 해보고 상태가 호전되지 않으면 다른 방법을 찾으세요"라고 말했다. 그러자 그 의사는 "다른 방법이 있어야 말이죠"라고 이죽거렸다. "그럼 잃을 것도 없잖아요." 내가 대답했다.

결국 그 의사는 리코드를 시도해보기로 했다. 3개월 후 그의 아내가 전화를 걸어서 남편이 크게 나아졌다고 했다. 이후 3년이 더 지났지만, 상태는 여전하다. 이제 그 의사는 리코드를 신뢰하게 되었고, 자신의 환자에게도 프로그램을 권한다.

나는 1984년 코엔Coen 형제가 만든 〈블러드 심플Blood Simple〉이라는 영화가 자꾸 생각난다. 영화의 등장인물은 모두 단순하고, 비이성적이고, 생각이 없다. 의학계, 행정계, 과학자, 정치가 모두 한 가지 방식이 아닌 다양한 방식을 결합해서 알츠하이머 치료에 성과를 얻을 수 있다고 하면 영화 속 인물들과 비슷하게 대응한다. 리코드에 대한 공통적인 반응을 몇 가지만 나열해보면 다음과 같다.

어떤 신경학자는 "약물을 사용하지 않는 치료는 믿을 수 없습니다"라면서 리코드를 환자에게 절대로 처방하지 않겠다고 했다. 누군가는 "FDA 승인을 받기에는 너무나 복잡하군요"라고 했다. 자신의 환자가 리코드를 시작하고 미니멘탈 스테이트 점수가 22에서

29로 상승하자(정상점수는 27~30이다), 환자의 주치의는 이유를 알 수 없다고 했다. "내가 모르는 방법이므로 별것 아닐 겁니다"라고 말한 의사도 있었다.

2011년에 나는 파리에서 열린 알츠하이머 회의에서 유명 전문가와 만나게 되었다. 그가 내게 무엇을 연구하고 있는지 묻기에, 나는 여러 가지 방법을 결합해서 알츠하이머를 치료하는 방법을 찾고 있다고 설명했다. 그러자 그 전문가는 웃더니 내 어깨에 손을 올리고 "그래요, 너무 열심히 하지는 말아요"라고 조언했다. 또 다른 알츠하이머 전문가는 "쓸데없는 검사가 지나치게 많군요"라고 말했다. 어떤 전문가들은 실패한 약을 시험해보는 게 더 낫겠다고 했다. 어떤 학교에서는 쥐 한 마리를 대상으로 실험을 진행하고, 신문에 알츠하이머 치료법을 개발했다고 기사를 실었다. 2014년에 논문을 발표한 후에, 어떤 재단에 관련된 두 사람은 내게 전화를 걸어서 내가 소개한 환자가 진짜 알츠하이머에 걸렸던 게 아니지 않느냐고 물었다. 내가 정확하게 진단 내용을 설명하자 "그래요, 뭐"라고 응수했다. 어떤 관료는 회의에서 내게 다가와 "박사님 논문을 읽었는데 이상했어요"라고 말했다.

도널드 기텟Donald Gittet은 G8 국가에서 알츠하이머 연구를 의뢰한 사람이지만 내가 유례없는 성과를 거두었고, 환자의 지붕에 난 36개 구멍을 찾았다고 말하자, "세 개로 줄이면 흥미가 생길 것 같아요"라고 말했다. 마치 알츠하이머와 협상이라도 하겠다는 태도였다. 내가 병의 진행 과정을 설명했을 때는 "무슨 과학 이론 같아요. 난 과학에 약하거든요"라고 답했다. 세계적인 알츠하이머 연구를 맡은 사람치고는 옹색한 변명이었다. 그는 알츠하이머에 대해서 아무것도 모르고 있었다. 알츠하이머 치료법이 가득 담긴 배의 선장이었지만, 어떻게 배를 항해해야 할지는 전혀 몰랐다.

아무도 프로그램의 효과에 관해 묻지 않았다. 희망을 잃어버린 가족을 언급하는 사람도 없었다. 누구도 환자의 상태를 보거나, 환자에게 물어보지 않았다. 지금까지 어떤 치료제도 효과가 없었으며, 조금이라도 효과가 있다면 대단한 성과라고 말하는 사람도 없었다. 지금까지 수백 가지의 치료제가 실패했으며, 그 과정에서 수십억 달러가 낭비되었다는 사실을 말하는 사람도 없었다. 영화 〈빅쇼트Big Short〉의 대사를 인용해 내 마음을 전하겠다.

"진실은 시와 같지만, 다수가 시를 정말 싫어했다."

프로그램 덕분에 효과를 본 환자들과 직접 연관된 사람들도 반신반의하기는 마찬가지였다.

67세의 켄은 기억력이 나빠지고 있었다. 그의 가족 중에는 알츠하이머 환자가 많았고 그 역시 ApoE4 유전자를 가지고 있었다(정확하게는 ApoE3/4였다). 아밀로이드 PET 사진과 FDG PET 사진을 촬영한 결과, 분명한 알츠하이머였다. MRI 사진에서는 해마의 크기가 같은 나이대 백분위 중 20으로 줄어들어 있었다.

켄은 리코드를 시작하고 10개월 후에 다시 MRI 사진을 찍었다. 이때는 해마의 부피가 백분위 점수 70을 기록했다. 하지만 검사를 받은 병원에서 바로 연락이 와, 사진에 문제가 있는 것 같다고 설명했다. 이처럼 상태가 호전될 수 없다면서, 신경전문의는 새로 찍은 사진의 백분위 점수가 35이며, 처음 찍은 사진도 35로 조정해야 할 것 같다고 말했다. 한마디로 조금도 나아지지 않았다는 뜻이었다. 결국 다른 전문의에게 MRI 사진 판독을 의뢰하는 수밖에 없었다. 새로운 의사는 처음 사진의 해마는 백분위 중 10, 두 번째는 80이라고 분석했다.

이처럼 나는 회의적인 시각이 익숙하다. 그중에서 가장 흔한 경우 몇 가지를 설명하겠다.

• 우리 의사는 알츠하이머를 치료할 수 없대요.

이 책과 우리의 최근 논문은 그렇지 않다는 사실을 증명하고 있다. 처음으로 인지기능의 장애가 회복된 사례가 확인되었다. 특히 초기 환자의 경우 효과가 크다. 가능한 한 치료를 일찍 시작해야 한다.

• 더 심해지면 프로그램을 시작할게요. 지금은 그 정도는 아니에요.

절대 안 된다. 당장 시작해야 한다. 시간을 끌수록 회복이 어렵다.

• 프로그램이 치료법 같지 않아요.

치매와 같은 인지기능의 장애는 수십 가지 요소로 인한 복잡한 과정이다. 지금까지 환자마다 관련이 있는 특정 요소를 해결하는 방법으로 상당한 성과를 얻었다. 한 가지 방법으로 효과가 없다고 해서, 여러 가지를 결합해도 효과가 없다는 뜻은 아니다. 단일요법으로 치료하는 방법이 개발되지 않을 것이라는 뜻도 아니다. 다만 알츠하이머의 원인이 다양한 만큼, 여러 가지 원인을 해결하는 치료법을 써야 한다는 뜻이다.

• 요즘 글루텐이 뜨거운 감자입니다. 정말 글루텐을 걱정해야 하나요?

그러기를 바란다. 글루텐은 위장벽에 문제를 일으키고(혈관-뇌장벽에도 문제를 일으킬 가능성이 있다), 장 누수 증후군의 원인이 되며, 염증을 유발하고, 인지기능 장애 가능성을 높인다.

• 박사님이 제안한 검사 중 일부는 보험 혜택을 받을 수 없습니다. 비용이 부담스러워요.

일반적인 인지기능 장애 검사는 원인과 관련된 부분은 포함하지 않는다. 물론 최적화된 치료 방법도 포함하지 않는다. 그래서 검사의 대부분 혹은 일부만 보험 혜택을 받을 수 있다. 하지만 자신의 인지기능을 지키고, 사랑하는 사람을 요양원에서 데려오는 데 필요한 투자라고 생각한다. 그냥 내버려두면 나중에는 훨씬 큰 비용을 감당해야 한다.

• 왜 저는 이 프로그램에 대해서 들어본 적이 없죠? 제 담당의사도 모른다고 합니다.

우리 연구진은 1993년에 리코드 프로그램에 관한 논문을 처음 발표했고, 리코드를 적용하고 있는 환자들에 관한 논문은 2014년에 발표되었다. 2017년에 이 책을 집필하고 있는 시점까지 우리 연구를 검토한 논문이 추가로 세 편 발표되었다(하나는 치료에 관한 것이고, 두 편은 진단에 관한 것이다).

새로운 시도가 있을 때마다 주변은 회의적인 시각으로 바라본다. 통제 집단을 이용한 대규모 임상시험이 진행되기 전까지 학계에서는 무시당하기 일쑤다. 5장에서 임상시험은 허가받지 못했다고 설명했다. 하지만 2017년에 우리 연구진은 포괄적인 리코드를 시험하기 위한 개념연구를 시작했다.

• 루이 소체 치매, 심혈관 질환성 치매, 다발성 골다공증, 파킨슨병, 전측두엽 치매 같은 다른 치매의 원인을 치료하는 프로그램은 없나요?

좋은 질문이다. 아쉽게도 아직은 답을 찾지 못했다. 리코드는 알츠하이머의 원인인 인지기능 장애의 과정을 알아내고, 가능한 모든 원인에 대응하고자 한다. 하지만 알츠하이머의 원인이 되는 여러 문제(인슐린 저항, 장 누수 증후군, 생물독소 등)는 2형 당뇨병, 신진대사 증후군, 심혈관 질환에도 영향을 미친다. 루이 소체 치매와 같은 신경퇴행성 질환도 비슷한 과정을 가지고 있을 가능성이 크다. 실제 루이 소체 치매 환자들에게 7장에서 설명한 검사를 받게 했을 때, 3번 종류의 알츠하이머(독성 관련) 환자와 비슷한 결과를 얻었다. 같은 독성물질을 해결한다면, 이들의 상태가 호전될지도 모른다. 하지만 아직은 연구가 진행되지 않은 상황이라 확답할 수는 없다.

• 하지만 전 검사 결과가 정상이에요.

인지기능과 관련해서 '정상'은 부족하다. 검사 결과가 단순히 정상 수준이 아니라 최적이어야 한다.

• 하지만 이미 건강한 식품을 먹는다고요.

좋은 습관이다. 이제 검사 결과를 바탕으로 최적화된 프로그램의 다른 요소를 시도해볼 차례다. 식단이 인지기능 개선에 최적화되었는지도 확인하자.

• 너무 화가 나요. 우리 가족과 저는 짜증이 나고, 절망스럽고, 우울해요. 왜 하필 나죠?

절망스럽고, 화가 나고, 우울한 건 당연하다. 하지만 인지기능 장애는 아무 이유 없이 일어나지 않는다. 분명 원인이 있다(수십 가지인 경우가 많다). 원인을 파악하고, 정량적으로 분석해, 해결해야 한다. 화가 나는 건 당연하지만, 그렇다고 검사와 치료를 포기해선 안 된다.

• 보충제와 허브는 규제대상이 아니라고 들었어요. 대부분 쓸데없는 거라고 하던데요.

광고와 다른 보충제와 허브가 있다. 심지어 들어 있지 않은 성분이 들었다고 광고할 때도 있다. 그래서 제대로 찾아야 한다. 반얀Banyan, 가이아 허브Gaia Herbs, 메타제닉스Metagenics, 나트라 헬스 프로덕트Natura Health Products에서 만드는 보충제와 허브를 추천한다. 믿을 만한 제품들이다.

• 전혀 나아지지 않고 있어요. 프로그램이 효과가 없는 것 같아요.

의사나 헬스코치와 상담해서 문제점을 파악한다. 다음과 같은 이유로 상태가 호전되지 않을 가능성이 있다.

1. 프로그램을 얼마나 오래 적용했는가? 처음 상태가 호전되려면 3~6개월이 필요하다. 몇 년 동안 망가진 몸이 하루아침에 돌아오지 않는다.

2. 자신의 문제를 제대로 파악했는가? 알츠하이머와 관련된 주관적 인지장애나 경도 인지장애가 아닌 다른 문제일 가능성은 없는가? 리코드가 해결할 수 없는 뇌졸중이나 알코올 관련 인지장애는 제외해야 한다.

3. 최적화된 프로그램을 6개월째 진행하고 있고, 검사 결과도 나아졌는데 인지기능은 그대로라면, 뭔가를 놓치고 있다. 이유 없이 인지기능에 문제가 생기지는 않는다. 그래서 프로그램을 평가하고 조정하는 것이 중요하다. 케토시스는 개선했는가? 탄수화물 중심의 식단을 건강한 지방 중심으로 바꾸었는가? 신진대사가 개선되고 있을 때는 대개 체중이 줄어든다. 맨 처음 몸무게에 따라 다르지만 5kg에서 20kg까지 줄기도 한다. 앞에서 설명한 것처럼 인지기능 장애 초기에 효과가 좋다. 심각한 알츠하이머를 앓고 있다면, 상태가 호전되기가 더 어렵다.

4. 실패하는 가장 일반적인 원인은 프로그램을 제대로 적용하지 못하기 때문이다. 또 가시적인 성과를 기대하기 어려운 경우가 세 번째 종류의 알츠하이머 환자다. 이들은 독성물질에 대한 노출을 해결하기 위해서 또 다른 노력이 필요하다. 만약 3번 알츠하이머 진단을 받았다면 만성염증 전문가를 찾도록 한다.

5. 흔히 간과하는 증상 중 하나가 수면 무호흡증이다. 혹시 흔히 있는

일이라고 간과하지는 않았는가? 매일 적어도 일곱 시간 이상 잠을 자는지 점검하자.

6. 일주일에 세 번, 30분씩 뇌를 훈련하고 있는가? 아니면 일주일에 다섯 번 10~20분씩 훈련하고 있는가? 그럼에도 불구하고 검사에서 인지기능이 계속 나빠지는가? 아니면 좋아지고는 있지만 원하는 만큼은 아닌가? 전자라면, 일단 인지기능의 하락이 중단되어야 하고, 그다음 약간의 개선이 뒤따라야 한다. 예를 들어 길을 기억한다거나, 안내서를 읽고 이해하는 것처럼, 전에는 못했던 일을 해낸다면 인지기능이 나아진 것이다.

7. 검사 결과가 최적의 수치를 기록했는가?

리코드로 효과를 본 사람들은 수백 명에 이른다. 만약 알츠하이머 유전자를 가지고 있거나, 주관적 인지장애 혹은 경도 인지장애를 겪고 있거나, 알츠하이머 초기 진단을 받았다면, 절망감을 버리고, 심호흡을 해보자. 프로그램 덕분에 증상이 나아진 환자에게 상담하면 도움을 받을 수 있을 것이다. 그들과 이야기를 해보면, 리코드가 환상이나 허황한 꿈이 아니라는 것을 알게 될 것이다. 다음은 정말 프로그램을 시도해보고 싶은지 자신의 의지를 확인할 차례다. 환자의 의지가 없다면, 옆에서 아무리 재촉해도 소용없다.

5장에서 지금까지 알츠하이머를 치료하기 위한 모든 노력이 실패했지만, 전통적인 치료법에서 벗어나는 것을 절대 용납하지 않는 기업과 전문가들에 대해서 언급했다. 그나마 다행인 것은 과학이 증거에 의존한다는 것이다.

의학적인 치료의 효과를 증명할 수 있는 유일한 방법은 환자의 상태를 호전시키는 것이다. 연구기금을 얻고, 돈을 벌고, 화려한 설명으로 치장하고, 동료의 인정을 받고, 훈장을 받는 것은 소용없다. 중요한 것은 환자가 나아졌느냐 여부다. 당연하게 들리겠지만, 현실에서 환자의 상태는 그다지 주목받지 못한다. 알츠하이머 치료에는 대안이 없어서, 올바른 방향으로 나아가고 있는지를 확인해야 한다. 우리 연구진은 이미 효과적인 치료법을 더 개선하려는 게 아니다. 지금까지 인지기능의 장애를 되돌리는 것은 고사하고, 막을 방법도 없었다. 심각한 알츠하이머 환자가 아니라 주관적 인지장애와 경도 인지장애를 겪는 환자도 마찬가지다.

문제는 알츠하이머가 너무 중요한 과제인데, 기준이 낮다는 것이다. 세계적으로 수조 달러의 가치가 있는 일이다. 덕분에 유혹도 커서, 거짓말과 과장이 난무한다. 예를 들어서 우리 연구진의 논문이나 증거를 믿지 않는다고 말하면서, 비슷한 프로그램을 제공하는 기업을 설립하는 사람도 있다. 게다가 이들에게는 해당 분야나 관련 프로그램에 관한 지식이 전혀 없다. 어떤 기업가는 병리학자 몇 명과 알츠하이머를 치료한다는 기업을 만들고, 프로그램이 맞지 않는다는 지적을 받자 "돈만 벌면 돼요"라고 답했다. 누군가는 신경학은커녕 의학적 지식도 없는 IT 전문가와 함께 리코드 프로그램을 모방하기도 했다. 프린터가 고장 나면, 엔지니어의 도움을 받아야 한다. 마찬가지로 인지기능에 문제가 생기면, 의사와 상담해야 한다. 특히 문제의 원인을 이해하는 전문의에게 도움을 청해야 한다. 앞에서 예로 든 거짓말쟁이들은 절박한 환자들의 마음을 악용한다.

돈의 유혹은 너무 크다. 유혹이 커지면, 객관성을 잃게 된다. 그래서 사탕발림에 쉽게 넘어간다. 알츠하이머에 관한 근본적인 개념을 바꾸는 과정에서는 혼란과 분열이 생길 것이다. 치매 없는 세상을 만들기 위한 노력은 비즈니스, 공명심, 정치적인 이익, 연구기금 획득과 같은 목적 속에서 길을 잃고 헤맬지도 모른다.

영화 〈빅 쇼트The Big Short〉에서 크리스찬 베일Christian Bale이 연기한 마이클 버리 박사는 "사람들은 숫자나 사실보다는 권력이나 돈을 좇지"라고 말한다. 그 결과는 2008년 금융위기만큼이나 끔찍할지도 모른다.

약 200년 전에 이그나즈 제멜바이스Ignzs Semmelweis 박사는 출산 후 산모의 사망률이 높은 이유를 알아내, 수많은 여성의 목숨을 구했다. 원인은 출산을 돕는 의과대 학생들이 바로 직전까지 시신을 가지고 부검을 하다 와서 병원균을 옮겼기 때문이었다. 제멜바이스 박사는 차아염소산칼륨으로 손을 씻는 것만으로 산모의 죽음을 예방할 수 있다는 사실을 확인했다. 당시는 감염의 개념이 확립되지 못한 때라 전문가들은 그의 말을 믿지 않았다. 어떤 권위 있는 단체에서는 "손톱에 낀 감염 물질이나 수증기가 환자를 죽인다는 말은 믿기 어렵다"고 단언했다. 결국 제멜바이스 박사는 미친 사람 취급을 받으면서 정신병원에 수감되었고, 그곳에서 구타를 당해 감염으로 사망했다.

인지기능 장애를 예방하고, 병을 이겨내기 위한 방식이 점차 발전하고 있다. 이제는 열린 마음으로 새로운 검사와 정보, 프로그램을 바라봐야 한다. 알츠하이머를 치료하는 방법을 찾아내려면 전문가와 지도자들이 제멜바이스 박사의 시대보다 더 명석해야 하고, 더 유연해야 한다.

지난 몇백 년 동안, 인간은 박테리아성 폐렴과 같은 급성감염으로 사망했다. 21세기의 가장 큰 성과는 감염을 치료할 수 있는 항생제를 개발하고, 예방을 위한 보건 정책을 만든 것이다. 이제 사람들은 암, 심혈관 질환, 퇴행성 질환 같은 복잡한 만성 질병으로 사망한다. 불행하게도 의사들은 급성 질병을 치료하는 방법으로 만성 질병을 치료하려고 한다. 그래서 어떤 약 하나만 사용하면 병이 나을 거라고 믿는다. 만성 질병을 치료하는 과정은 체스 전략을 짜는 것과 비슷하다.

1장에서 했던 말을 다시 강조하고 싶다. 누구도 알츠하이머로 사망해서는 안 된다. 아무리 회의적인 독자라도, 이 책을 읽고 리코드가 이론적으로 가능할 뿐 아니라 당장 적용할 수 있는 현실적인 방법이라는 사실을 이해해주길 바란다. 하지만 알츠하이머 치료를 위해서 우리는 20세기의 치료 방법을 21세기에 맞게 개선해야 한다. 21세기에 맞는 약을 개발하기 위해서 관련 분야의 전문가들은 동분서주하고 있다. 약과 함께, 각 개인에 최적화된 프로그램이 필요하다. 이것 역시 20세기의 치료와는 완전히 다른 것이다. 증상이 나타날 때까지 주저해서는 안 된다. 급성 감염은 병 초기에 증상이 나타나지만(호흡기가 감염되면 곧바로 콧물이 흐르고 목이 아프다), 만성 질병은 병이 상당히 진행된 다음에 증상이 드러나기 때문에 더욱 그렇다. 증상이 나타난 다음에야 질병을 치료하기 위해서 돈을 들이고 시간을 낭비하는 것보다, 리코드를 평생의 습관으로 삼아서 미리 건강을 챙겨야 한다.

그뿐만이 아니다. 복잡한 인간의 신체와, 검사와 치료를 위한 정보의 격차를 뛰어넘어야 한다. 몸속 소금과 칼륨의 수치를 검사하는 일만으로 알츠하이머의 원인을 알아내는 것은 역부족이다.

비행 연습을 하고 있다고 가정해보자. 그런데 교관이 고도와 속도를 알려주지 않는다. 비행기 창문은 불투명해서 아무것도 보이지 않는다. 작동하는 것은 온도계밖에 없어서 왼쪽 날개의 온도를 확인할 수 있다. 아마 곧 비행기는 추락할 것이다. 아닌가? 알츠하이머가 바로 이런 상황이다. 소금과 칼륨 수치가 아니라, 진짜 병의 원인이 된 요소를 검사해야 한다. 복잡한 정보를 알아내, 복잡한 우리의 생각과 몸에 맞추어야 한다. 그래야 알츠하이머를 예방하고 되돌릴 수 있다.

21세기의 검사 방법은 단순한 추측이 아니라, 더 완벽한 결과를 가져온다. 20세기에는 주관적 인지장애를 진단하는 정도였다. 하지만 21세기에는 1.5번의 종류(70%)와 3번 종류(30%)의 주관적 인지장애를 판단하고, 인슐린 저항의 정도, AGE 관련 자가면역, 면역체계의 원리, 당독과의 관계를 알아낼 수 있다. 따라서 치료는 이 모든 원인에 대응하기 위한 맞춤형의 프로그램으로 이루어져야 한다.

그것만으로도 모든 것을 바꿀 수 있다. 증상이 나타나기 몇십 년 전에, 앞으로의 상황을 예측하고 예방할 수 있다. 의사는 예방이나 치료가 효과가 있는지 판단하고, 환자가 건강을 지키고 병을 막도록 도울 수 있다. 진단은 더는 추측이 아니다. 더 자세한 진단이 가능해진 덕분에 전 세계를 치매의 짐에서 벗어나게 할 수 있다. 수천억 달러의 보건 비용을 줄이고, 올바른 결정을 내리며, 수명을 연장할 수 있다.

21세기의 치료법을 좇는다면, 치매의 두려움에서 벗어날 수 있다. 세상은 치매를 이겨내고, 환자의 가족들은 가슴 아파하지 않아도 된다. 흔히 말하듯 실현할 수 있는 꿈이다. 우리가 모두 함께 노력한다면 꿈을 이룰 수 있다.

이 책이 "누구나 암을 극복하고 이겨낸 환자를 한 명은 알고 있다. 하지만 알츠하이머를 극복한 사람의 이야기는 들어본 적도 없다"는 말을 바꾸고, 세상을 바꾸기를 바란다.

부록

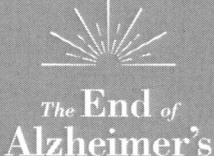

The **End** *of*
Alzheimer's

부록 A: 리코드의 식단

식단은 리코드를 성공적으로 이끄는 핵심 요소다. 우리는 음식을 세 부류로 나누어 관리한다. 가능하면 피해야 하는 음식은 엑스 표, 조금 먹어도 되는 음식은 세모 표(아예 끊기가 어려운 음식들이다. 스트레스 유발 가능성이 있어 조금은 허용하는 게 나은 경우다), 많이 먹어도 되는 음식은 동그라미다.

○ 자주 먹어도 되는 음식	△ 덜 먹어야 하는 음식	X 가능하면 피해야 하는 음식
버섯	감자를 비롯해 전분이 들어간 채소(고구마는 예외), 옥수수, 콩, 호박	설탕과 빵(흰 밀가루와 통밀빵 모두)을 포함한 단순 탄수화물, 파스타, 쌀, 쿠키, 케이크, 사탕, 청량음료 등
브로콜리, 콜리플라워, 싹 양배추와 같은 십자화과 채소	콩과 채소	곡물
케일, 시금치, 양상추와 같은 잎채소	가지, 후추, 토마토 같은 가지류	글루텐
야생에서 잡은 생선, 특히 연어, 고등어, 멸치, 정어리, 청어 등	열대과일이 아닌 과일, 당지수가 낮은 과일, 베리류	유제품
놓아 먹인 닭이 낳은 달걀	놓아 먹인 닭	가공식품

○ 자주 먹어도 되는 음식	△ 덜 먹어야 하는 음식	X 가능하면 피해야 하는 음식
고구마, 순무, 익지 않은 바나나와 같은 효소저항성 전분	풀을 먹인 소고기	참치, 상어, 황새치 등 수은이 많이 함유된 생선
사우어크라우트, 김치 등 프로바이오틱 음식	포도주	파인애플 같은 당지수가 높은 과일
히카마, 리크와 같은 프리바이오틱	커피	
허브차, 홍차, 녹차		
양파나 마늘 같은 황이 함유된 채소		

부록 B: 리코드 기본 원칙

리코드가 어떤 원리로 개발되었는지 궁금한 독자들을 위해 간략한 요약본을 제공하려고 한다. 부디 리코드로 인해 건강한 일상을 영위하길 바란다.

리코드 프로그램 이론과 근거

원칙	증거
1. 기억을 보존하는 신호와 재구성하고 잊게 만드는 신호 사이에 균형은 바꿀 수 있다.	직관적인 기억, D664A 변이, 변형
2. APP는 이런 가소성 균형을 중재한다.	D664 변이
3. 4:2는 APP가 중재하는 가소성 균형을 반영한다.	D664 변이, ApoE4 효과, 염증 효과
4. ApoE4와 같은 알츠하이머 위험요소는 4:2의 균형을 바꾼다.	
5. APP는 의존성 수용체다.	
6. 알츠하이머α(시냅스를 생성하는 신호와 시냅스를 파괴하는 신호) 분비 가능성	이식유전자, 인간 APP 변이, 역학
7. APP는 스위치가 된다.	sAPPα, αCTF, 아밀로이드 베타의 억제 효과
8. APP-Aβr가 프라이온 고리를 형성한다.	
9. 프라이온은 생물학적 신호를 증폭시킨다.	다양한 목적을 요구하는 반항상성 신호
10. 위협은 신호를 조율한다.	카스파제와 같은 자가 활성 작용

원칙	증거
11. 알츠하이머는 신진대사, 감염, 독성물질에 대한 대응으로 균형이 깨진 것이다.	역학, NF-κB 반응, 3번째 유형의 알츠하이머 환자, 수은의 영향
12. 시냅스 생성 혹은 파괴 신호의 균형을 맞추면 인지장애를 치료할 수 있다.	

증거에 관한 설명

1. 기억을 형성하고 망가뜨리는 것 사이의 균형은 변화한다. 직관적인 기억(사진으로 찍은 듯이 단번에 기억하는 것)이 그 증거다. 균형이 바뀔 때 나타나는 변화에서도 증거를 확인할 수 있다. APP에 들어 있는 카스파제의 변이는 알츠하이머에 걸린 쥐의 기억력 문제를 완화했다. 반대로 쥐의 APP에 알츠하이머와 관련된 변이를 유도하면, 쥐는 기억을 잃었다. 알츠하이머 쥐의 기억을 개선하는 물질을 일반 쥐에 주입했을 때는 기억력이 좋아졌다. 이 모두는 기억을 저장하는 것과 잊는 것 사이에 존재하는 균형이 변한다는 뜻이다.

2. APP는 균형 가소성을 중재한다. 앞에서 설명한 것처럼 APP 변이는 (예를 들어서 베타 절단, 감마 절단, 카스파제 절단) 예측에 따라 기억력을 개선하기도 했고, 악화시키기도 했다. 이 발견은 APP가 균형의 가소성과 관련이 있다는 뜻이다.

3. 4:2의 비율은 APP가 중재한 가소성 균형을 반영한다. 변이가 있거나, 영양 요소를 변화시키는 등 조작을 하면, sAPPβ, Aβ, Jcasp, C31 등 네 개로 분리되는 경우가 늘고, sAPPα와 αCTF로 분리되는 경우가 줄었다. 즉 기억을 돕는 펩타이드는 줄고, 알츠하이머를 유발하는 펩타이드가 늘어났다. 반대의 변이와 조작은 비율을 반대로 바꾸어서 기억에 도움이 되는 펩타이드는 늘고, 알츠하이머를 유발하는 펩타이드는 줄어들었다.

4. ApoE4와 같은 알츠하이머의 위험요소는 4:2의 균형을 바꾼다. ApoE4, 에스트로겐 감소, 비타민 D 감소 등의 위험 인자들은 균형을 깨뜨려서 알츠하이머 가능성을 증가시킨다.

5. APP는 의존성 수용체다. 앞의 표에서 설명한 것처럼 세포의 카스파제 부분은 의존성 수용체의 특징을 보이며, 영양 요소와 결합한다. 이 경우 APP는 네트린-1과 결합한다.

6. 알츠하이머 α(시냅스를 만드는 신호와 시냅스를 파괴하는 신호)를 만들어낼 가능성이 있다. 골다공증에서 골다공증을 유발하는 신호와 줄이는 신호가 있는 것처럼, 알츠하이머와 관련해서는 시냅스를 만드는 신호와 파괴하는 신호가 존재한다. 이 두 가지의 균형이 어느 쪽으로 치우치느냐에 따라서 알츠하이머가 진행되기도 하고, 개선되기도 한다. 이 원칙은 가족력이 있는 환자들에게서 확인된 변이와

운동, 호르몬, 영양 요소 등 병리학적 위험요소와 억제요소에서 확인할 수 있었다.

7. APP는 스위치 역할을 한다. APP가 분열되면서 파생되는 물질은 반대 방향의 분열을 막는다. 예를 들어서 CTFα는 감마로의 분열을 제한한다. 따라서 분열은 한 가지 방향으로 향하게 되며, APP는 스위치 역할을 한다.

8. APP-Aβ는 프라이온 고리를 만든다. 알츠하이머 발병에 매우 중요한 원칙으로, APP에 아밀로이드 베타를 추가하면, 아밀로이드 베타가 늘어난다는 뜻이다. 표에 적힌 참조에서도 확인할 수 있다. 따라서 APP와 Aβ는 프라이온 고리를 만들어, 아밀로이드 베타는 APP에게 아밀로이드 베타를 더 많이 생성하도록 요구하고, 병의 진행은 더 심해진다.

9. 프라이온은 원래 생물학적 신호를 증폭시킨다. 그런데 혈전처럼 신호가 빠르게 증폭되어야 하고, 목표가 하나가 아닐 때는(혈전을 만들라는 신호와 막으라는 신호, 신경돌기를 확대하라는 신호와 줄이라는 신호 등 두 가지가 존재할 때) 반항상성 신호의 특성을 갖는다. 다시 말해서 자신과 같은 중재자를 더 많이 만들도록 하고, 신호도 더 많이 발생시키게 한다.

10. 위협을 받으면 신호가 조율된다. 다른 경우와 마찬가지로 단백질은 자가활성을 시작한다. 예를 들어서 일부 카스파제에서는 위협이 빠른 활성으로 이어진다.

11. 알츠하이머는 신진대사, 염증, 독성물질에 대한 방어 작용으로 균형이 깨어지면서 유발된다. 앞에서 설명했듯이, APP는 변화하면서 아밀로이드를 생성해 알츠하이머를 유발하는 네 개의 펩타이드로 나뉜다. 그 결과물은 아밀로이드를 더 만들라고 요구한다. 즉 모든 것은 염증, 영양 요소 부족, 독성물질 등 세 가지 위협에 대한 방어적인 반응이다. 방어적 반응 과정에서 시냅스는 줄어들고 인지기능에 문제가 생긴다.

12. 주관적 인지장애, 경도 인지장애, 알츠하이머는 시냅스 신호의 균형이 깨어져서, 시냅스를 파괴하라는 명령이 우세할 때 나타난다. 신호의 균형을 개선하면 주관적 인지장애, 경도 인지장애, 알츠하이머를 앓고 있는 환자들의 인지기능 상태가 호전되었다. 우리 연구진이 찾아낸 마지막 이론을 뒷받침하는 증거다.

부록 C: 알츠하이머 자가테스트

알츠하이머를 예방하기 위해서는 자신의 인지기능을 수시로 점검하는 일이 무엇보다 중요하다. 아래 표는 환자들의 치매 진단에 사용하는 '알츠하이머 점검표'다. 항목을 읽고 자신이 해당하는 부분에 표시한 뒤 그렇지 않다는 0점, 약간 그렇다는 1점, 자주 그렇다는 2점으로 계산한다. 총점이 6점 이상일 때는 인지기능에 문제가 생겼을 가능성이 높기 때문에 전문의의 진찰을 받는 것이 좋다.

내용	그렇지 않다	약간 그렇다	자주 그렇다
① 성격이 변했다.			
② 약속을 하고서 잊어버린다.			
③ 같은 질문을 반복해서 한다.			
④ 길을 잃거나 헤맨 적이 있다.			
⑤ 자기가 둔 물건을 찾지 못한다.			
⑥ 예전에 비해 계산능력이 떨어졌다.			
⑦ 잘 다루던 기구의 사용이 서툴러졌다.			
⑧ 물건을 가지러 갔다가 잊어버리고 그냥 온다.			

내용	그렇지 않다	약간 그렇다	자주 그렇다
⑨ 상황에 맞게 스스로 옷을 선택해 입지 못한다.			
⑩ 대화의 내용을 이해하지 못해 반복해서 묻는다.			
⑪ 오늘이 몇 월 며칠이고 무슨 요일인지 잘 모른다.			
⑫ 혼자 대중교통수단을 이용해 목적지에 가기 힘들다.			
⑬ 내복이나 옷이 더러워져도 갈아입지 않으려고 한다.			
⑭ 예전에 비해 방이나 집 안의 정리정돈을 하지 못한다.			
총점			

(자료=대한신경과학회)

감사의 말

한 사람이 불치병의 치료 방법을 찾아낼 수 있을까? 수백 가지 약으로도 치료할 수 없었던 불치병의 치료 방법을 혼자서 찾아내는 게 가능할까? 당연히 훌륭하고 배려 넘치는 사람들의 도움이 없다면 불가능하다.

가장 먼저 짐과 필리스 이스턴의 관대함과 우정에 감사한다. 메리의 병이 무익하지 않도록 도와주었다. 패트릭 순 시옹 박사의 뛰어난 통찰과 더글라스와 엘렌 로젠버그가 위험을 감수해준 것에 감사한다.

베릴 벅, 다그마와 데이비드 돌비, 스테판 D. 베첼 주니어, 다이애나 메리엄, 포 윈드 재단, 게일 브라운, 다이애나 챔버스, 캐서린 겔, 래리와 구넬 딘거스, 미켈라 황, 루신다 왓슨, 톰 마샬, 조셉 드라운 재단, 제프리 립튼, 라이트 로빈슨, 셰어 맥비에게도 감사를 표한다.

나는 세상에서 가장 뛰어난 과학자와 의사들에게 배울 수 있는 영광을 얻었다. 그들의 지도력과 가르침에 감사한다. 스탠리 프루지너, 마크 링튼 학장님, 로저 스페리, 로버트 콜린스, 로버트 피시맨, 로저 사이먼, 비쉬완사 링가파, 윌리엄 슈와츠, 케네스 맥카시

주니어, J. 리처드 배링거, 닐 라스킨, 로버트 레이저, 세이무어 벤저, 어키 루슬라티, 리 후드, 마이크 커저니치에게 감사한다.

또한 기능의학의 선구자이자, 혁신을 일으키는 전문가이며, 존중하는 동료인 제프리 블랜드, 데이비드 펄머터, 마크 하이먼, 딘 오니쉬, 리치 슈마커, 새라 고트프리드, 데이비드 존스, 패트릭 해너웨이, 테리 월쉬, 스티븐 건드리, 아리 보즈다니 박사에게 감사한다.

소중한 나의 첫 번째 환자, 데보라 소넨버그, 데이비드 B처럼 용기 있는 환자들에게도 감사한다. 모두 자신의 노력으로 인지기능의 장애를 극복하고 있는 사람들이다.

이 책에 소개된 환자들을 배려하고, 환자에게 조언해준 메리 케이 로스, 에드윈 아모스, 앤 해서웨이, 캐이틀린 톱스, 랜건 채터지, 아얀 판자, 수잔 스클라, 캐롤 다이아몬드, 리치 슈마커, 메리 액클리, 순쟈 츠웨이그, 라즈 파텔, 샤론 하우스만-코헨, 네이트 버그만, 킴 클라우슨 로젠스타인, 웨스 영버그, 카렌 코플러, 크레이그 타니오, 데이브 젠킨스, 헬스코치인 에밀리 아모스, 아티 바타비야에게 감사한다.

이 책에 소개된 프로그램에 참여하고 도와준 수백 명의 의사에게도 감사한다. 랜스 켈리와 그가 속한 아폴로 헬스에 감사하며, 후안 포라스와 팍티베이트 그룹에게도 감사한다. 리코드를 이해하고, 분석하고, 보고하는 데 큰 도움을 주었다.

이 책에 적힌 내용은 뛰어난 실험실 연구원들과 동료들이 없었다면 절대 알아내지 못했을 것이다. 지난 30년간 나와 함께하면서 토론하고, 화이트보드를 앞에 두고 회의하고, 수많은 실험을 반복하면서 인내심을 보여주었던 인류의 건강과 평화를 위해 헌신한 샤흐루즈 래비자데, 패트릭 멜렌, 바르기즈 존, 라모한 라오, 패트리샤 스필맨, 로웨나 아불렌시아, 케이반 니아지, 카렌 폭세이, 클레어 피터스 리보, 비나 신다카라, 알렉스 마탈리스, 브레드슨 연구소의 현재 및 전직 연구원과 벅 연구소, UCSF, 샌포드 번햄 프레비스 메디컬 디스커버리 연구소, UCLA의 모든 동료에게 감사한다.

오랫동안 우정과 토론을 나눈 톰 마운트, 레이하 호드넷, 댄 로웬스타인, 브루스 밀러, 스테판 하우저, 마이크 엘비, 데이비드 그린버그, 존 리드, 가이 살벤슨, 턱 핀치, 누리아 아사-먼트, 킴과 롭 로젠

스타인, 에릭과 캐롤 아돌프슨, 주디와 폴 번스타인, 비버리와 롤단 부어맨, 샌디와 할란 클레이먼, 필립 브레드슨, 안드레아 콘테, 데보라 프리먼, 피터 로건, 샌디와 빌 니콜슨, 스테판과 메리 케이 로스, 라즈 라탄, 메리 맥에크론, 더글라스 그린에게 감사한다.

마지막으로 이 책을 함께 만들어준 샤론 베글리, 데디 펠먼, 톰 마운트에게 감사한다. 에이전트인 존 마스와 스털링 로드 리트리스틱의 셀레스테 파인, 에디터인 캐롤라인 서튼, 출판을 담당한 메건 뉴만과 펭귄 랜덤 하우스의 에이버리 북스에 감사한다.

옮긴이 박준형

서울외대 통번역대학원에서 한영 통번역 석사과정을 취득했다. 환경부, 재정경제부 등 정부 기관과 여러 방송국에서 통번역 업무를 담당했으며 이데일리 경제부에서 기자로 근무했다. 현재 출판번역 에이전시 베네트랜스에서 전속 번역가로 활동 중이다. 옮긴 책으로는 《관계를 깨뜨리지 않고 원하는 것을 얻는 기술》《취향의 탄생》《테드 토크》등이 있다.

알츠하이머의 종말 (큰 글씨 책)

1판 1쇄 발행 2019년 2월 28일

지은이 데일 브레드슨
옮긴이 박준형
감수자 서유헌
발행인 오영진 김진갑
발행처 토네이도미디어그룹(주)

기획편집 이다희 김율리 함초롬
디자인총괄 안윤민
마케팅 박시현 신하은 박준서
경영지원 이혜선

출판등록 2006년 1월 11일 제313-2006-15호
주소 서울시 마포구 월드컵북로5가길 12 서교빌딩 2층
전화 02-332-3310 팩스 02-332-7741
블로그 blog.naver.com/midnightbookstore
페이스북 www.facebook.com/tornadobook

ISBN 979-11-5851-124-1 03510

이 도서의 국립중앙도서관 출판예정도서목록(CIP)은 서지정보유통지원시스템 홈페이지
(http://seoji.nl.go.kr)와 국가자료공동목록시스템(http://www.nl.go.kr/kolisnet)에서
이용하실 수 있습니다. (CIP제어번호: CIP2019006396)